PRÓXIMO PASSO: ADOLESCÊNCIA

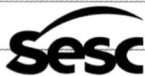

SERVIÇO SOCIAL DO COMÉRCIO

Administração Regional no Estado de São Paulo

Presidente do Conselho Regional

Abram Szajman

Diretor Regional

Danilo Santos de Miranda

Conselho Editorial

Ivan Giannini

Joel Naimayer Padula

Luiz Deoclécio Massaro Galina

Sérgio José Battistelli

Edições Sesc São Paulo

Gerente Iã Paulo Ribeiro

Gerente adjunta Isabel M. M. Alexandre

Coordenação editorial Clívia Ramiro, Cristianne Lameirinha, Francis Manzoni, Jefferson Alves de Lima

Produção editorial Maria Elaine Andreoti

Coordenação gráfica Katia Verissimo

Produção gráfica Fabio Pinotti, Ricardo Kawazu

Coordenação de comunicação Bruna Zarnoviec Daniel

PRÓXIMO PASSO ADOLES-CÊNCIA

IVALDO BERTAZZO

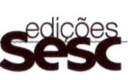
edições sesc

Agradecimentos

Um imenso agradecimento aos meus parceiros e colaboradores Juliana Nogueira Storto, Liza Ostermayer e Vittorio Rossi Jr.

© Ivaldo Bertazzo, 2021

© Edições Sesc São Paulo, 2021

Todos os direitos reservados

Edição e copidesque Marina Tranjan
Preparação Elba Elisa Oliveira
Revisão Andréia Manfrin Alves, Karinna A. C. Taddeo
Capa e projeto gráfico Raquel Matsushita
Diagramação Entrelinha Design
Fotos Roberto Assem
Desenhos Maria Alice Gonzales

Dados Internacionais de Catalogação na Publicação (CIP)

B4612p   Bertazzo, Ivaldo

           Próximo passo: adolescência / Ivaldo Bertazzo.

           – São Paulo: Edições Sesc São Paulo, 2021. – 192 p. il.

           Bibliografia

           ISBN 978-65-86111-58-3

           1. Saúde. 2. Funções Motoras. 3. Desenvolvimento psicomotor. 4. Psicomotricidade. 5. Corpo e movimento. 6. Adolescentes. I. Título.

                                                                 CDD 612.7

Ficha catalográfica elaborada por Maria Delcina Feitosa CRB/8-6187

Edições Sesc São Paulo

Rua Serra da Bocaina, 570 – 11º andar

03174-000 – São Paulo SP Brasil

Tel. 55 11 2607-9400

edicoes@sescsp.org.br

sescsp.org.br/edicoes

/edicoessescsp

Apresentação Danilo Santos de Miranda	6
Prefácio Raimo Benedetti	9
Introdução	11
1 NASCE A ADOLESCÊNCIA	16
2 CORPO PRA QUE TE QUERO	24
3 O HOMEM EM PÉ	36
4 ADOLESCER SEM ADOECER	50
5 O HOMEM QUE SABE O QUE SABE	66
6 EXERCÍCIOS: MODO DE USAR	86
7 VÍDEOS PARA REFLETIR E AGIR	146
Posfácio Rubens Kignel	155
Adolescentes em ação (oficinas)	164
Bibliografia	188
Sobre o autor	191

APRESENTAÇÃO

DANILO SANTOS DE MIRANDA
Diretor do Sesc São Paulo

O ato de caminhar e observar o que há diante de nós pode ser entendido como algo próprio de nossa espécie. Colocar um pé à frente do outro, enquanto balançamos os braços pendularmente, indo em direção a um objetivo, ou simplesmente ao flanar, remete a um hábito que, depois de uma certa idade, torna-se automático para a maioria dos humanos. O bipedismo é traço que nos diferencia das outras espécies – mesmo daquelas de que somos morfologicamente mais próximos, como os hominídeos – e significa um salto evolutivo da aventura humana.

Ação à primeira vista corriqueira, ao caminharmos carregamos mais do que o peso de nossos corpos, roupas e objetos, ou até mesmo a carga relacionada à batalha de milhares de anos que travamos até conseguirmos desempenhá-la com eficiência. Trazemos também conosco nossa história e nossos anseios, nosso desenvolvimento físico e psicológico, representado por experiências sociais, culturais, emocionais, sensoriais, entre outras. A íntima relação entre corpo e mente, viabilizando gestos e movimentos cotidianos – inclusive aqueles que sequer julgávamos capazes de fazer –, é premissa da sugestão de Ivaldo Bertazzo direcionada aos adolescentes, para que exercitem a plena atenção de suas dimensões físicas e psíquicas.

Em publicações anteriores, editadas pelas Edições Sesc, Bertazzo abordou a infância e a velhice a partir da perspectiva psicomotora; agora, esta obra reúne seus escritos sobre a adolescência. Para além desse ineditismo, *Próximo passo: adolescência* aprofunda os conceitos de psicomotricidade e de reconexão entre movimento e consciência como centrais em seu trabalho com a juventude, além de desconstruir a ideia de que se trataria apenas de um período de transição entre a infância e a vida adulta. Ao articular texto, sequências de exercícios ilustrados e um conjunto de trinta vídeos acessíveis por *QR codes*, esta publicação apresenta estudos e técnicas que se referem a dispositivos como exercícios corporais com objetos; atividades manuais cotidianas, como a culinária e a marcenaria; e práticas expressivas, como a dança e o desenho, que desempenham importante papel no desenvolvimento desses indivíduos.

Neste livro, o criador de *Dança das Marés, Milágrimas* e *Samwaad – Rua do Encontro*, entre outros espetáculos, convoca jovens, familiares, educadores e sociedade a contribuírem com a elaboração de meios pelos quais o adolescente, mesmo em momentos de instabilidade, configure sua ecologia pessoal, com seu leque de potências expressivas, criativas e comunicativas. E, desse modo, inspira a formação de cidadãos que, ao caminharem, vislumbram formas de estar conscientes de si, dos outros e do mundo ao seu redor.

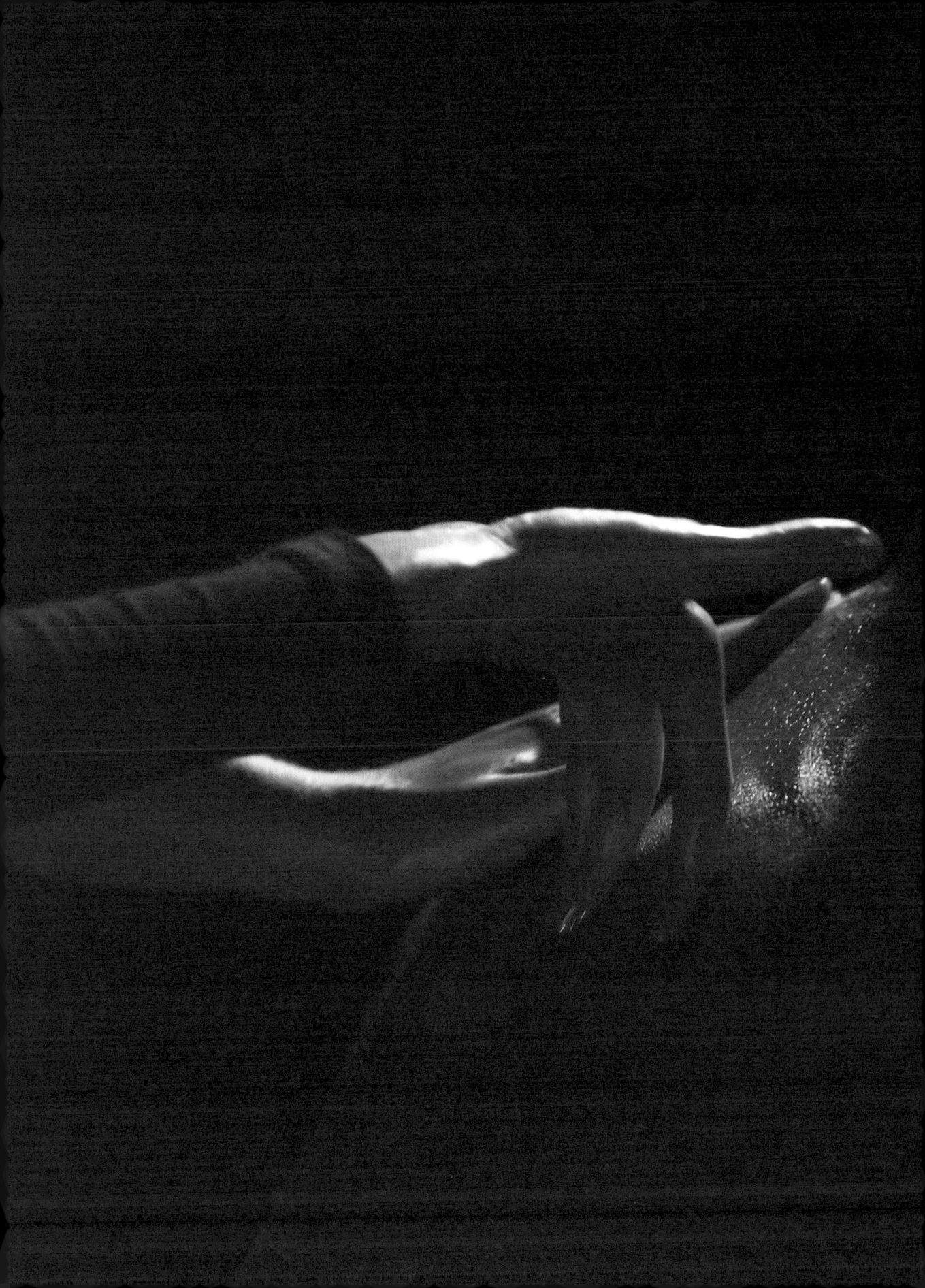

PREFÁCIO

RAIMO BENEDETTI
Videoartista, montador de filmes cinematográficos e pesquisador independente. Cursou Cinema e Vídeo na ECA-USP.

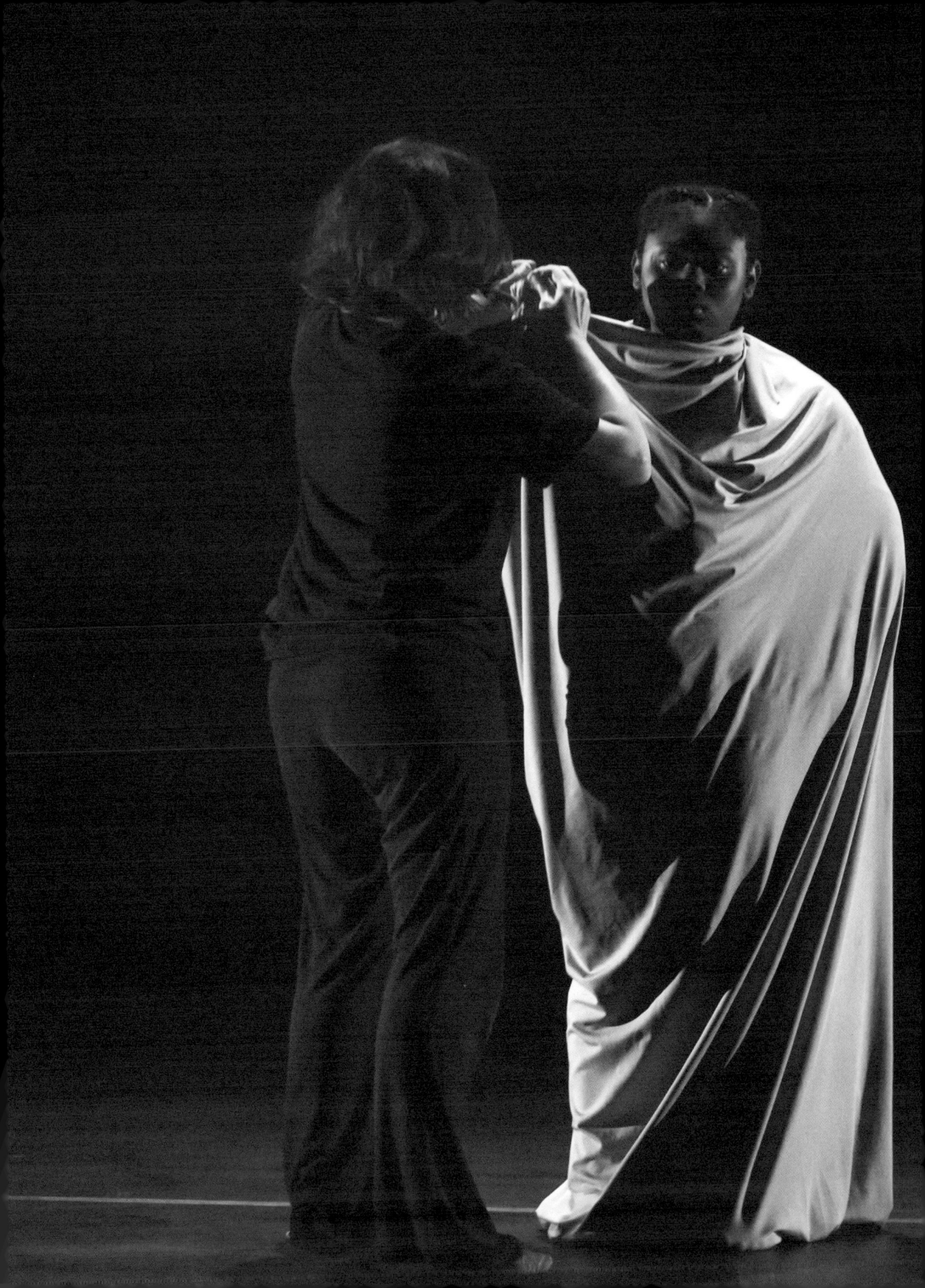

INTRODUÇÃO

*Conduza-nos do irreal para a realidade,
Conduza-nos da ignorância para o conhecimento,
Conduza-nos da morte para a imortalidade.*

**texto dos *Upanishad* – antigo conjunto
de escrituras sagradas do hinduísmo**

Final de janeiro de 2004. O grupo de adolescentes do projeto Dança Comunidade preocupava-se em acertar uma complicada coreografia, parte do espetáculo *Samwaad – Rua do Encontro*, que estrearia em março daquele ano[1].

Nessa dança, eles deveriam expressar, em conjunto e de maneira harmoniosa, os movimentos de uma gigantesca cobra[2]. A música era uma fusão rítmica de base indiana cuja letra, retirada dos *Upanishads*, falava de iluminação, de tomada de consciência. No rosto e nos gestos dos jovens, moradores da periferia paulistana, estampavam-se a vontade de acertar, a determinação para superar obstáculos, o propósito de entender o movimento e de compô-lo com o do resto do grupo.

---

1 O projeto Dança Comunidade teve início em maio de 2002 e foi realizado em parceria com o Sesc São Paulo e mais sete organizações não governamentais da periferia paulistana, com patrocínio da Petrobras e do Instituto Votorantim. Os jovens, na faixa etária de 11 a 18 anos, foram trazidos por monitores e professores que, ligados a essas ONGs, também participaram do projeto.

2 A cobra tem uma grande importância na filosofia oriental, podendo significar a energia que jaz adormecida dentro de nós e que, se desperta, nos anima a viver.

O espetáculo que os aguardava mais à frente seria, de certa forma, um rito de passagem, por meio do qual cumpririam a travessia, iniciada quase um ano antes, das diferentes etapas de conquista que haviam percorrido para chegar até ali. A maquiagem, o figurino, as luzes do palco e o aplauso do público seriam a coroação do percurso, mas não a sua finalidade.

Nosso propósito não era capacitá-los para atuarem nas artes cênicas, mas promover sua inclusão social por meio da dança, na disciplina cotidiana da prática de exercícios que ampliam cognição e concentração. Vindo de uma experiência anterior de três anos com jovens do complexo da Maré, no Rio de Janeiro, que me permitiu consolidar um método de ensino do movimento voltado para adolescentes, meu foco estava em trabalhar sua organização motora para ampliar seu leque de expressão e comunicação.

Eu tinha a convicção de que, independentemente da classe social a que pertencemos, a experiência psicomotora é capital ao desenvolvimento humano. Portanto, mais além das diferenças sociais, estava o universo da psicomotricidade humana que eu queria explorar com eles, mostrando-lhes as matrizes do *movimento fundamental*, de tal modo que, por meio do gesto e apoiando-se nele, fossem capazes de expressar-se, desenvolver-se e encontrar seu lugar no mundo.

A escolha de uma coreografia de inspiração indiana não foi aleatória. As subdivisões rítmicas da música, a rica gestualidade das mãos, as diferentes organizações do rosto e dos pés durante a dança, todos esses elementos favoreciam a aplicação do trabalho psicomotor. O fato de se tratar de uma expressão cultural que a realidade daqueles jovens não abarcava também jogava a favor dos meus objetivos. Primeiro, porque mobilizava sua curiosidade, que é o motor de toda descoberta; depois, e sobretudo, porque permitia trabalhar possibilidades de gesto desconhecidas para eles, estimulando a interação entre movimento e cérebro, que está na raiz do sistema psicomotor humano. Era preciso ativar neles esse sistema, abri-los para o novo aprendizado através da prontidão motora.

Todo esse processo envolveu um grau de repetição e de concentração que, no início, não foi fácil de atingir. Construir nos jovens a motivação interna para que enfrentassem a tensão do aprendizado mostrou-se uma necessidade desde o princípio. A frustração estaria o tempo todo presente – na verdade, era uma etapa fundamental do processo – e teriam de aprender a lidar com ela para superar suas limitações.

Aos poucos, a cada estrutura rítmica conquistada, a cada movimento reproduzido com presença e significado, eles foram ganhando domínio do seu corpo em ação. As sucessivas vitórias contribuíram para a construção de sua autoestima, tornaram-se parte dela. O resultado se viu no palco.

Duas décadas transcorreram desde então e, de lá para cá, a abordagem psicomotora foi ocupando cada vez mais espaço no meu trabalho. Convencido da sua relevância para a manutenção do nosso equilíbrio global, nos últimos anos passei a me dedicar também a difundir a importância de sua aplicação cotidiana em todas as etapas da vida, e não somente no tratamento de disfunções e patologias.

No livro que publiquei em 2018, e que se intitula, a propósito, *Fases da vida: da gestação à puberdade*[3], abordei aspectos do sistema psicomotor e formas de ativá-lo para promover o desenvolvimento cognitivo, motor e emocional no decorrer do período especificado no título. Na ocasião, tratei

---

3 Ivaldo Bertazzo, *Fases da vida: da gestação à puberdade*, São Paulo: Edições Sesc, 2018.

– mas apenas de passagem – do intervalo de tempo entre a infância e a vida adulta que chamamos de *adolescência*. Por sua complexidade, achei que o tema merecia mais espaço e reflexão, reservando-o para uma oportunidade futura. E assim cheguei a este livro.

Os primeiros estudos sobre a adolescência surgiram no século XX, quando as alterações comportamentais nos jovens já se faziam notar, dadas as profundas transformações econômicas e sociais trazidas pela revolução industrial. Sobre isso refletiremos mais adiante; por ora, notemos apenas que o tema se tornou objeto recorrente de investigações científicas e, com o avançar da sociedade de consumo e a crescente dificuldade dos pais em lidar com seus filhos, entrou também na pauta dos programas de televisão e das revistas de circulação em massa. Difícil dizer quando foi que se cunhou, para a adolescência, o rótulo de "aborrescência", estigmatizando-a no imaginário coletivo, mas é certo que, no presente, no limiar da terceira década deste milênio, compreender como abordar as dificuldades dessa etapa da vida parece ser ainda uma tarefa em andamento.

É claro para mim que, apesar de tudo o que sabemos, pouco evoluímos em ajudar o jovem a estabelecer as bases para seu equilíbrio, em meio a toda instabilidade que ele enfrenta nessa fase. E as bases, tal como as considero, encontram-se também no conjunto da psicomotricidade humana.

Sendo a adolescência um período sensível de desenvolvimento biopsicossocial, e estando a psicomotricidade na confluência desses três fatores (o biológico, o psicológico e o social), entendo que ela tem um papel relevante a desempenhar na formação do jovem – papel que, a meu ver, tem sido insuficientemente explorado. Na escola, por exemplo, onde o adolescente passa boa parte do seu tempo, as possibilidades de integrar a psicomotricidade à aprendizagem cotidiana são inúmeras e vão muito além das aulas de educação física. No ambiente familiar, dentro e fora de casa, estímulos simples podem ser oferecidos ao jovem para ajudá-lo a balancear suas mudanças de estado, tão frequentes nesse período, e abrir novos espaços de convívio com os pais.

Nas páginas a seguir, compartilho com o leitor as minhas reflexões sobre o adolescer, a partir do que estudei e observei na minha experiência pessoal de trabalho com adolescentes, considerando a faixa etária que vai dos 14 aos 24 anos. Espero, assim, elucidar de que maneira o enfoque psicomotor pode auxiliá-los em sua travessia.

Meu desejo é contribuir para que juntos – pais, educadores, sociedade – possamos tecer uma rede de pensamento e ações que dê sustentação a nossos jovens enquanto atravessam o oceano de suas incertezas rumo à conquista da autonomia. Uma rede que possibilite a eles se colocar, inteiros e capazes, diante de qualquer desafio presente e futuro.

Trecho do espetáculo *Samwaad*.

1 NASCE
ADOLES

A
CÊNCIA

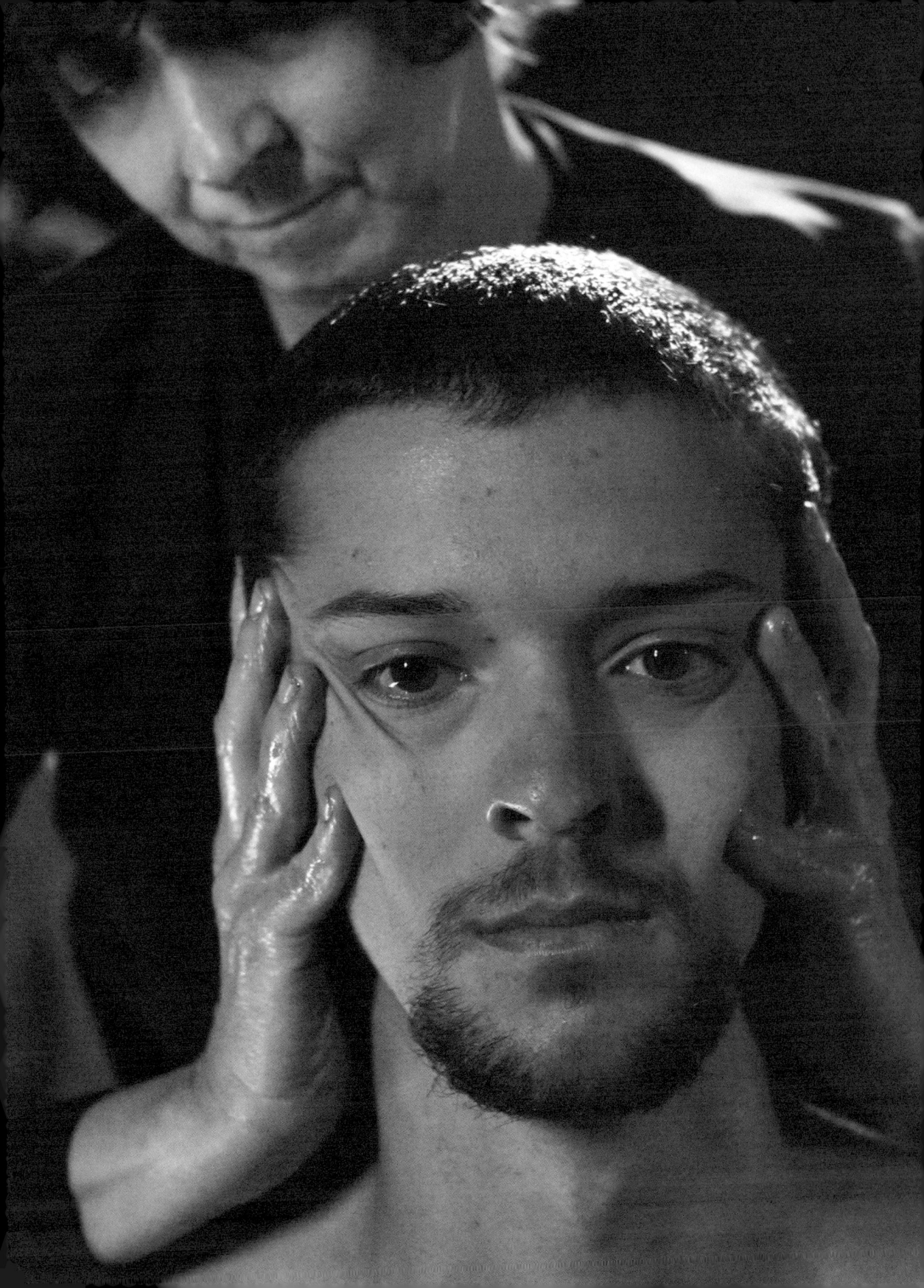

A vida é como andar de bicicleta. Para manter o equilíbrio, é preciso se manter em movimento.
Albert Einstein

O que dizer sobre a adolescência que já não foi dito?

Desde que o educador e psicólogo norte-americano Stanley Hall publicou, em 1904, seus dois volumes intitulados *Adolescence* (adolescência), nunca mais deixamos de falar sobre ela e, sobretudo, de olhá-la com preocupação. Para os pais, principalmente, tornou-se o bicho-papão embaixo da cama, à espreita do momento de lançar-se sobre a inocente criança e devorá-la com seu apetite incontrolável.

Não que Hall visse a adolescência como um problema; ao contrário. Ele a exaltava como um "segundo nascimento", o despontar "das características humanas superiores e mais notáveis", "a melhor década da vida", o "abre-te sésamo" de todas as possibilidades futuras. Mas, como tudo que é muito bom, tinha lá os seus perigos.

Fazendo uma combinação das teorias evolucionistas correntes na época, Hall apresenta a adolescência como uma possível recapitulação, no desenvolvimento do indivíduo humano, de um salto evolutivo que, em algum momento remoto do nosso passado, teria alavancado o próprio desenvolvimento da espécie.

Aqui e ali no texto, ele especula sobre um longo estágio de hominídeos de baixa estatura que, por muitas gerações, teriam vivido uma vida curta, porém pacífica e segura, que corresponderia à infância no ciclo de vida do indivíduo. Em algum ponto do trajeto, como uma resposta à pressão do ambiente, uma mutação teria abalado esse equilíbrio ao produzir uma safra de indivíduos maiores que, no devido tempo, teriam superado a espécie-mãe com sua vantagem competitiva, levando-a finalmente ao extermínio.

É mais ou menos essa explicação que ele sugere, por exemplo, para o crescimento abrupto de membros e órgãos na puberdade e, também, para a turbulência emocional nos anos adolescentes, já que um tal evento provavelmente teria sido causa de muito conflito e agressividade contra os da própria linhagem. Essa turbulência, portanto, seria natural, posto que transmitida por hereditariedade.

Sobre essa estrutura biológica e evolutiva, Hall assenta as bases de sua psicologia genética, reportando uma instigante reflexão sobre suas transformações.

Embora nosso corpo já tivesse atingido uma forma relativamente estável, a psique humana ainda transitava para uma condição superior, de modo que a evolução prosseguia, só que agora no terreno psíquico; para o autor, o terreno por excelência da adolescência. "Nenhuma outra idade", lemos no prefácio, "responde tão bem aos melhores e mais sábios esforços adultos; em nenhum outro solo psíquico, também, as sementes, tanto boas quanto más, lançam raízes tão profundas, crescem com tanta exuberância e frutificam com tanta rapidez e certeza"[4].

---

[4] Granville Stanley Hall, "Preface", *Adolescence: Its psychology and its relations to physiology, anthropology, sociology, sex, crime, religion and education*. v. 1. New York/London: D. Appleton, 1931, p. 18.

Para Hall, o futuro, não só do indivíduo e da sociedade como também da espécie, dependia dos cuidados dedicados a esse solo e da qualidade das sementes nele depositadas. A memória daquelas longínquas vivências disruptivas, recapitulada no corpo e na alma durante a adolescência, poderia desencadear comportamentos violentos e viciosos se as novas potências que afloram nesse período não fossem bem nutridas e orientadas. E nisso residia, de fato, a sua preocupação.

Vivendo em pleno desabrochar da sociedade industrial norte-americana, ele alertava para os efeitos deletérios da "estufa urbanizada" do mundo moderno, que, com "suas tentações, seu sedentarismo, seus estímulos passivos, sua tendência a amadurecer tudo antes do tempo"[5], expunha os jovens, como nunca, ao risco de atrofias ou desvios no desenvolvimento de suas novas e ricas potencialidades.

Era urgente, então, conhecer o adolescente e suas necessidades, a fim de conduzi-lo através dos perigos que o ameaçavam. É nisso que o autor se concentra em suas mais de 1.300 páginas: desvendar ao mundo esse novo sujeito que ele acabava de trazer à luz, um sujeito de múltiplas dimensões, como já anuncia o extenso subtítulo do seu trabalho.

A paixão de Hall por seu tema é evidente. Ela permeia toda a obra, enquanto o autor se empenha naquele que é o seu objetivo último: a educação dos jovens. Ensiná-los, ele diz, deveria ser a mais nobre e gratificante vocação, o ponto alto do instinto humano de cuidar[6].

Convicto de que a chave para compreender como melhor educar crianças e adolescentes estava no passado evolutivo, Hall propõe uma nova pedagogia. Se as mudanças físicas e

---

5 *ibid.*, p. 8.

6 *ibid.*, p. 18.

psicológicas da adolescência remontavam a uma época de intensa atividade e desafios, era um erro prendê-los à sala de aula por horas a fio, pois a melhor fundação para o progresso intelectual consistia em recapitular os estágios e interesses da história da nossa espécie: "ter um bicho de estimação, plantar, construir, fabricar objetos, usar ferramentas e dominar processos e habilidades elementares"[7]. Era preciso, ainda, oferecer para os adolescentes o tempo necessário de "ócio, lazer, artes, mitos, romance, idealização, numa palavra, humanismo"[8], que ele considerava essencial a uma completa formação para a vida.

Esse caminho colaboraria para a construção de uma civilização mais humanizada, diferente daquela voltada apenas para o rápido progresso material que solicita, desde muito cedo e em número cada vez maior, talentos juvenis conduzidos fundamentalmente às suas engrenagens produtivas.

Tudo parece tão promissor em Hall, que é fácil entender a boa recepção de seu livro na classe média urbana da *belle époque* norte-americana, também ela preocupada com "os novos tempos"; mais modestamente, com o futuro de seus próprios filhos em um mundo que mudava velozmente e ameaçava liquefazer seus valores.

Já na esfera acadêmica, seu trabalho foi o estopim de muita polêmica.

A pergunta "Estágio de desenvolvimento ou ficção social?" foi o questionamento central que pautou o discurso científico em sua reação à publicação de *Adolescence*; e as tentativas de respondê-la colocaram em xeque todas as certezas que Hall parecia ter sobre o tema. Nem mesmo os

---

7 *ibid.*, p. 174.

8 *ibid.*, p. 17.

limites da adolescência, que ele situava entre 14 e 24 anos, restaram claros.

Antropólogos e sociólogos logo refutaram a ideia de que a adolescência era um período naturalmente turbulento ao estudar sociedades tradicionais, com padrões culturais persistentes, nas quais a passagem da infância para a vida adulta se dava supostamente sem maiores atropelos ou conflitos (visão essa que também pode ser contestada). Esses núcleos sociais impunham ao jovem, desde muito cedo, que ele se tornasse um indivíduo produtivo e responsável, já que os idosos dependiam de sua *performance* para sobreviver. Introduzidas precocemente no mundo adulto, as crianças já sabiam o que as esperava e o que se esperava delas quando chegassem à puberdade. Cumpridos certos ritos, logo estariam prontas para casar, ter filhos e contribuir socialmente com seu trabalho para a perpetuação de sua gente e seus costumes. Portanto, não se poderia falar sobre a adolescência como um fenômeno universal, mas apenas como um produto de determinada cultura.

De qualquer modo, e sem que precisemos chegar a uma conclusão em relação a essa polêmica, acredito ser possível estabelecer uma distinção entre *a adolescência como conceito* e *o adolescente propriamente dito*. Claro que é bastante difícil aplicar o conceito de adolescência de maneira genérica, até mesmo dentro de um único modelo social (dadas as suas próprias complexidades). Porém, talvez seja possível apontar para a busca de um denominador comum, ao abordar o adolescente, que independa de diferenças culturais assim como de casos individuais. E esse denominador comum é justamente o corpo, onde tudo começa.

2 CORPO
QUE TE

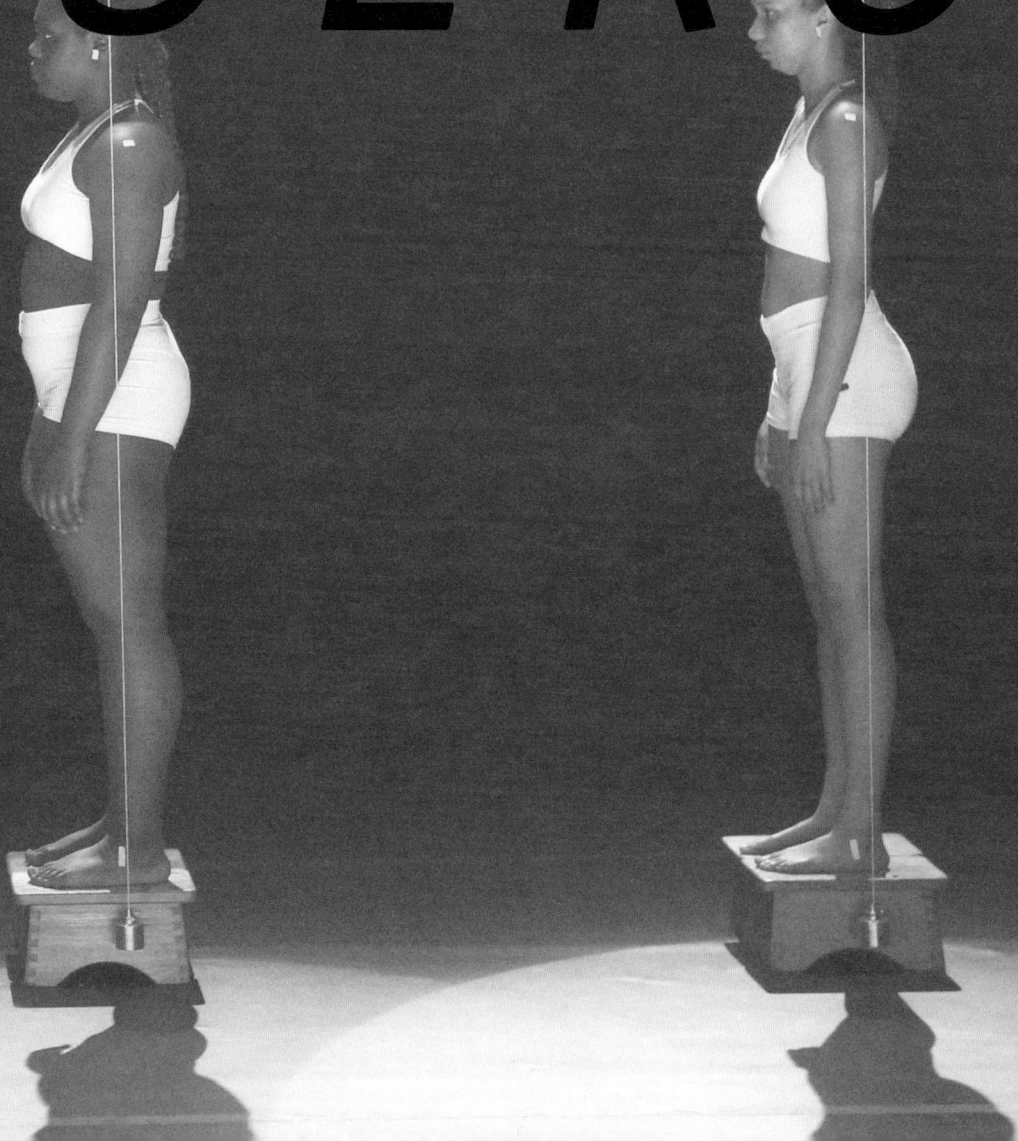

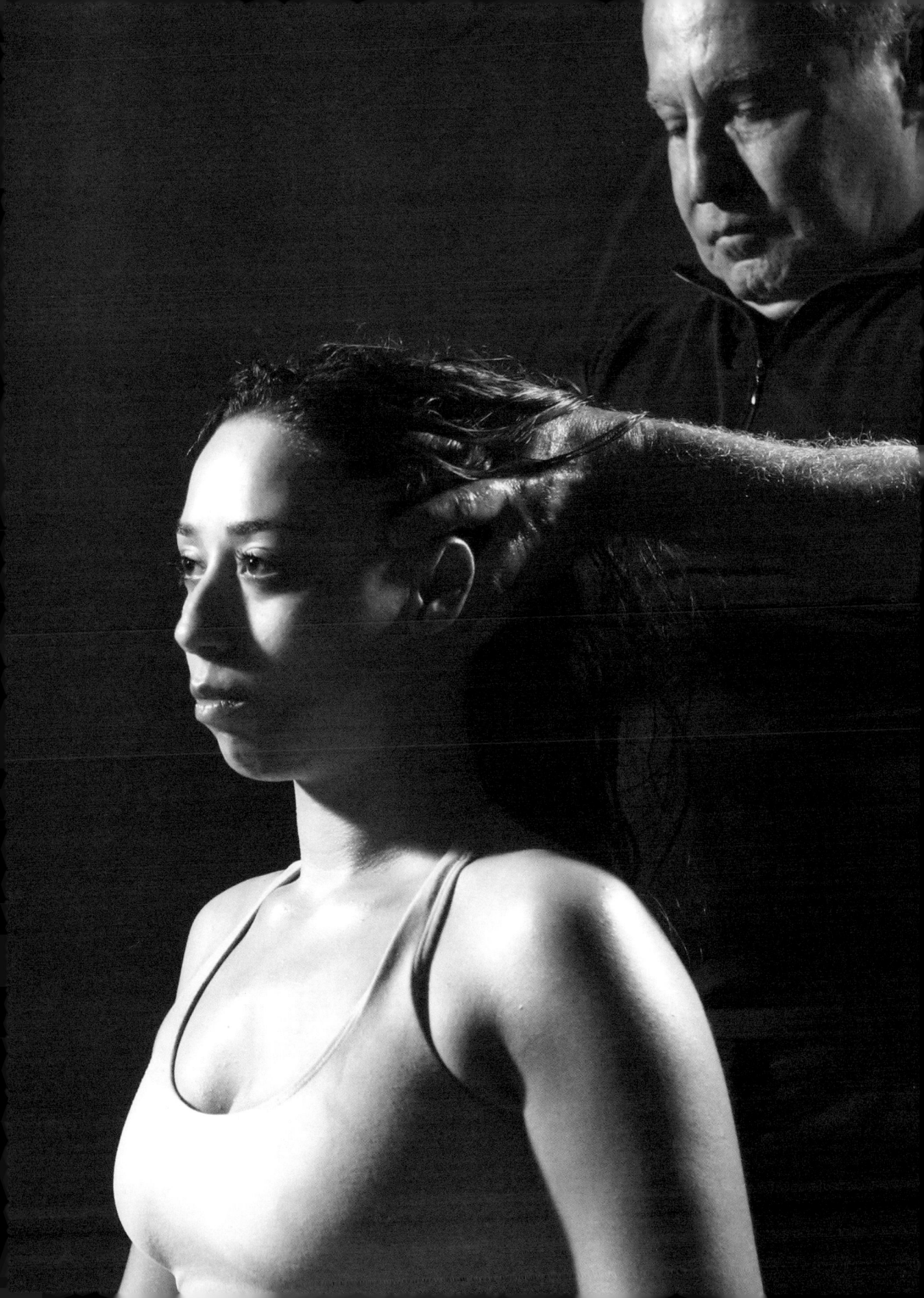

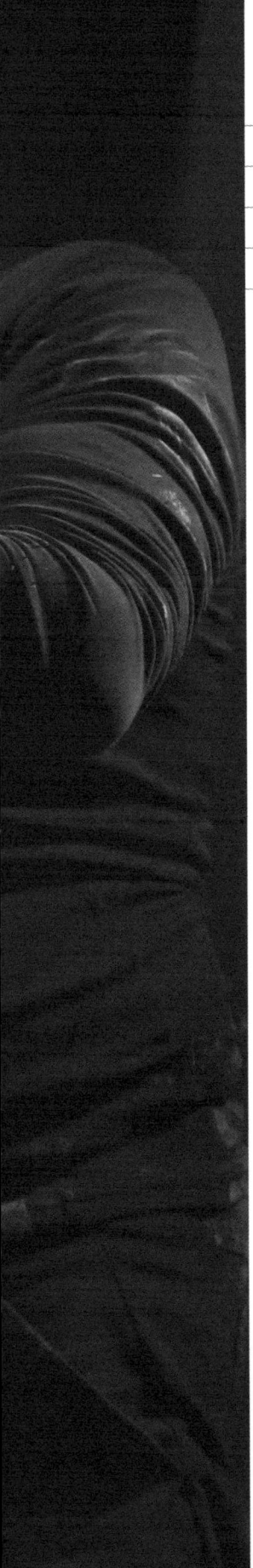

*O espírito não é aquilo que desce e penetra
o meu corpo, mas sim aquilo que emerge dele.*

Maurice Merleau-Ponty

Assim como as demais criaturas da Terra, não somos mais que micropartículas de um universo de insondável magnitude, cuja origem os cientistas remontam ao famoso *big bang*, a explosão criadora ocorrida cerca de 14 bilhões de anos atrás.

Especula-se que o nosso planeta tenha se formado há 4,5 bilhões de anos e que as primeiras formas de vida, microscópicas, datem de não muito depois, entre 3,7 e 4,2 bilhões de anos atrás[9]. Dali para as eucariotas, as células de base de todos os organismos complexos (nós inclusive), decorreram aproximadamente mais 2 bilhões de anos. Os primeiros animais surgiram, estima-se, por volta de 600 milhões de anos atrás; os mamíferos, pelo menos há 160 milhões; e os *sapiens*, há meros 200 mil anos, ou perto disso.

Vemos, portanto, que somos um acontecimento muito recente e, impossível negar, muito encantador.

Foi uma longa caminhada desde que os primeiros hominídeos, cerca de 6 milhões de anos atrás, ergueram-se defini-

---

9 Will Dunham, "Canadian bacteria-like fossils called oldest evidence of life", *Reuters*, 2017. Disponível em: <https://www.reuters.com/article/topNews/idCAKBN16858B?edition-redirect=ca>. Acesso em: 6 ago. 2021.

tivamente sobre os pés, dando origem assim, no decorrer de outros tantos milhões de anos, ao gênero *Homo*. Como e por que resolveram abandonar de vez a locomoção arborícola pelo bipedismo são questões que instigam os pesquisadores. Sabe-se, porém, que essa foi a primeira mudança adaptativa a distinguir os humanos de outros primatas. A segunda foi o aumento da massa encefálica, aproximadamente 4 milhões de anos depois[10].

Com as mãos livres para a manipulação de objetos e a cabeça orientada para o céu, nossos ancestrais conheceram maior amplitude de visão e movimento e, sob as demandas e os estímulos do ambiente, lançaram-se a novas experimentações.

A crescente habilidade motora e o desenvolvimento do cérebro levariam, no curso do tempo, ao salto cognitivo que permitiu à nossa espécie, os *sapiens*, ir da mera sobrevivência ao mundo tal como o conhecemos hoje (com todos os nossos feitos e defeitos).

Não foi propriamente um salto, é preciso que se diga, pois não é assim que a evolução opera; em todo caso, considerando os milhões de anos dedicados à reestruturação anatômica exigida pela marcha bípede, podemos dizer que, sim, tal mudança se deu num pulo. Se não, vejamos.

Calcula-se que o corpo humano chegou à forma que tem hoje há cerca de 200 mil anos; no entanto, embora o *Homo sapiens* arcaico fosse anatomicamente em tudo parecido conosco, suas capacidades cognitivas não tinham florescido plenamente, o que leva os estudiosos a especularem que a estrutura interna de seu cérebro não havia se completado[11].

---

[10] Tom Garlinghouse, "Unraveling the mystery of human bipedality", *Sapiens*, 2019. Disponível em: <https://www.sapiens.org/archaeology/human-bipedality/>. Acesso em: 6 ago. 2021.

[11] Yuval N. Harari, *Sapiens: uma breve história da humanidade*, trad. Janaína Marcoantonio, Porto Alegre: LP&M, 2015.

Os registros arqueológicos indicam, porém, que, àquela altura, nossos ancestrais já haviam desenvolvido uma refinada coordenação motora, aprimorada e traduzida na fabricação de ferramentas e armas mais precisas e no domínio cada vez maior do fogo. Capazes de caçar animais grandes e pequenos, de cozinhar a carne e assim conservá-la por mais tempo, de fabricar roupas com as peles, aos poucos foram ganhando mais e mais autonomia na sua relação com o meio.

Na infância da espécie, vivíamos integrados à natureza da mesma forma que outros mamíferos vivem ainda hoje, numa simbiose muito semelhante à do bebê com a mãe, nutrindo-nos dela e nos desenvolvendo a partir dessa interação. Como outros primatas, andávamos em bandos, protegendo uns aos outros e cooperando nas atividades de sobrevivência, diferindo talvez de outros bandos apenas nos arranjos sociais, nas expressões culturais e nos hábitos sexuais, tal como diferem entre si nossos primos chimpanzés e bonobos, com os quais compartilhamos quase a totalidade do nosso DNA.

Nesse período, um jovem *sapiens*, ao atingir a maturidade reprodutiva, certamente já sabia o básico para cuidar de si mesmo e de sua futura prole, quando ela viesse. Já sabia, a essa altura, quais frutos e sementes comer, qual o melhor material para essa ou aquela ferramenta ou arma, como acender o fogo para cozinhar ou afastar predadores, como pescar ou capturar pequenos animais. Coisas que ia aprendendo desde cedo, no dia a dia do bando, no convívio com os mais velhos e na medida de suas capacidades físicas.

Por milênios vivemos assim, inteiramente ocupados com a sobrevivência, em nada diferentes de outros seres nesse aspecto. Mas então, entre 70 e 40 mil anos atrás, algo mudou. E mudou de maneira tão súbita – quando se pensa em escala evolutiva – que os cientistas falam de uma *revolução* para se referir ao avanço do pensamento e da linguagem. Tal "revolução" proporcionou não apenas uma maior transmissão de conhecimentos e a cooperação entre um número cada vez maior de indivíduos, como também, e talvez principalmente, o desabrochar do imaginário humano em todo o seu potencial e esplendor, assim como tudo o que adveio dele (como a criação de mitos compartilhados, as manifestações artísticas etc.).

Qual foi a origem desse piparote em nossas capacidades cognitivas ninguém sabe dizer ao certo, mas a partir daí nossa imaginação ganhou asas e, de ferramentas e armas, passamos a produzir também ideias e, assim, a planejar ações mais complexas.

Perto de 40 mil a.C., os *sapiens* já reuniam o pacote completo das características humanas modernas, e sua cultura material espalhava-se pelo mundo. Dali para frente, as mudanças seriam vertiginosas. A destreza manual e a capacidade cada vez mais refinada de pensar e se comunicar permitiriam a nossa espécie imaginar e erguer um mundo todo próprio, alçando-nos de criaturas a mestres da criação.

Todos esses componentes nos definiram, mas é preciso ressaltar que a psicomotricidade, assunto que percorre todo este livro, se desenhou e redesenhou continuamente no decorrer desse processo, e foi absolutamente fundamental para todo o nosso desenvolvimento.

Nosso corpo percorreu uma longa trajetória evolutiva para que as capacidades que nos distinguem como espécie pudessem ser aprimoradas. No entanto, apesar dos milhões de anos envolvidos na sua construção, as culturas ocidentais, à medida que avançaram em seu processo civilizatório, logo passaram a depreciá-lo, como se ele não tivesse primazia na continuidade e preservação da vida e na constituição do nosso ser.

Enquanto na Grécia Antiga o corpo era tão valorizado quanto o intelecto, na Idade Média ele já havia sido rebaixado à noção de pecado; no Renascimento, à condição de mero objeto de estudo; e, com o advento das sociedades industriais, à categoria de máquina para a produção de riqueza. Ainda hoje, embora muito se fale da importância dos cuidados com o corpo para o nosso bem-estar, as motivações para isso são quase sempre de natureza estética, e ele está longe de receber a atenção que merece como parte imprescindível em nosso crescimento psicossocial.

Foi o psicólogo e neuropsiquiatra francês Henri Wallon[12] que, nas primeiras décadas do século XX, devolveu o protagonismo ao corpo ao recusar o dualismo corpo-alma do pensamento cartesiano e estabelecer uma relação dialética entre o orgânico e o psíquico no desenvolvimento humano. Para Wallon, assim como para Hall, compreender essa relação era importante não apenas para conhecer nosso psiquismo, como também para contribuir com a educação de crianças e jovens[13].

PEDRAS DE BASE: PSICOMOTRICIDADE

Nosso desenvolvimento motor possibilitou-nos autonomias muito peculiares em face da natureza e alimentou nosso desenvolvimento cognitivo e psíquico ao nos permitir não apenas interagir cada vez mais com o meio, mas também modificá-lo para atender nossas necessidades e desejos. Foi assim ao longo do nosso processo de "humanização", e assim se repete a cada existência humana, evocando a memória da espécie gravada em nosso DNA.

---

[12] A obra de Henri Wallon é uma grande referência para o meu trabalho; a bibliografia consultada encontra-se ao final deste livro.

[13] Henri Wallon *apud* Vitor da Fonseca, *Desenvolvimento psicomotor e aprendizagem*, Porto Alegre: Artmed, 2008, p. 12.

Nos primeiros meses de vida, a motricidade do bebê consiste basicamente em um conjunto de gestos automáticos de sobrevivência que trazemos como herança filogenética e que respondem por funções vegetativas, como a respiração, a sucção, a deglutição, a evacuação. Já os movimentos dos membros são descontínuos e impulsivos, pois são condicionados pela baixa tonicidade dos músculos da coluna e da cabeça, que precisam do apoio de um adulto para se sustentar.

No entanto, apesar de ainda limitada, a motricidade do bebê já carrega um evidente propósito relacional, expresso justamente na tonicidade maior ou menor dos músculos, por meio da qual ele comunica suas necessidades de alimento, conforto, agasalho e segurança. Até que adquira a linguagem, essa será sua principal forma de expressão e interação com as pessoas ao redor, das quais depende para tudo. Para Wallon, a motricidade traz em si o germe da nossa vida psíquica, deixando desde o início, pelas vias da tonicidade, registros em nosso corpo que moldarão emoções e comportamentos.

Se o bebê tem fome, sono ou dor, seu corpo automaticamente se crispa em hipertonicidade, e ele chora, indicando seu desconforto e demandando atenção, já que não pode satisfazer-se sozinho. Tão logo seja atendido, sua hipertonia começa a ceder e dar lugar ao relaxamento, a um estado tônico de satisfação. Mas o contrário também pode acontecer. Se o bebê está largado no berço, apático e, ao ser tocado ou levado ao colo, o seu corpo responde frouxamente ao contato, é sinal de que algo não vai bem; nesse caso, a hipotonicidade dos músculos indica, em vez de relaxamento, a presença de algum sintoma indesejado. Da mesma maneira que, ao agitar os membros em resposta à aproximação da mãe ou ao acompanhá-la com o olhar, sorrindo ou balbuciando, seu corpo demonstra uma certa hipertonia que, nesse caso, em vez de tensão, indica excitação e prazer. Se a mãe lhe fala com voz suave ou impaciente, se o acolhe ou rejeita quando ele se põe a chorar, se o atende rapidamente ou o deixa em aflitiva espera, tudo isso ocasiona uma resposta tônica de bem-estar ou mal-estar, conforme a situação.

Essa dialética entre hipo e hipertonicidade não só induz à maturação neuromuscular que levará o bebê progressivamente a construir posturas e gestos voluntários, como permite, desde o nascimento, que ele distinga suas experiências como boas ou más, agradáveis ou desagradáveis. Na concepção da psicóloga e psicomotricista francesa Suzanne Robert-Ouvray[14], trata-se do primeiro modelo de classificação da vida: disso eu gosto, daquilo não gosto.

Nos meses seguintes, por meio da escuta, do olhar sustentado e das sensações táteis, o bebê evolui para o rastejar (reptação), para a aquisição da posição sentada e, daí, para o engatinhar (quadrupedia), até finalmente ser capaz de se sustentar em pé e, então, caminhar – a primeira conquista biológica distintiva da nossa espécie e um marco importante do nosso desenvolvimento cognitivo.

É no aprendizado do equilíbrio e da locomoção, bem como no da preensão e manipulação de objetos, que o sistema nervoso, inacabado quando nascemos, vai amadurecendo e se preparando para o desabrochar do psiquismo, para a descoberta do corpo somático, que dará origem à noção de "eu", e do corpo relacional, do qual emergirá o "não eu", o outro[15].

Assim, desde o primeiro nível de integração sensório-motora (reflexa e automática), o ato motor, recrutando um

---

14 Suzanne Robert-Ouvray, *Intégration motrice et développement psychique: Une théorie de la psychomotricité*, Paris: Desclée de Brouwer, 2010.

15 Vitor da Fonseca, *Desenvolvimento psicomotor e aprendizagem*, Porto Alegre: Artmed, 2008, p. 30.

encadeamento de encaixes ósseos e musculares, desencadeia no cérebro transformações sucessivas e de complexidade crescente que vão torná-lo um ato psicomotor, conferindo ao corpo unidade, inteligência, afetividade, consciência de si e do outro, em um conjunto indissociável.

UMA NOVA ECOLOGIA PESSOAL

É instigante estudar as relações entre a nossa história evolutiva como espécie e o nosso desenvolvimento psicomotor no decorrer da vida, assim como o jogo harmonioso que se estabelece entre cada um dos sistemas do corpo e a nossa construção como indivíduos.

A cada etapa significativa da evolução, o corpo humano teve que se adaptar a novas situações e ultrapassar resistências para conquistar o ambiente em que se encontrava, desafio que nos acompanhará por toda a vida, do nascimento à morte.

Certamente, as inovações tecnológicas estão relacionadas com a evolução do pensamento, que pode atravessar livremente o tempo e o espaço sem que o corpo tenha que sair do lugar. Porém, ainda que hoje em dia haja quem pesquise a existência de uma quinta dimensão, além das quatro que conhecemos, não creio que possamos evoluir para tão longe, nem mesmo em pensamento, sem antes conhecer e reivindicar plenamente o potencial inscrito em nossos corpos.

É curioso, por exemplo, que atualmente se propaguem os benefícios da meditação para se alcançar um estado de consciência superior, enquanto o corpo permanece relegado a uma condição secundária, como se não fosse ele o próprio receptáculo e suporte da vida e da consciência. Os efeitos positivos das práticas meditativas são plenamente reconhecidos, mas um corpo cheio de travas, enrijecido em sua sensibilidade pelos gestos mal executados e pela repetição de posturas mal-ajambradas todos os dias, é um obstáculo persistente para a clareza mental e emocional.

Nas culturas orientais, de tradições milenares, o conhecimento do corpo e de suas práticas sempre fez parte da autocompreensão humana. Já a cultura do corpo que vemos hoje enaltecida em nossa sociedade não é aquela que respeita o corpo de cada um com suas particularidades, mas uma que ambiciona o corpo "perfeito", mensurado de acordo com certo padrão de beleza, o que pode ter consequências especialmente nefastas para os jovens.

Por isso, há anos venho insistindo que nas escolas, além da prática do esporte, exista um espaço para práticas psicomotoras, nas quais os alunos semanalmente vivenciem estímulos e exercícios que despertem suas estruturas mais profundas e lhes tragam a satisfação de descobrir e acolher o próprio corpo.

Desse modo, eles passam a dispor de um maior discernimento para navegar em meio aos apelos sedutores da coletividade e do mercado, ficando menos sujeitos às manipulações praticadas por grupos que querem impor padrões monolíticos de pensamento ou de valores éticos e estéticos.

Acredito que, introduzindo no processo educacional condições práticas de experimentação e mesmo de reflexão sobre o universo psicomotor humano, poderemos estabelecer as bases de uma "ecologia pessoal" que será de grande benefício não apenas para o indivíduo como também para a sociedade.

A verdade é que, se não refizermos constantes experimentações com as sensações motoras fundamentais, se abdicarmos desses elementos que nos modificaram e desenharam corporal e psiquicamente (e que nos desenham ainda hoje), estaremos nos distanciando das pedras de toque do que é especificamente humano.

3 O EM PÉ

HOMEM

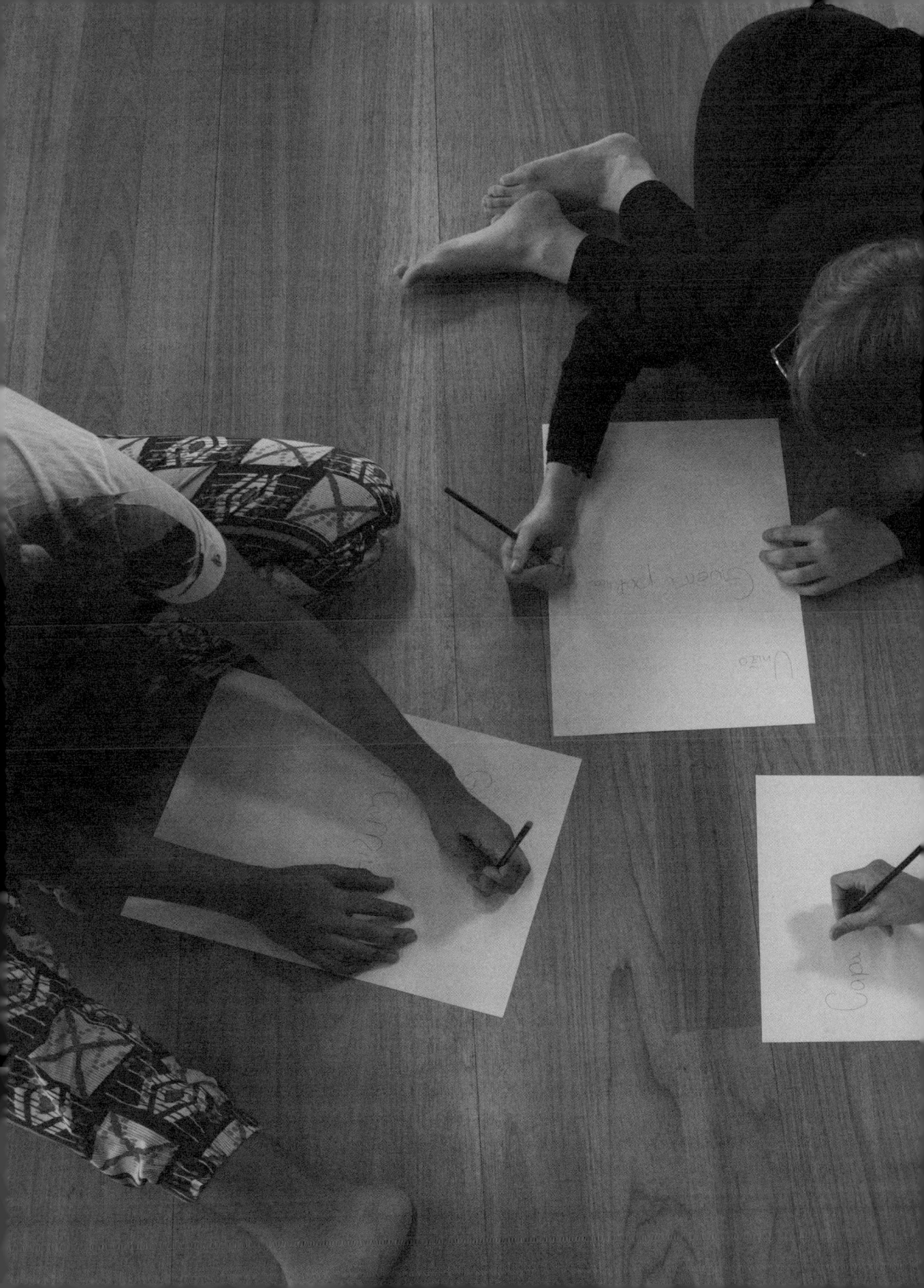

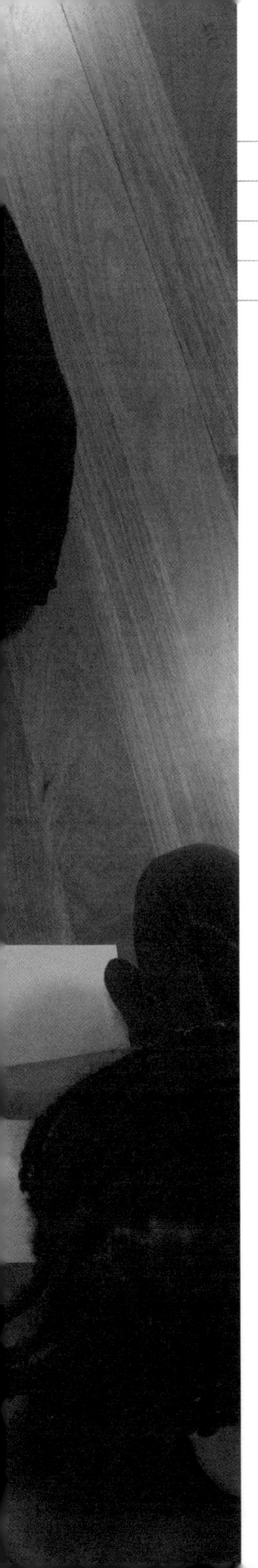

Toda e qualquer fonte de movimento no mundo, seja uma pessoa, seja uma coisa, seja um pensamento, é um "motor movido". Dessa sorte, o arado move a terra, a mão move o arado, o cérebro move a mão, o desejo de alimento move o cérebro, o instinto da vida move o desejo de alimento, e assim por diante. Em outras palavras, a causa de todo movimento é o resultado de outro movimento qualquer, o amo de todo escravo é escravo de algum outro amo. O próprio tirano é escravo de sua ambição. Deus, no entanto, não pode ser resultado de nenhuma ação. Não pode ser escravo de amo nenhum. É a fonte de toda a ação, o amo de todos os amos, o instigador de todo o pensamento, o "motor não movido do mundo".

Aristóteles

As espécies presentes no globo terrestre têm um corpo que se manifesta pela consistência da matéria e que possui um tempo próprio de existência. Todas essas espécies passaram (e passam) por intensos confrontos que regularam (e ainda regulam) os impulsos necessários para viver e lutar contra a morte. Cada uma delas, a partir do seu campo sensorial, sempre precisou aguçar todos os mecanismos possíveis de sobrevivência, criando um estado de alerta e de prontidão motora.

Após longas batalhas travadas por nossa espécie em sua história evolutiva, cá estamos nós, aqui e agora, em posse de um corpo humano que carrega em si impressões muito particulares, além de um desenho único. Seus movimentos e posturas trazem marcas que expõem as múltiplas adaptações adquiridas durante o extenso trajeto percorrido. Trajeto esse definido pela ânsia de continuidade da própria espécie e pelo processo seletivo que sempre a atravessou.

Essas marcas hoje inscritas no corpo humano mostram nitidamente seu modo de agir e se apresentam, sobretudo, no fato de estarmos em pé, suspensos sobre nossos membros inferiores.

A ciência conta com incansáveis pesquisadores que se dedicam ao estudo da evolução das espécies e, dentro dele, ao tema do surgimento e avanço da espécie humana. Eles destacam nesse processo, com marcante nitidez, a primazia da *bipedia* – habilidade específica conferida à nossa linhagem.

É importante ressaltar que a nossa bipedia é notavelmente distinta da bipedia dos répteis, pássaros, mamíferos e mesmo dos primatas, pois, no humano, massas corporais específicas (como cabeça, pescoço, tronco e membros) movimentam-se uma em relação às outras, exigindo que o corpo respeite o empilhamento dessas massas em torno do eixo vertical. Desse modo, elas precisam se ajustar continuamente dentro de uma oscilação anteroposterior.

A bipedia, então, define-se por meio de dois mecanismos que remontam às conquistas mais marcantes da nossa espécie no decurso da seleção natural: o endireitamento do eixo vertebral, acompanhado do aprendizado da marcha.

Esses mecanismos provocaram modificações importantes na forma do nosso esqueleto. O desenho até então existente nos primatas modificou suas proporções da seguinte forma: a bacia ficou mais estreita e, consequentemente, a coluna vertebral ganhou novas curvas e um novo eixo. Além disso, graças à permanência na posição vertical, a abertura pela qual a coluna vertebral se encaixa no crânio, denominado forâmen magno, deslocou-se para o centro.

Não se sabe exatamente quais foram as necessidades que impulsionaram essas modificações, ou seja, quais foram as suas urgências, porém, é certo afirmar que a verticalização gerou o bipedalismo, e que a organização da marcha bípede alterou a forma dos pés na experiência do andar. Tais transformações na forma e no posicionamento do nosso esqueleto modelaram novas proporções no corpo, distanciando-o dos corpos de primatas e hominídeos existentes até então.

MORFOLOGIA

Quais são os aspectos interligados que constituem a estrutura do corpo humano e que nos configuram como *homem em pé*? A primeira leitura que nos chama a atenção certamente é a morfológica, e nela podemos observar o desenho e a forma presentes em um corpo vivo. Essa observação também se associa imediatamente ao modelo de movimento gerado por esse desenho. Já as questões fisiológicas, responsáveis pela função dos elementos que compõem cada corpo, apresentam as atividades químicas e engrenagens às quais esses aspectos morfológicos estão sempre associados. Aqui, porém, deteremos nosso olhar apenas nestes últimos, por serem eles as referências primordiais que nos proporcionam um sistema de funcionamento.

Vamos destacar, em primeiro lugar, a abertura do ângulo dos fêmures com a bacia, desfazendo as pregas das virilhas (existentes nos primatas). Isso nos permitiu aproximar os membros inferiores e, portanto, unir os pés à linha mediana do corpo, fator essencial ao desencadeamento da marcha bípede com um menor gasto energético para nos erigir. Nesse processo, a vertical adquirida também possibilitou o estreitamento da espessura da bacia – e, aqui, valeria observar um esboço do esqueleto de um primata de grande porte estendido sobre suas patas traseiras e compará-lo com o de um esqueleto humano em pé. Essa modificação foi essencial em nosso encaminhamento definitivo para a rota da marcha, pronunciando o ganho da curva das vértebras lombares e construindo um elo funcional entre bacia e coluna, característica distintiva da nossa espécie.

Os braços, durante a marcha, ainda trazem impressões arborícolas, embora recicladas, acumulando energia para acelerar a locomoção bípede. Eles agem, vigorosos, numa ação pendular, ampliando o rendimento propulsivo do passo, o que eleva a marcha ao máximo de sua eficiência. Por sua vez, a alternância de rotação das duas cinturas, escapular e pélvica (situadas entre ombros e bacia), diminui a constante compressão em que se encontram as articulações do tronco e dos membros inferiores.

Finalmente, ao correr, o homem prolonga suas passadas graças à extensão desses membros inferiores, que estão associados às rotações opostas entre ombros e quadris na ação pendular dos membros superiores. Os braços oscilantes, então, devem agir como nadadeiras, pressionando o ar. O corpo, atirando-se para a frente, prolongando o olhar, aguçando a audição e sua pressão contra a atmosfera, por breves instantes se encontra suspenso no espaço, ação que nenhum outro primata consegue realizar. Vemos, enfim, o *Homo sapiens* pleno de sua potência conquistada ao longo de milênios.

Entretanto, em toda essa história, falta ainda um elemento fundamental sobre o qual pouco falamos: nosso pé.

O percurso que nos levou ao desenvolvimento da bipedia se confirma e se torna evidente, por fim, na especialização filogenética que vai dos primatas às novas propriedades do pé humano. De um modo pleno de humor, André Leroi-Gourhan, grande arqueólogo francês, afirmou durante suas descobertas: "Nós estávamos preparados a tudo admitir, salvo tudo ter se iniciado pelos pés"[16].

Os pés, com seus arcos, amortecem o peso do corpo sobre o solo ao mesmo tempo que o pressionam. Nós, bípedes humanos, graças a nossas "patas traseiras", temos um duplo sistema de propulsão. Trata-se de um mecanismo oscilante de alternância entre esses dois apoios que criam um contínuo encadeamento de absorção e restituição de energia. A manutenção sobre nossos pés solicita um conjunto de estruturas, de materiais viscosos e elásticos, produzidos para sustentar as contrariedades do peso e do movimento. Os músculos, os tendões, os ligamentos, as cartilagens e os líquidos são programados com o compromisso de amortecer o impacto, preservando os encaixes articulares necessários para suportar o deslocamento da massa corporal.

Esse deslocamento deve atingir um excelente estado de deslizamento sobre as superfícies através de passos que são principiados a partir de um impulso motivacional. A extensão muscular inicial deve promover naturalmente a transferência da massa pélvica para a frente. Esse movimento é seguido pela pressão do passo posterior, que culmina no primeiro artelho (o dedão do pé). A pressão do artelho sobre o solo gera um impulso que, finalmente, é sustentado pelos flexores, levando a perna a se suspender e alcançar, então, o próximo passo com o apoio do seu calcanhar no solo à frente.

---

16 André Leroi-Gourhan, *Evolução e técnicas I: o homem e a matéria*, Lisboa: Edições 70, 1984.

Olivier Donnars, em seu artigo denominado "O pé humano, verdadeira maravilha da biomecânica", afirma:

> O pé humano é único no reino animal: ao mesmo tempo que possui flexibilidade para armazenar e restituir a energia dos músculos, na sua propriedade propulsora para a frente, também possui a rigidez necessária para suportar o peso do corpo, controlando seu possível desabamento. Ao contrário dos primatas, que não conseguem o deslocamento do calcanhar até o dedão (primeiro artelho), hoje os estudos mais recentes confirmam o componente fundamental ao qual o gênero humano deve seu sucesso, seus pés, com igualdade de direitos em relação ao cérebro [17].

A carga recebida sobre nossos pés é muito maior do que a da distribuição realizada sobre as patas dos quadrúpedes. Estes, quando estendidos sobre os quatro membros, deslocam-se por meio de um jogo de lateralização da espinha dorsal, em decorrência do apoio sobre as quatro patas e da extrema horizontalização da coluna. Esse modo de locomoção é bastante nocivo ao corpo humano, pois nossa postura e deslocamento têm de se processar em torno do eixo vertical. Na busca pelo domínio do ato de caminhar, é interessante observar as pessoas andando à nossa frente e notar quais corpos se mantêm verticais e quais se jogam de um lado para o outro a cada passada, balançando o tronco e a cabeça para os lados (revelando, assim, uma falta de informação sobre esse mecanismo essencial).

Devemos, ainda, perceber a postura bipedal humana na sua estreita relação com a gravidade. É ela que nos leva a essa preciosa conexão entre pele, músculos, tendões, ossos, olhar,

---

[17] Olivier Donnars, "Le pied humain, véritable merveille de la biomécanique", *Science & Vie*, 2020. Disponível em: <https://www.science-et-vie.com/science-et-culture/bipedie-sa-cle-etait-cachee-sous-notre-pied-58844>. Acesso em: 6 ago. 2021.

respiração, circulação, o que induz o corpo a deslizar sobre a superfície terrestre praticamente sem impacto, flutuando. O homem erguido, com a cabeça, o tronco e os membros em extensão, e com os pés aproximados, consegue esse feito recrutando o mínimo de energia. E podemos imaginar essa façanha, por fim, como uma conquista programada em nosso DNA.

A CONQUISTA DA PLASTICIDADE NEURAL

Conforme exposto anteriormente, são muitas as marcas registradas que revelam os ganhos adquiridos em nosso trajeto evolutivo. Contudo, talvez pudéssemos destacar a mencionada abertura do ângulo nas pregas da virilha. A partir dela, nossa espécie, diante de um permanente apoio sobre seus membros inferiores, atingiu um enorme grau de liberdade nos membros superiores, capacitando os braços, as mãos e a pinça formada entre o polegar e os outros dedos a funcionarem como hábil ferramenta. Certamente, o aperfeiçoamento de uma refinada coordenação motora veio de nossa interação com os elementos, principalmente o fogo, e das ferramentas elaboradas na construção de nosso modo de vida em desenvolvimento. De qualquer modo, todas essas transformações foram proporcionadas pelo novo desenho anatômico do corpo humano.

O ganho de tamanha mobilidade e acuidade tátil, somado ao posicionamento da cabeça no topo da coluna, certamente revolucionou o aumento da massa encefálica.

Despontou-se, então, um maior alcance do olhar, aberto sobre a linha do horizonte, com componentes que definiram e aperfeiçoaram o olfato, a audição e a fonação. O exercício desses novos sentidos trouxe ao homem em formação a memória perceptiva, conduzindo-o a sínteses ainda mais especializadas sobre suas ações motoras.

À medida que se estabeleceu em nossos cérebros a noção de profundidade fundamentada em percepções do próprio corpo, através de sua mecânica – gestos, olhar, refinamento dos sentidos –, nossa apreensão do espaço amadureceu, revelando a existência de três ou mais dimensões.

A partir de todas essas conquistas – que incluem horizontalização do campo da visão, novos posicionamentos das estruturas do ouvido interno e do cerebelo e a centralização do forâmen magno –, iniciou-se o inusitado processo de modelagem e remodelagem do cérebro humano, isto é, a plasticidade neural, a qual poderíamos denominar *um presente dos deuses*.

Isso é o mesmo que dizer que, associado às modificações morfológicas, aprimoramos pouco a pouco um imenso potencial cognitivo, ou seja, abriram-se as portas para o desenvolvimento da mente humana. E, assim, os elos neuronais, estabelecidos, amplificados e intensificados, seguiram em seu constante processo adaptativo e criativo.

Segundo Philipp Khaitovich, neurobiologista russo:

Nos homens, as conexões dos neurônios nessa região cerebral (córtex pré-frontal) iniciam-se logo depois do nascimento e continuam ativamente até os cinco anos de idade, prosseguindo no processo de múltiplas especializações. Porém, a expressão dos mesmos genes em chimpanzés e outros macacos acaba pouco tempo depois que eles nascem, em até um ano. Acreditamos que esse é um dos fortes motivos pelo qual o cérebro humano trabalha de uma forma completamente diferente[18].

O fato é que o humano é o único ser que consegue se manter em pé sobre a terra tendo a cabeça orientada para o céu. Liberado da direção unilateral voltada para o solo, seus olhos possuem um alcance extenso e abrangente. Sua altura

---

18 Philipp Khaitovich, "Metabolome signature of autism in the human prefrontal cortex", *Communications Biology*, 2019.

e campo de visão lhe permitem estabelecer uma relação entre as coisas que vê, pois ele percebe a linha do horizonte sobre a qual tudo se contorna e perfila. É, portanto, da verticalidade do homem que brota sua capacidade de pensamento.

Por isso, o projeto humano pede uma ordem mecânica, postural, recrutando ajustes específicos de suas massas corporais em torno de um eixo que é vertical, porém regulado e sustentado pelo plano horizontal. Este plano se ajusta no olhar entre o céu e a terra e em sua relação com a sola dos pés (que se apoiam sobre todas as superfícies), tornando-se uma das chaves de troca entre o mundo, o outro e a nossa identidade construída.

CAMINHANDO

Já estabelecemos que, no desenvolvimento do sistema psicomotor humano, está contida parte importante da nossa história evolutiva.

A partir dessa constatação, considero fundamental refletir sobre a seguinte questão: quais são os cuidados e os requisitos que devemos estimular no corpo, especialmente dos jovens em formação, não apenas para preservar os ganhos conquistados nessa longa travessia, mas também para que os elementos fundamentais que nos definem prossigam seu percurso evolutivo?

Dado que a marcha faz parte de um sistema pleno de complexidades, que coloca em relação diversos desses elementos (como esqueleto, músculos e sistema nervoso), ela parece bastante propícia a ser o ponto central de nossas reflexões e práticas. Ela também se credencia como um excelente indicador do nosso estado de saúde global, da nossa homeostasia. O ato de caminhar evidencia problemas existentes em nosso organismo, assim como inscreve e desenha possíveis rupturas em nosso corpo e psique: andar com perda de ritmo, por vezes interrompendo o encadeamento dos passos; andar trêmulo e incerto ao pisar, ou com excessivo impacto no solo; andar com o olhar preso ao chão, ou posicionado sobre a linha do horizonte; andar com braços "viciados", dando a impressão de conterem algum objeto nas mãos, ou livres em sua ação pendular... Todos esses fatores podem nos ajudar a constatar, com bastante discernimento, a forma de organização (ou desorganização) de uma estrutura tanto física quanto psíquica.

A livre observação da marcha humana também ajuda a detectar precocemente problemas neurológicos, como a doença de Parkinson ou o mal de Alzheimer, que desde cedo costumam trazer desequilíbrios à locomoção, com aspectos bastante reveladores. Examinar e quantificar essas disfunções contribui para a prevenção dessas enfermidades, trazendo um conhecimento mais profundo sobre as possíveis batalhas a serem enfrentadas na conquista por uma maturidade mais saudável e vivaz.

No entanto, o mais importante a ser compreendido aqui é que a marcha decorre de uma atitude postural dinâmica, que coloca em jogo tronco, pernas e braços. Ao desencadearmos um passo, essa ação propaga uma onda, que parte de cima das costas e segue ao longo de toda a coluna vertebral. O corpo inteiro está implicado nessa simples ação gerada por uma rede de interneurônios, e que é resultante do aprimoramento do sistema psicomotor. Se voltarmos nossos pensamentos mais uma vez a considerações filogenéticas, poderemos lembrar que certos peixes se apoiam sobre a água utilizando a ação de seu tronco para a propulsão. O tronco humano, através da transmissão de estímulos propagados por esses neurônios, também é imprescindível à nossa locomoção. É certo que, no curso da evolução, ao surgirem nossos membros superiores (os braços), eles adquiriram parte do controle do movimento, porém se apoiaram no conjunto da motricidade já existente. O fato é que a marcha humana ainda pode nos conduzir a muitas revelações sobre nosso processo evolutivo, que nunca deixa de ser instigante e, principalmente, nunca deixa de nos abrir portas e imagens em relação às nossas próprias potências e desafios.

O ato de caminhar demanda pés bem estruturados, pernas em prontidão para alçar grandes passos por longo período, pescoço organizado para o porte da cabeça, alcance do olhar e abertura do campo de visão sobre a linha do horizonte. O ato de caminhar demanda um ajuste da respiração aos impulsos cardíacos e ao ritmo que cada passo impõe ao organismo.

Nós, seres humanos, estamos aqui e agora habitando este planeta, investidos de valiosos componentes estruturais originados de um sem número de etapas adaptativas ocorridas ao longo de milhares e milhares de anos. À medida que atingimos a puberdade, nosso corpo clama por propriedade e presença, em todos os seus movimentos, ações e fruições. Nosso corpo clama por estar em posse de si mesmo (e creio ser necessário lembrar que estamos nos referindo a *corpo* em seu sentido mais amplo, absolutamente indissociável de todo o conjunto de nossas características psíquicas). É nesse sentido – no sentido de um processo de individuação (segundo o qual uma pessoa se torna consciente de sua própria força e soberania) – que acredito que a marcha, o caminhar, pode gerar um fino domínio sobre nossa própria capacidade de existência e atuação. E isso se faz ainda mais essencial no período de vida a que estamos nos referindo como adolescência.

4

ADO

SEM AD

LESCER

OECER

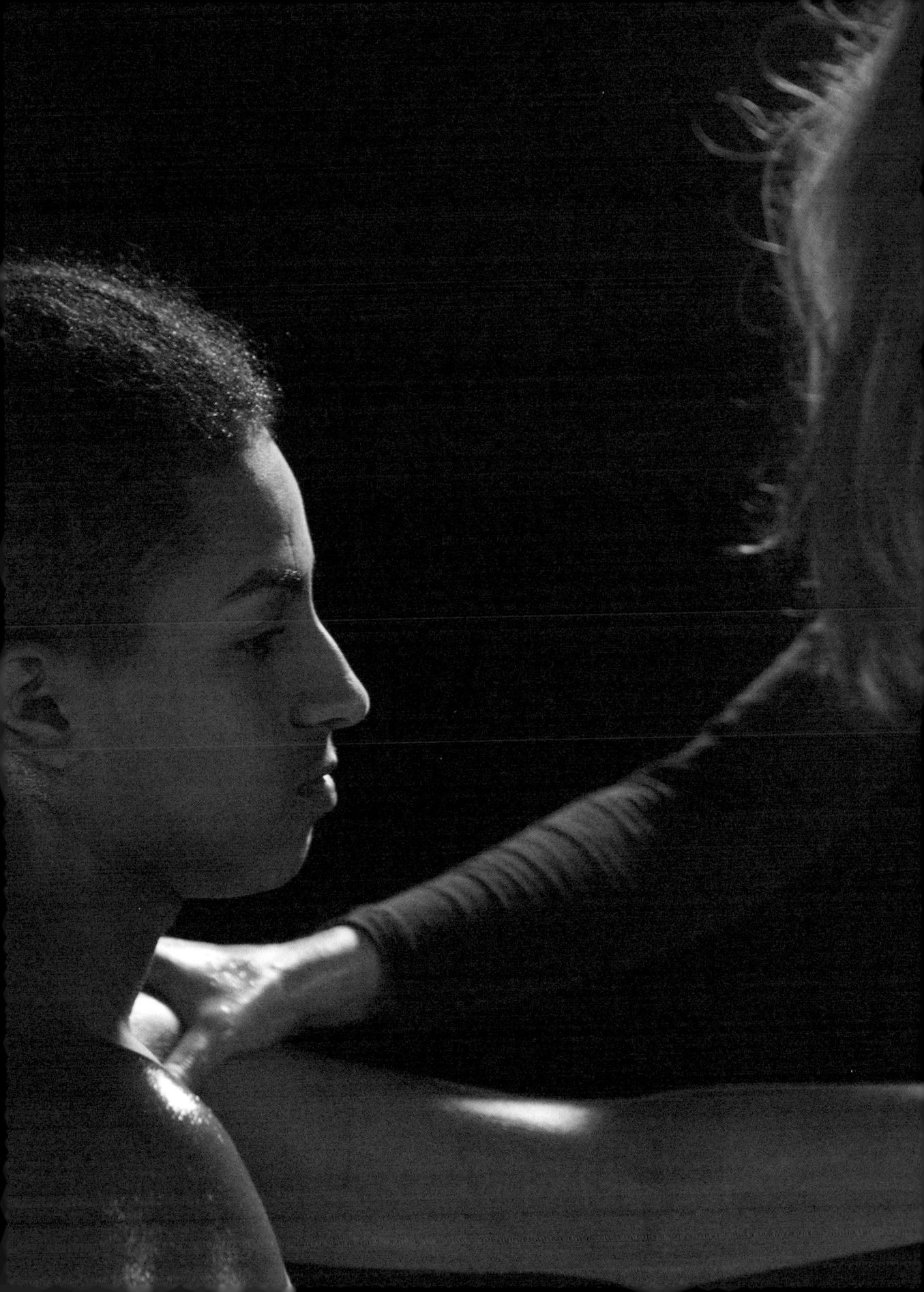

> *O importante não é estar aqui ou ali, mas ser.*
> *E ser é uma ciência delicada, feita de pequenas*
> *observações do cotidiano, dentro e fora da gente.*
> *Se não executamos essas observações, não*
> *chegamos a ser: apenas estamos, e desaparecemos.*
>
> **Carlos Drummond de Andrade**

As transformações pelas quais passamos na puberdade trazem um turbilhão de novas sensações que vêm chacoalhar o recente equilíbrio conquistado até o final da infância.

Basicamente, ao nascer, movidos por reflexos, avançamos para nos tornar crescentemente capazes de dominar nossos movimentos – dos mais viscerais, como o dos esfíncteres, aos mais complexos, como andar e falar – e, daí, para a aquisição de gestos e competências cada vez mais sofisticados, como desenhar, escrever, calcular.

As vivências que acumulamos nos primeiros estágios da vida se imprimem em nosso corpo e em nossa memória afetiva. Pela experiência dos sentidos e da atividade motora é que o cérebro se desenvolve e comanda o ajuste dos sistemas necessários à nossa crescente integração ao ambiente que nos acolhe. Somos um ser em construção, e o esforço de adaptação é sempre prioritário.

No entanto, as modificações que ocorrem em nosso corpo durante a primeira década de vida, embora intensas e profundas, acontecem, por assim dizer, longe dos nossos olhos. Ou seja, nosso desenvolvimento, até então, se dá sem grandes apelos à consciência.

Quando chega a puberdade, esse estado quase edênico de inocente entrega ao meio começa a sofrer descontinuidades. A atuação dos hormônios produz mudanças que agora são notáveis: pelos nascendo, seios que despontam, erupções brotando no rosto, a primeira menstruação, a primeira ejaculação. Como de um sono profundo, a sexualidade desperta, trazendo sensações desconhecidas, que ora nos dão prazer, ora nos perturbam. Subitamente, surge uma vergonha de estar desnudos diante dos pais e um desejo cada vez maior de nos aproximar do que está lá fora, daquele outro que não faz parte do pequeno universo familiar que, até então, acolhia nossos anseios.

Não mais uma criança, como o seu próprio corpo claramente evidencia, o jovem tampouco é um adulto, e encontrará dificuldades para enfrentar as demandas e ocorrências externas, assim como para elaborar dentro de si um sentido para elas.

Como assimilar essas transformações? Onde e como processar as rupturas em relação a elos e hábitos preexistentes?

DENTRO DE CASA

Como já dissemos anteriormente, não se deve nem se pode identificar, entender e tratar a adolescência como um grande bloco homogêneo. Um olhar indistinto e pouco observador às peculiaridades de cada jovem gera uma enorme dificuldade para a compreensão de suas vivências e seus desafios nessa fase da vida. Os estados manifestados nesse período certamente variam de acordo com cada indivíduo, humor, gênero, cultura, núcleo familiar, metabolismo, hormônios etc. Porém, independentemente de todos esses contingentes, como também já foi apontado, é possível pensar em alguns denominadores comuns e propostas que sirvam de orientação ou, principalmente, que sirvam de chão para que o adolescente consiga percorrer seu caminho segundo seus próprios dons, interesses e sensibilidade.

Antes de chegarmos a essas propostas, no entanto, é importante notar que os efeitos associados às cargas da puberdade e aos fluxos hormonais têm se antecipado cada vez mais. Isso provoca a aceleração e o aumento do confronto dentro de um corpo que ainda é infantil, mas que já antevê um novo corpo se formando e uma nova personalidade que se delineia. Como diante de um espelho, e cada vez mais cedo, o adolescente se vê defronte de sua própria imaturidade fisiológica e psíquica. Trata-se, portanto, de um estado de marcante vulnerabilidade identitária.

As descargas hormonais são decorrentes das transformações do sistema nervoso. Isso eleva o teto das impulsões emotivas, dando origem a uma extrema excitabilidade que, ao atingir seu ápice, e por consequência dele, despenca vertiginosamente, provocando insistentes mergulhos em inércia e passividade. Uma verdadeira montanha-russa se instala no organismo do adolescente, o que costuma trazer instabilidade e insegurança. Grande parte de seu estresse vem justamente do esforço em acompanhar esse sobe e desce, já que ele ainda não possui maturidade psicológica para suportar essa oscilação.

A variedade de movimentos presentes no seu interior também faz com que o adolescente se atrapalhe para perceber e discernir a essência e razão dos seus desejos, das pulsões que brotam dentro de si, das reais necessidades para o alimento de sua alma. Até porque, nesse momento, a dificuldade de distinção entre os impulsos que vêm de fora – exacerbados por uma sociedade de consumo com sua enorme quantidade de estímulos e informações – e os que vêm de dentro torna-se ainda maior.

Devemos, então, procurar introduzir em seus hábitos atividades que suavizem esses desequilíbrios, atenuando a flutuação das descargas emotivas. O adolescente necessita não apenas de práticas que promovam ritmo ao seu organismo (tais como caminhar ou dançar), mas também de algumas vivências básicas que cumpram uma rotina estruturada (que inclua, por exemplo, o reconhecimento claro da alternância entre dia e noite).

É fundamental que seus gestos tenham conexão com seu entorno e com a forma dos objetos, o que modificará constantemente sua postura. Portanto, tente não facilitar seus pequenos trajetos, atividades e obrigações cotidianos. Isso também será bastante relevante para que o jovem possa atentar aos movimentos internos de funcionamento do seu corpo: respiração, digestão, circulação, exposição de sua pele a diferentes temperaturas, de seus sentidos ao sabor de alimentos, à escuta, à pressão de sua massa corporal contra diferentes tipos de solo etc.

Em outra abordagem, Évelyne Kestemberg, psicanalista francesa, enfatiza a importância do apoio oferecido pelo ambiente em que o adolescente se encontra, o que pode acontecer de diversas maneiras: práticas em grupo, comprometimento com ideais, aprendizados os mais variados (a simples curiosidade e ação de aprender algo novo já cumprem seu papel), envolvimento com algum tipo de trabalho profissional etc.[19]. O foco, nesse caso, está em propiciar afazeres que resultem em motivação para o adolescente. Além disso, uma inserção na vida social é algo oportuno e valoroso. Uma das chaves dos desafios que ele enfrentará está em adquirir a capacidade de transitar entre sua própria realidade interna e o que vem de fora, não se fixando em nenhum dos dois extremos.

Já as vivências sensoriais propostas ao adolescente devem buscar atender a duas dimensões, ajudando a harmonizá-las. No auge da sua excitabilidade, será benéfico um estreito contato com a natureza, longas caminhadas em grupo, banhos de mar, experiências físicas que o façam constatar os cuidados com sua própria sobrevivência. Tudo isso certamente diminuirá seu grau de excitação. Já em suas quedas de humor, aprender a cozinhar, tocar instrumentos, cantar, dançar, cuidar de idosos são sugestões de ocupações que o distanciarão de seu estado depressivo.

Além disso, sempre que possível, é muito significativo induzir o jovem a saber mais de si e dos outros. Questões que abraçam a evolução humana, o meio ambiente, a harmonia social são saudáveis para que ele não se detenha em atitudes egoístas. Por isso também é preciso o cuidado de encaminhá-lo a experiências com uma margem filosófica, poética, livre de manipulações ideológicas. É interessante, por exemplo, que o adolescente contemple outros costumes, outros modelos de manifestações e expressões culturais, livrando-se das rédeas das mídias de consumo que empobrecem sua criatividade.

Outra proposta a ser ressaltada é o direcionamento para a aquisição de habilidades manuais que alimentem seu potencial e autoconfiança, ocupando seu cotidiano e despertando nele o entusiasmo de conseguir agir e modificar as coisas.

---

19 Évelyne Kestemberg, *L´adolescence à vif*, Paris: Presses universitaires de France, 1999.

Por fim, não podemos deixar de mencionar a relevância do exercício da palavra, ou seja, do aperfeiçoamento da faculdade de transmitir com clareza tanto os pensamentos quanto os sentimentos. Isso contribui para a desdramatização dos conflitos físicos e psíquicos armazenados dentro do adolescente. Logo, é uma ferramenta bastante útil à diminuição de seu sofrimento e de seus picos de emotividade.

Ainda uma vez, é pertinente ressaltar que não se trata, aqui, de estabelecer ou propor um manual de conduta de relacionamento com adolescentes. Ao contrário, trata-se de sensibilizar um olhar próximo que pode ser apaziguador e de grande valia na busca por diferentes caminhos e perspectivas. Cada jovem tem uma maneira de ser. Observe-o, atenta e afetivamente. Se silencioso e reservado, por exemplo, respeite essas características; contudo, descubra também seus pontos fortes e o estimule a verbalizar, a descrever o que pensa. Do mesmo modo, caso seja extrovertido, falador, estimule ações que o conduzam a experimentar o silêncio. Nunca no sentido de desconsiderar esse jovem, mas sim de ajudá-lo a enxergar outros horizontes e a ampliar o leque de suas alternativas, gostos e aptidões.

De maneira geral, é proveitoso, em todos os sentidos e para todos os fins citados, tentar envolver os adolescentes em pequenas tarefas domésticas, ensinando-os a trocar uma torneira, a instalar um chuveiro, a montar ou desmontar um móvel, a picar vegetais, entre outras tantas incumbências que poderão favorecer o aprimoramento de sua atenção, responsabilidade e prontidão.

Levando tudo isso em consideração, acredito que o mais importante, na realidade, seja não os deixar inertes, fixados em um único modo de comportamento, inclusive para que seja possível identificar e abarcar suas diferenças e particularidades, colaborando para que cada um encontre, crie e estabeleça seus próprios percursos na vida.

NA ESCOLA

A adolescência é a fase em que o jovem começa a se separar do seio familiar, buscando uma maior autonomia de movimento. Seu desejo de ir ao encontro do espaço externo aumenta, assim como o número de estímulos que vêm dele.

O ser humano, em seu processo evolutivo para o qual procuramos trazer alguma luz nos capítulos anteriores, percorreu caminhos conduzidos por duas mãos: uma que o dirige ao seu mundo interior, e outra que o leva em direção a tudo o que se situa fora dele. A alternância entre ser social e individual modelou as características essenciais dos passos que demos até hoje.

Nossa sociedade altamente especializada, baseada na tecnologia de ponta e na grande velocidade, imprime um ritmo muito acelerado à vida, despejando mais informações (estímulos que vêm de fora) do que somos capazes de absorver. Nesse contexto, não é de se estranhar que o jovem de hoje às vezes se mostre inconstante, disperso, saltando rapidamente de uma ideia a outra. Atolado em dados, opiniões e notícias, ele não tem tempo de estruturá-los para convertê-los em conhecimento.

A psicomotricidade é um recurso essencial à produção de novas redes neurais, e o seu exercício abre automaticamente espaços no cérebro para o armazenamento da memória, além de impulsionar uma disposição alerta para novos aprendizados. Não obstante o foco de interesse do jovem, estimular seu sistema psicomotor facilitará o despertar de sua consciência para diferentes modos de pensar e entender o mundo.

APARELHO LOCOMOTOR

Desde o nascimento, o sistema nervoso central envia impulsos ao corpo, e este, através dos gestos, remete sensações ao cérebro. O cérebro não entende o corpo como um conjunto de músculos separados; ele o reconhece justamente através dos movimentos, como o de um braço que se desloca no espaço em busca de um objeto, por exemplo, ou o de uma perna que dá um passo à frente.

O ser humano não nasce pronto. O aparelho locomotor, sobretudo, necessita de uma vasta experimentação para que venha a se constituir numa autêntica "fábrica de gestos", que, por sua vez, influenciará o aprimoramento do aparelho neurológico. A prática da coordenação motora nunca deve cessar, assim como não deveria cessar a evolução intelectual. Ela é fundamental no desenvolvimento da criança e do jovem, assim como na manutenção da saúde do adulto.

Minha primeira sugestão ao educador é para que ele contemple os jovens; repare no modo como eles se mexem, na maneira como seu corpo ocupa o espaço. Há os que são barulhentos, enquanto outros são delicados; há os que são estabanados, enquanto outros são organizados. É importante assessorá-los no reconhecimento de si mesmos, assim como é importante contribuir para que eles possam expandir suas possibilidades ensinando, por exemplo, economia de gestos aos estabanados ou amplitude aos introvertidos. A ordenação de suas percepções corporais vai contribuir para que os jovens se estruturem mentalmente para a recepção e compreensão dos novos conteúdos transmitidos em aula, quaisquer que sejam eles.

É interessante também ficar atento aos sinais de desorganização motora, como uma forma incorreta de sentar, de escrever ou de respirar. Os pés, por exemplo, devem estar sempre à frente, com os tornozelos flexionados; a coluna vertebral nunca deve estar jogada para trás, e sim colocada sobre a bacia. Apesar de costumeiramente não cuidarmos disso, os encurtamentos e as retrações musculares prejudicam as sensações motoras, o que, por sua vez, dificulta o trabalho intelectual.

Se, ao sair de uma cadeira, o aluno não realiza o movimento por meio da pressão que o pé exerce no solo, ele poderá gerar uma lesão no joelho; se, ao escrever, ele não tem habilidade no manuseio da caneta ou, mais grave, no teclado do computador, poderá ser vítima de uma bursite. Limitações no funcionamento dos músculos e alterações desse tipo repercutem no sistema respiratório, visceral e, em níveis mais refinados (psíquicos e afetivos), até na formação da personalidade.

Vamos pensar, então, no componente de previsão que existe em todos os gestos. Há um cálculo inscrito nas operações mais singelas, como o próprio ato de pegar uma caneta, ou um garfo, ou uma chave de fenda. Para cada uma dessas ações, afinamos um grupo de diferentes pequenos gestos, que decorrem de motivações distintas. Mas nem sempre esses pequenos gestos separados se coordenam numa composição adequada. Assim, ao pegar uma caneta descoordenadamente, o jovem acaba inscrevendo em sua motricidade algo que dificulta sua relação com o espaço. Caso as articulações dos ombros estejam mal encaixadas no tórax, por exemplo, ele sentirá dificuldade para escrever. Esse desconforto prejudicará sua concentração e seu raciocínio. Já o corpo bem sentado, ao contrário, gastará menos energia, liberando o cérebro para outras atividades.

Por outro lado, é impossível exigir atenção dos alunos mantendo-os sentados por muito tempo. Algumas medidas motoras simples podem ajudar a aumentar seu estado de vigilância e vivacidade durante a aula: convidá-los a se levantar, a sacudir os pés, a bater as mãos, a estimular os músculos da face, a friccionar o couro cabeludo etc. Esses gestos aparentemente banais podem, na verdade, ser bastante úteis. De início, talvez uma bagunça se instale, mas não desista. Com o tempo, os próprios alunos notarão o benefício dessas práticas e, talvez, até comecem a recorrer a elas mesmo sem serem solicitados.

Como vemos, a separação que costumamos fazer entre corpo gestual e atributos que geralmente delegamos à mente (concentração, memória, raciocínio) ou mesmo à alma (emoções, afetos) é absolutamente artificial, para não dizer impossível.

IMAGINÁRIO E CRIATIVIDADE

A aplicação do trabalho psicomotor é como a lapidação de um diamante. Polir apenas uma das superfícies representa um empobrecimento das outras possibilidades, um desequilíbrio das forças internas que pedem um formato mais multifacetado, capaz de revelar todo o brilho da peça. Por isso, é indispensável expandir o imaginário do adolescente.

O adolescente que não amplia sua imaginação, que não exercita seu lado criativo, torna-se um adulto de limitada capacidade de atuação. A boa notícia é que esse quadro pode ser rapidamente revertido. E as medidas tomadas para estimular sua criatividade acabam atuando com particular eficiência na eliminação ou no abrandamento da influência dos clichês, tabus e estigmas conservadores que a coletividade impõe a mentes menos independentes.

Retomemos, então, alguns passos da história humana: refinamento dos movimentos, criação e domínio de ferramentas, desenvolvimento do pensamento e da linguagem, produção e reprodução de objetos por meio da memória de gestos repetidos, modificação do ambiente etc.

Conforme mencionado no capítulo anterior, nosso desenvolvimento psicomotor retrata a evolução da nossa espécie, na qual o conceito de humanidade se estabeleceu gradativamente. É instigante contemplar as evidências dessa ideia, reveladas desde que se iniciou um fértil laboratório de experimentações que procura evidenciar quem somos nós, além de zelar pela nossa história, pela nossa preservação e pelo nosso possível aprimoramento.

Trazer à tona essa linha de pensamento aviva fortemente os sentidos dos adolescentes, como eu pude constatar na minha experiência de trabalho com eles. Não importa sua classe social, ou os vetores motivacionais decorrentes de seu modo de vida, ou os interesses dos familiares; quando comunicamos algo primordial sobre a existência humana, sobre sua natureza e seus percursos no planeta, alguma coisa dentro do jovem escuta atentamente. E, assim, ele inicia sua viagem pessoal.

É, portanto, bastante promissor introduzir as bases desses conhecimentos com uma maior regularidade em nosso sistema de ensino, interiorizando as imagens de nossa história evolutiva na mente dos adolescentes, ajudando-os a visualizar os aspectos das transformações morfológicas conquistadas, aguçando seus sentidos e sua curiosidade. Isso pode despertar um sentimento profundo do instinto essencial da vida, modificando seus processos de amadurecimento e os direcionando a caminhos mais criativos. Uma abordagem assim pode colaborar, e muito, para a percepção das matrizes fundamentais que nos permitem existir aqui no globo terrestre, gerando adultos com uma maior consciência de si mesmos e mais integrados ao seu meio ambiente.

Ainda refletindo sobre o imaginário, seu desenvolvimento e amplificação também podem ocorrer na forma de experiências coletivas, dentro de uma relação de troca com o grupo. Nesse caso, o aluno progride considerando o outro, testemunhando a ação do colega. Através de estímulos trazidos tanto pelos professores quanto pelos companheiros, é possível desencadear uma rede de mútuas inspirações benéficas.

Cabe lembrar que esses jovens estão em processo de formação. Cada um possui potencialidades distintas e poderá descobrir um rumo próprio a ser trilhado. Um deles desejará tornar-se engenheiro; o outro, músico; o seguinte, jornalista ou marceneiro. Cumpre também aos educadores revelar a existência dos vários horizontes que existem à sua disposição, assim como das diferentes formas de linguagem que podem ajudá-lo a alcançar a singularidade de sua maneira de compreender o mundo e se relacionar com ele. Assim, será dada a cada um a oportunidade de se individualizar e descobrir sua real vocação, desejo ou propósito.

Partindo de uma base de experimentação motora e sensorial, podemos ensinar o adolescente a ouvir e construir múltiplas sonoridades e a se comunicar através de diversas linguagens, tanto corporais quanto verbais. Trata-se da busca pela expressão em suas mais variadas configurações e possibilidades. Quantas escolas praticam um ensino integrado, unindo, por exemplo, o português ao teatro, o que proporcionaria ao aluno um aperfeiçoamento de sua desenvoltura oral? Quantas ensinam música, arte abstrata e "abstrativa" por excelência, em conjunto com a matemática, com a qual guarda imensa afinidade? Declamar, cantar, tocar um instrumento são exemplos de atividades férteis na conexão entre os universos psicomotor e intelectual. São, portanto, exemplos de atividades que auxiliam o adolescente a canalizar sua energia para uma expressividade apurada e requintada.

Além disso, qualquer movimento realizado pelo corpo está inserido nas coordenadas de tempo e espaço. A percepção do tempo está associada à experiência motora, isto é, à experiência de diferentes contrações musculares. O ato de elevar o braço adiante para pegar um objeto, por exemplo, assinala uma passagem de tempo distinta daquela percebida no ato de trazê-lo para perto de si. Noções sensoriais como essa podem ser reforçadas com grande eficácia na prática concreta de percutir um instrumento, o que fornece ao jovem uma apreensão mais íntima e profunda de tempo, contratempo e pausa. De mais a mais, ao se preparar para executar um trecho rítmico, ele é obrigado a fazer cálculos sofisticados de antemão, o que enriquece seu potencial para o raciocínio. Exercícios de contagem musical e de vibração da própria voz também agem rapidamente no equilíbrio da tensão muscular, explicitando para o adolescente como dosar a carga de intenção que acompanha uma ação.

É por isso que, no trabalho que desenvolvi com jovens, sempre introduzi "encontros linguísticos" e intensas experiências rítmicas. No Dança Comunidade, associei aos ensaios aulas de interpretação teatral e de um instrumento de percussão, o que nos ajudou a investigar qualidades sensoriais mais elaboradas e complexas. Já no Ateliê dos Sentidos, projeto mais recente, que criei novamente em parceria com o Sesc São Paulo (cujos conteúdos visuais estão expostos no final deste livro através de *QR codes*), optei por um modo de ação mais econômico, porém igualmente eficaz para os objetivos descritos.

50 O HOM
SABE
SABE

EM QUE

O QUE

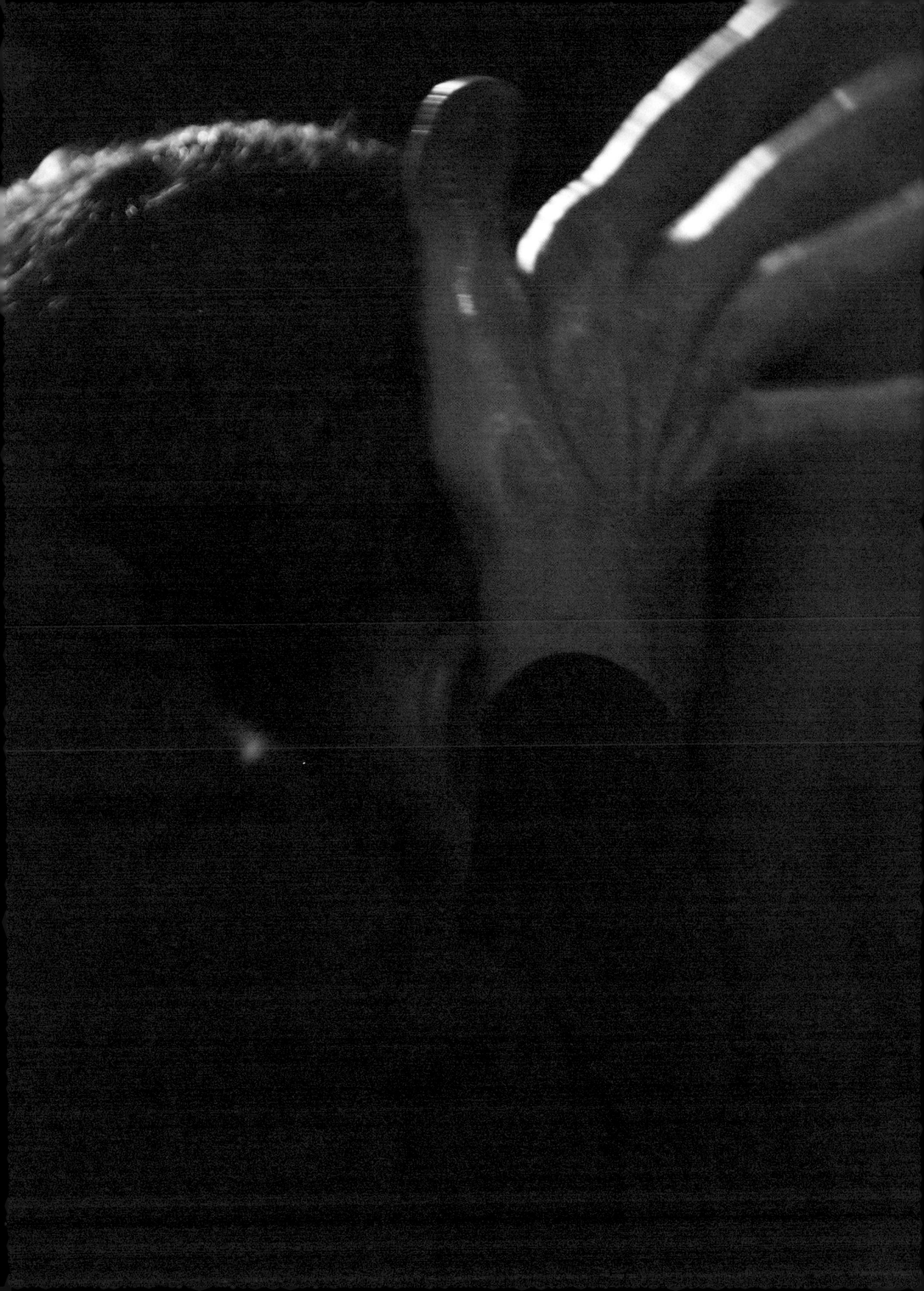

Onde vão minhas mãos, segue meu olhar;
onde segue meu olhar, nasce meu pensamento;
onde reside meu pensamento,
é lá que construo minha emoção.
Natya Shastra

A ideia de psicomotricidade esteve presente no decorrer de todo este livro.

Nos capítulos 2 e 3, reforçamos algumas modificações morfológicas marcantes que ocorreram na estrutura corporal da nossa espécie em construção, na passagem do *Homo erectus* para o *Homo sapiens*, chegando agora ao que somos, *o Homo sapiens sapiens*: o homem que *sabe o que sabe*.

As conquistas biomecânicas que a linhagem humana adquiriu em sua trajetória são fundamentais para que nós possamos zelar pela qualidade de absolutamente todas as nossas ações e movimentos, dos mais internos aos mais "sociais". Lembro aqui o que venho afirmando desde o início: que a psicomotricidade está na confluência de nossos eixos físico/biológico, psíquico e social.

No longo percurso de nossas modificações estruturais, o quebra-cabeça composto de múltiplos ossos encontrou encaixes precisos; da mesma forma, os músculos que revestem o esqueleto encontraram sua melhor forma de inserção em seus sustentáculos. Isso definiu o estreito elo que existe hoje, no corpo humano, entre forma e função, entre o desenho estrutural do esqueleto e seu modo de agir, estabelecendo a dependência primordial entre postura e motilidade.

Acredito que estamos vivendo agora o enfrentamento de uma nova fase adaptativa. Nela, nossas transformações possivelmente não solicitarão mais a remodelagem de nossas juntas ou extremidades, nem a alteração do nosso volume cerebral, no qual certamente conexões neuronais inéditas serão vivenciadas. Cabe, então, perguntar: quais são os requisitos para que a espécie humana possa seguir em seu processo evolutivo, mantendo e aprimorando todas as suas capacidades, desde o ponto de vista morfológico até o âmbito simbólico e criativo da linguagem? Estariam eles na elaboração de práticas renovadas? Na modificação alimentar? No exercício corporal, que deve ser feito durante dez minutos, cinco vezes por dia, em vez de uma hora seguida, três vezes por semana? No hábito da meditação e nos treinos de respiração? No costume de se esfregar e tomar banhos quentes e frios, alternadamente, três vezes por dia, a fim de adquirir mais defesa para o organismo ao melhorar sua circulação e drenagem linfática? No estímulo diário do aparelho fonador, vibrando a voz em diferentes partes do crânio e da face? No aumento da acuidade auditiva? No refinamento, enfim, de todo o sistema nervoso?

O fato é que, desde o florescimento da civilização greco-romana, assim como das tradições milenares da cultura oriental, o homem tem inventado fantásticos aparelhos para o exercício corporal, e tudo já foi experimentado. No entanto, estamos sempre à espera da magia de uma técnica de treinamento físico recém-descoberta ou da criação de um aparelho que possa salvar nosso corpo, de preferência com um gasto mínimo de tempo e energia. Esquecemos que corpo e cérebro necessitam da experiência temporal e espacial para se manter em desenvolvimento. Parece bastante claro, porém, que as possíveis respostas às perguntas acima não estão na concepção de métodos, estratagemas ou equipamentos, mas sim na internalização de novos hábitos e percepções.

As reflexões a respeito desses questionamentos também devem considerar quais passos poderão se associar, de modo eficaz, às modernas ferramentas de comunicação ou aos atuais modelos de absorção da informação presentes, hoje, antes mesmo de a criança aprender a escrever. E que tais passos sempre necessitarão dos recursos psicomotores para que possamos existir como seres íntegros e coerentes em relação a todos os nossos movimentos.

Podemos imaginar que a organização dos nossos gestos terá de se manter em relação íntima com a inteligência que modelará o mundo futuro, sem que esta abdique de nossos elos neuromotores primordiais (presentes no simples exercício da marcha, ou da fonação, ou da audição, ou da visão, ou da manipulação básica de artefatos). Caminhar em espaços amplos e irregulares, por exemplo, não deveria jamais sair de moda. A ginástica que devemos construir – ou reafirmar – necessita estar conectada a todo o processo evolutivo que procurei descrever nos capítulos anteriores, atentando, vivamente, à nossa morfologia e a tudo o que a constitui e/ou dela advém (suas características e ganhos essenciais).

Já no capítulo 4, procuramos estabelecer o que eu chamei de um possível "denominador comum" no trabalho com os jovens: novamente, a psicomotricidade.

As condições de boa parte das sociedades contemporâneas permitem, de certa forma, um tempo maior para a maturação do adolescente, se comparado ao vivenciado frente às urgências exigidas em sociedades de outros tempos. Porém, seguimos ainda sem acentuar a necessidade de aprendizados psicomotores e cognitivos para o amadurecimento do sistema nervoso central, que vai aproximadamente até os 24 anos de idade. É crucial, para a plena desenvoltura e o autodomínio em idade adulta (período que soma hoje pelo menos dois terços de nossa existência), questionar quais modelos da nossa psicomotricidade devem estar firmemente estruturados até o final da puberdade fisiológica.

Alguns desses modelos são fulcrais e, de um modo ou de outro, já foram abordados anteriormente: locomoção; organização do olhar e da audição; mastigação; respiração; contato físico com a natureza e com o meio ambiente; manipulação de instrumentos e modelagem de objetos; prática em montagem de múltiplos quebra-cabeças presentes na marcenaria, redes elétricas, construção civil; expressividade na fala e na gestualidade; escrita e dissertação etc. O que certamente não é possível é se deter apenas no universo da informática.

Isso posto, atentar para o fato de que a nossa sociedade não se dedica à psicomotricidade com o devido cuidado e atenção nessa etapa da vida, e é essa, na verdade, a principal questão deste livro. As crianças, com seus parques infantis, estão mais bem atendidas. Os adolescentes, porém, presos em suas carteiras de escola, fechados dentro de casa com seus *tablets* e *games*, e passando por uma fase de intensas e constantes transformações (que, sim, os torna mais arredios e com excessivos índices de introversão), acabam sendo imensamente negligenciados em relação ao seu necessário desenvolvimento psicomotor. No entanto, mais uma vez, devemos nos lembrar de que esse é um período decisivo para a construção da idade adulta, nossa idade de maior afirmação e atuação no mundo.

Por esse motivo, desejo agora, neste capítulo, contribuir com a elaboração e fundamentação de caminhos e exercícios para um trabalho consciente e sistematizado com os jovens em torno de sua psicomotricidade.

OS PRINCÍPIOS QUE NOS DESENHAM

O trajeto do desenvolvimento ontogenético no qual estamos inscritos recorre a todos os processos elaborados pela filogênese, carregando em nossa espécie as marcas e os legados de todas as espécies. Isso quer dizer que, em nosso percurso individual, estão contidas as etapas evolutivas (com seus modos de locomoção) da maioria dos seres que coabitam este planeta. Esse processo é iniciado a partir da nossa gestação, na qual já existem as ações motoras necessárias para a maturação do sistema nervoso central. Essas ações (que são experiências e aprendizados autônomos) capacitam nosso organismo a estabelecer e perpetuar sua plasticidade, na seguinte ordem:

- flutuação do corpo em um campo líquido durante a gestação;
- contato com a atmosfera e a ação da gravidade, logo após o nascimento;
- densidade e resistência na elevação da massa corporal durante a locomoção réptil;
- suspensão do corpo por meio de seu deslocamento sobre as quatro patas;
- escalada com os quatro membros, acordando as condições necessárias para a elevação da cabeça e a sustentação do tronco;
- e, finalmente, elevação sobre nossas patas traseiras, o que nos define como bípedes.

De posse de todos esses componentes, o bebê humano, a partir de seu enfrentamento em relação à atração da gravidade, desenvolve a caminhada, elaborando e reelaborando o incessante processo de remodelagem das suas engrenagens articulares, que deverá se manter por toda a sua vida.

Foi e é fundamental para a nossa composição (individual e como espécie) experimentar esses padrões psicomotores, pois eles preparam e transmitem estrutura aos nossos sistemas, fortalecendo o elo entre a organização dos movimentos e o sistema nervoso central. Esses modelos de locomoção primitiva carregam todo o legado da evolução. Trata-se de uma preciosa herança presente em nosso DNA, que prepara a locomoção bípede construindo, pouco a pouco, unidades funcionais, através do encadeamento dos músculos e da condução, para que nosso esqueleto aja mediante alavancas na realização da suspensão do corpo.

Já sabemos que a locomoção está intrinsecamente ligada à verticalidade, mas vale reforçar que isso é conquistado lenta e progressivamente graças à prática de flutuar no útero materno durante a gestação e, posteriormente, de rastejar, engatinhar, se pendurar, escalar e, finalmente, caminhar. Também é bom retomar que a união dessas experiências motoras é o que promove a formação da massa cinzenta humana, desenvolvendo seu potencial cognitivo, ou seja, o pensamento, a linguagem, a imaginação, a manipulação e o foco visual.

Com tudo isso em mente, proponho, em nossas práticas corporais, o exercício de reprodução e reiteração das seguintes etapas evolutivas:

- *Marcha réptil* – Rastejar com o ventre colado ao solo, lutando contra o peso da massa corporal disposta na horizontal, é uma ação necessária à oxigenação do cérebro. Sua execução transmite a força muscular existente nos músculos da boca e do pescoço para a bacia e as pernas, e isso se dá através de um uso intenso dos membros superiores (dos braços).
- *Marcha quadrúpede* – Gatinhar é o processo que transmite a força abdominal, conquistada durante

a marcha réptil, às patas traseiras e aos membros inferiores, dando aos músculos isquiotibiais a capacidade propulsora durante a locomoção. A marcha quadrúpede solicita às patas dianteiras e aos membros superiores a suspensão do tronco e da cabeça. Ela é, portanto, vital.

- *Marcha arborícola* – A braquiação, realizada moderadamente, permite um ganho para a verticalização da coluna, solicitando aos músculos das coxas o envolvimento na suspensão do eixo vertebral. A criança que recorre a esse mecanismo adquire segurança para a bipedia. No entanto, é interessante vivenciá-lo de qualquer modo, mesmo que a experiência não tenha ocorrido na infância.
- *Marcha bípede* – Caminhar conduz nossos braços e nossas pernas, finalmente, ao uso do plano sagital, através das oscilações desses membros. O comportamento ideal da marcha humana vai ao alcance de tudo o que se projeta à sua frente, seja de forma física (concreta), seja imaginária (abstrata). E, com isso, seguimos.

O INFINITO LEQUE POSTURAL HUMANO

A estática postural recrutada na bipedia apoia-se nas formas geométricas que constituem o corpo em sua globalidade. Seus desenhos estão fielmente expostos em meu livro anterior – *Fases da vida: da gestação à puberdade* – no qual ressaltei a importância de mostrar para um indivíduo em desenvolvimento a imagem dessa geometria que estrutura sua constituição física.

Todos os corpos do planeta estão submetidos às forças gravitacionais, pelas quais se unem verticalmente ao centro da Terra a partir de seus centros de massa. O ser humano, na verdade, enfrenta uma árdua luta contra a gravidade, e isso é imprescindível para que seu corpo fique ereto. Em nós, o centro de gravidade está relativamente alto, mais ou menos a 55% da nossa estatura, na frente do platô do osso sacro, ou seja, no volume interno da bacia, onde se estabelece o apoio para toda a coluna vertebral. Em contrapartida, o polígono de sustentação de nosso corpo (ou seja, o apoio de nossos pés unidos sobre o chão) é muito pequeno em relação às nossas proporções. Por conta disso, o mínimo deslocamento do nosso centro de gravidade provoca, em todo o empilhamento corporal, o risco de desabar. Podemos, ainda, colocar isso de outra forma: através da evolução, os seres humanos assumiram uma postura ereta que é continuamente desafiada pela força da gravidade. Esse desafio se refere à dificuldade de manutenção do equilíbrio do corpo sobre sua pequena base de sustentação, que é constituída pelos pés. Por consequência, o centro de gravidade desse corpo não pode, em absoluto, ser um ponto fixo. Ele depende da posição relativa dos diferentes segmentos corporais, que varia a cada instante.

Atualmente, estudos descrevem o corpo humano como um pêndulo invertido, apoiado sobre uma base que oscila constantemente. Essas oscilações são decorrentes justamente da tentativa de manter os muitos segmentos corporais alinhados entre si sobre um suporte restrito. Desse modo, o homem se estabiliza em seu meio ambiente através de uma tarefa complexa que envolve um intrincado esquema de informações sensoriais, referentes tanto à posição relativa desses segmentos corporais quanto às forças internas e externas que agem sobre eles. Todas essas informações sensoriais são utilizadas para calcular e antecipar os estímulos que atuam sobre o corpo. Combinadas com a atividade muscular apropriada, elas produzem ou mantêm a posição corporal almejada. No entanto, esses estímulos não possuem uma constância e, portanto, o corpo nunca está completamente imóvel; ele se movimenta continuamente, em maior ou menor grau, de um lado para o outro, para a frente e para trás[20].

Todas as ações realizadas no nosso dia a dia, exatamente todas, necessitam de um controle postural. É fundamental entendermos, portanto, que existe uma imensa diversidade de posicionamentos posturais, e que cada um deles pede um tipo de equilíbrio: fazer o laço no sapato (em pé ou sentado), colocar uma mala sobre uma prateleira (mais alta ou mais baixa), passar o aspirador embaixo da cama, podar as hastes de uma planta com uma tesoura, recortar o molde de um objeto com uma serra tico-tico, descer a escada sustentando uma bandeja etc. Poderíamos descrever infinitas atividades, uma vez que cada uma solicita um distinto posicionamento das partes do corpo, assim como um distinto controle postural. Vale mencionar que, sempre que iniciamos uma nova atividade, uma nova postura deve ser programada no cérebro.

Nosso método propõe uma ampla variedade de exercícios em torno dessa investigação postural. O objetivo é sempre levar o aluno a perceber um novo posicionamento do seu corpo, adotando posturas eficazes com reações rápidas e espontâneas. No entanto, a principal questão que surge é a de como transportar essas posturas para suas ações cotidianas, fora da sala de aula. Ou seja, como instrumentalizar o aluno para que ele processe, no dia a dia, posturas eficientes diante de cada uma das inúmeras ações que fazem parte de sua vida. É necessário lembrar que, para que as diferentes partes do

---

20 Hercules Moraes Mattos, Rodolfo Biazi Xavier Silva e Claudia Santos Oliveira, "Análise do equilíbrio em indivíduos com a base de sustentação livre e preestabelecida", Instituto de Pesquisa e Desenvolvimento – IP&D, Universidade do Vale do Paraíba. Disponível em: <http://www.inicepg.univap.br/cd/INIC_2005/epg/EPG4/EPG4-19_a.pdf>. Acesso em: 6 ago. 2021.

corpo se coordenem entre si, devemos criar encaixes articulares corretos, nos quais os músculos se tornem "elos ativos", induzindo o corpo a agir através de suas unidades motoras.

Refletindo sobre isso, considero que a chave para uma possível resposta a esse questionamento está na constatação, relativamente recente, de que nosso cérebro não pode nem consegue controlar todas as partes do corpo ao mesmo tempo[21]. Isso quer dizer que estratégias existem, porém são de difícil compreensão ao entendimento racional. Essas estratégias pedem um discernimento sensorial, pois o corpo humano é formado por múltiplas peças móveis, em estado de constantes ajustes, que constituem um conjunto extremamente maleável e que, por isso mesmo, imprime imagens bastante diversificadas em nosso cérebro. A partir dessa observação, podemos imaginar que o exercício deve selecionar e privilegiar, como ponto de partida, o encaixe ósseo e o controle muscular de no máximo *duas ou três articulações*. Já que não podemos comandar simultaneamente todas as partes do corpo, é conveniente escolher poucas posturas durante uma prática e, na próxima, optar por outros posicionamentos.

De acordo com Nashner e McCollum, o ser humano não pode memorizar todas as situações posturais existentes. Entre o conjunto de combinações possíveis, o grau de liberdade deve ser reduzido a um número limitado de sistemas posturais, para uma boa operação do sistema nervoso central[22].

Nesse contexto, nosso método funciona a partir da ideia de provocar ações que agucem a percepção do desequilíbrio e

---

[21] Nikolai Bernstein, *The co-ordination and the regulation of movements*, Oxford/London: Pergamon Press, 1967.

[22] Lewis M. Nashner; Gin McCollum, "The organization of human postural movements: A formal basis and experimental synthesis", *Behavioral and Brain Sciences*, 1985.

do controle necessário a cada posição exigida pelo exercício. É importante reforçar que essas ações são cuidadosamente selecionadas para que atendam às posturas essenciais solicitadas na grande maioria de nossas atividades cotidianas.

Também é bom ter em mente que o cérebro só pode receber e processar essas novas informações caso o corpo permaneça por alguns minutos nas ordens posturais propostas, experimentando e sustentando os recém-descobertos encaixes ósseos e seu tônus muscular adequado.

Diante de todas essas premissas, pode surgir uma certa estranheza: "Ora bolas, um jovem sobre um *skate*, ou sobre uma prancha de *surf*, muda constantemente seus posicionamentos e consegue, apesar disso, se manter de pé". Embora isso seja verdade, é preciso notar quantas quedas e subsequentes tomadas de consciência ele vivenciou nas muitas e breves permanências sobre o aparato em questão, seja em sua prática de *surf* ou *skate*, seja em qualquer outra. Essas experiências constituem um treino que registra em seu cérebro, aos poucos, as composições dos encaixes articulares, além da transmissão da força muscular de uma alavanca óssea para outra. Isso quer dizer que trinta, quarenta ou cinquenta atitudes ficam inscritas em sua memória antes que ele finalmente consiga enfrentar seu equilíbrio em pé.

Acredito ser relevante ressaltar que o cerne de todas as sínteses motoras efetuadas, seja sentado, seja em pé, seja em deslocamento, se concentra na articulação do tornozelo e coxofemoral. São suas respectivas inclinações que conduzem o corpo a toda essa variedade de posturas. Isso nos remete, novamente, ao nosso gesto primordial: o caminhar. Este talvez seja o primeiro elo indissociável entre postura e movimento. O bebê humano, a partir de seu enfrentamento em relação à atração da gravidade, desenvolve a marcha bípede, elaborando e reelaborando o incessante processo de modelagem das suas engrenagens articulares, o qual deverá se manter por toda a vida. Restam, então, as seguintes perguntas: quais são os modelos posturais que devemos cultivar e explorar a fim de perpetuar a suspensão do corpo no espaço sobre as patas traseiras? A quais treinamentos (práticas, exercícios) devemos recorrer para que a locomoção possa se desencadear durante longos períodos, sem desgaste para as articulações? Com o intuito de nos debruçarmos sobre essas questões, vamos ainda uma vez analisar alguns aspectos fundamentais da marcha humana e sua engrenagem.

UM OLHAR SOBRE O FUNCIONAMENTO DA LOCOMOÇÃO BÍPEDE HUMANA

Colocar um pé à frente do outro não é um ato tão banal quanto parece. Trata-se de uma ação de aparente simplicidade, que executamos e vemos o tempo inteiro em nosso cotidiano, mas que reserva intrincadas camadas de complexidade para as quais, grosso modo, não costumamos atentar.

A neurociência mergulhou com um profundo interesse, nos últimos 30 anos, em investigações sobre a locomoção humana. Em suas descobertas mais recentes, evidenciou-se que os neurônios situados na medula espinhal são os responsáveis pelo encadeamento ininterrupto da marcha, comandando grande parte de sua autonomia. Isso quer dizer que o cérebro se incumbe de acionar a origem do movimento, iniciando o deslocamento que decorre de um impulso motivacional. Ou seja, ele é o responsável pelo arranque de partida desse gesto vital, que é o de caminhar, assim como por seu breque, caso o passo mude de direção ou encontre um obstáculo.

Já a caminhada, em si, é uma atividade que se processa diretamente pela ação dos músculos das pernas, prescindindo dos controles provenientes das áreas motoras do cérebro. Efetivamente, o desenvolvimento da marcha é regido por uma rede autônoma de neurônios, que pode ser vista através de um microscópio. Essa rede é composta de filamentos finos, situados no bulbo raquidiano, que ligam a medula espinhal, a partir de suas raízes ventrais, aos músculos, ou melhor, aos motoneurônios encarregados da contração muscular. A medula contém, portanto, estruturas neuronais autônomas que são capazes de organizar, por si próprias, a motricidade da marcha. Esse mecanismo, apto para produzir uma atuação locomotora, não necessita de um gerenciamento realizado pelo cérebro, e está relacionado ao que se denomina Gerador de Padrão Central (GPC)[23].

É importante ressaltar aqui que a maior parte das ações motoras gera informações que "se encaminham até o cérebro". Manipulações específicas, por exemplo, aprender a bordar, produzem diretrizes que são direcionadas até o córtex cerebral a fim de serem processadas e registradas para que possa ocorrer um aprendizado do gesto. Ou seja, são estabelecidas sinapses para que a ação possa ser realizada com um grau cada vez maior de eficiência. No caso da marcha, as informações que partem de sensores nas articulações, nos tendões e na pele atingem diretamente a medula no tronco vertebral. É na medula que elas são processadas e dela retornam como combustível para o movimento. Simplificando, podemos dizer que existem coisas que são levadas ao cérebro para serem resolvidas, e outras que não precisam "subir até lá", que se resolvem antes de chegar nesse "andar superior". Logo, existe um reflexo para o ato de caminhar que estabelece pouquíssimas impressões corticais, a despeito de ser uma ação essencial.

---

23 Cf. a esse respeito os estudos de Jean-René Cazalets, do Centro Nacional Francês de Pesquisas Científicas.

É relevante destacar também que os comandos que brotam do Gerador de Padrão Central atuam por meio de impulsos rítmicos alternados, provenientes dos músculos flexores e extensores dos membros inferiores, a partir de uma rede neuronal localizada na base da coluna. Surge, então, a alternância entre direita e esquerda durante a locomoção. Isso vale para marcha, corrida, salto e até mesmo escalada – sendo todas essas ações pautadas por um processo ritmado. Os interneurônios atuam como "intermediários" entre os neurônios aferentes (ou sensoriais), que recebem sinais do sistema nervoso periférico (por exemplo, deslizamentos táteis, articulares, vibrações nos tendões, além dos estímulos visuais e auditivos), e os neurônios eferentes (ou motores), que transmitem os sinais vindos do cérebro. Sendo assim, a cadência da marcha acontece através de informações vindas tanto do ambiente externo quanto do interno. Os interneurônios "excitadores" ditam o ritmo, enquanto os "inibidores" asseguram a alternância direita-esquerda. A singularidade marcante desse encadeamento de passos está em seu componente rítmico autônomo, que independe dos ritmos respiratório e cardíaco. Estes, por outro lado, muitas vezes "pegam carona" no ritmo impresso pela marcha, que age em todo o organismo.

Esse sistema – que é modulado, portanto, por um ritmo proveniente do controle espinhal – funciona como um metrônomo recebendo informações vindas dos receptores sensoriais da propriocepção. Se podemos ousar, afirmando que o córtex cerebral não é indispensável ao desenrolar da marcha, podemos também, por consequência, revelar a importância da interferência dos estímulos externos – percebidos pelos exteroceptores – e dos internos, residentes nas articulações, nos músculos, na pele e nos tendões.

Manter-se em pé, como já vimos, pode ser resumido fundamentalmente como uma luta constante contra a gravidade. Por conta disso, o sistema postural tônico coleta, a cada instante, indicações e informes vindos do exterior, graças aos exteroceptores corporais – visão, audição, tato, paladar e olfato –, e do interior, fornecidos pelos proprioceptores. Os proprioceptores são órgãos sensitivos musculares e tendinosos que fornecem equilíbrio e sentido ao movimento a partir da percepção interna de tensões, pressões ou distensões corporais, e da velocidade de contração de cada músculo, incluindo os seis pares de músculos oculomotores. Resta ainda mencionar os receptores osteoarticulares e capsulares, que analisam o ângulo e o tempo de cada movimento, e os captadores de inércia e gravidade labiríntica, situados nos ouvidos internos.

Outra teoria complementar que elucida o funcionamento da marcha é a do "reflexo de estiramento muscular", desenvolvida a partir do início do século XX. Essa teoria defende que, à medida que um músculo é estirado, ele responde com uma contração. Tal reação muscular simples seria a responsável pelo mecanismo da caminhada: quando acionamos uma perna a se mover para a frente, os músculos antagonistas (ou seja, os músculos que não iniciaram a ação) são automaticamente estirados, o que faz com que eles se contraiam em seguida. Esse reflexo imediato (resposta ao momento anterior de distensão) obriga essa perna a seguir a primeira que havia acionado o passo. É desse modo que a segunda perna se desloca para a frente, estabelecendo um movimento contínuo. E assim caminha a humanidade.

O pioneiro que despertou nosso olhar para o desenho das diferentes possibilidades de locomoção foi Étienne-Jules Marey, um fisiologista francês que esquematizou esses movimentos ritmados através da cronofotografia, um processo fotográfico que decompõe os gestos, sejam eles da marcha, sejam da corrida, ou ainda do voo dos pássaros, ou do galope de um cavalo. Ele se dedicou à incansável e instigante tarefa de entender – no caso, a partir de imagens – os incessantes modos de deslocamento de nossos parceiros humanos e, também, os de outras espécies. As experiências de Marey são de fácil acesso; elas estão disponibilizadas em diversas plataformas digitais. É muito interessante consultar esse precioso registro sempre que surjam dúvidas sobre aspectos da locomoção ou curiosidades sobre a nossa relação com essa ação básica da sobrevivência. Isso estimula nossa razão, percepção e sentidos. São imagens que carregam, em sua essência, uma das chaves da existência e sua evolução. Elas nos provocam a apreender a locomoção como um órgão, similar ao pulmão ou ao coração.

Quando nos permitimos o encantamento com essas imagens e ideias, quando ampliamos nossa compreensão desses procedimentos, temos a total clareza de que autonomia não é, em hipótese alguma, sinônimo de inconsciência. Ela representa, em realidade, a batalha milenar pela manutenção de nossa vida.

Algo fundamental a ser apontado aqui, então, é que certas autonomias conquistadas no funcionamento do organismo são automatismos absolutamente saudáveis, que geram rapidez e independência ao sistema. Porém, aí reside um perigo: pelo fato de serem movimentos automáticos, ou seja, não requererem uma atenção apurada, eles podem, pouco a pouco, ser contaminados pelas emoções e pelos estresses do dia a dia ou, ainda, modelados por comportamentos parasitas compulsivos. Em outras palavras, o dom da autonomia da marcha, duramente conquistado em nossa trajetória evolutiva, quando negligenciado, pode construir uma armadilha que fragiliza nossa identidade.

Reforço: não existe realmente nenhum problema na independência de ações como caminhar, muito pelo contrário. Mas temos que estar atentos ao perigo de nos distanciarmos da apreensão do nosso funcionamento, e mesmo da sua magnitude. Sem o entendimento de nossas "ações soberanas", a mente empobrece. A marcha pode ser "inconsciente" (na verdade, autônoma), mas nós não podemos nunca agir inconscientemente em relação a ela.

Um dos maiores desafios ao ensinar movimento é levar o aluno à consciência de seus gestos automáticos, adquiridos ainda nas primeiras etapas da vida. É na motricidade dos membros inferiores que reside, sobretudo, a ação dos músculos antigravitários, que atuam de forma autônoma sobre a postura. Ficar em pé, parado, ou caminhar, por exemplo, são hábitos inscritos em nossa memória psicomotora. Portanto, sem o alerta dos sentidos e a constante reciclagem da percepção desses movimentos, isto é, alheios a eles, entregamo-nos ao risco de afundar o corpo a favor da gravidade. Sendo assim, para que ações desse tipo possam atingir níveis superiores de consciência, discernimento e presença, nosso método recorre aos modos de locomoção experimentados durante o desenvolvimento psicomotor, o que está bem detalhado na parte que denominamos "Os princípios que nos desenham". Além disso, vamos agora apresentar alguns exercícios que podem ser bastante úteis no sentido de encontrar caminhos, através de diversos estímulos, para "cutucar" o sistema nervoso central, provocando-o a analisar os dados enviados pelos receptores e proprioceptores, o que o religará aos circuitos neuronais medulares.

A meta primordial do nosso método é a reconexão entre movimento e consciência, a partir de uma percepção delicada de si mesmo, que busca uma atenção plena do ser para seus níveis mais profundos, tanto corporais quanto psíquicos.

6 EXER
MODO D

CÍCIOS:
E USAR

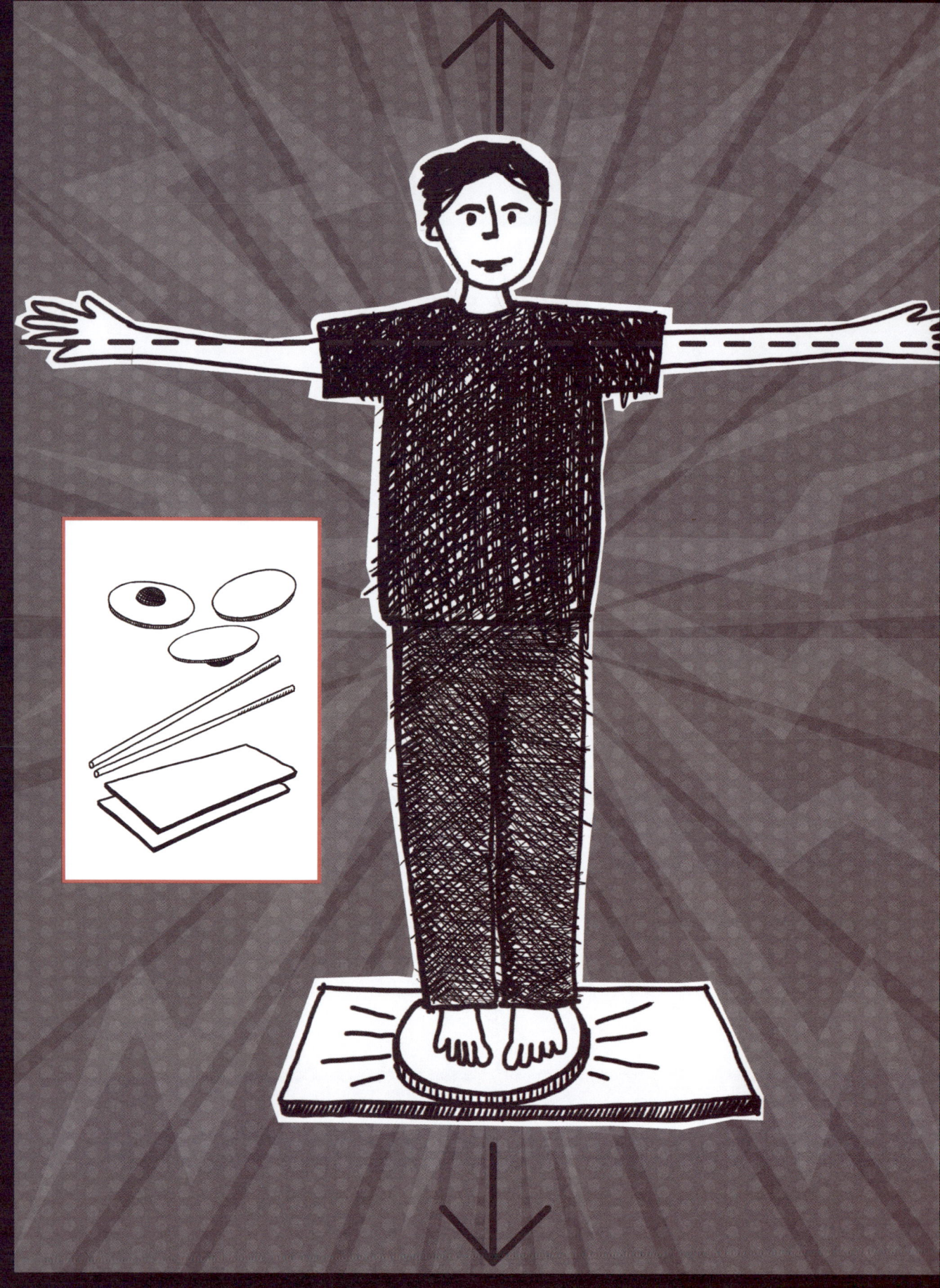

Goza a euforia do voo do anjo perdido em ti.
Menotti del Picchia

PROGRAMANDO OS SENTIDOS AUDITIVOS, VISUAIS, TÁTEIS

Agora, vamos passar da teoria à prática: experimentar e compreender no próprio corpo alguns conceitos expostos neste livro. São exercícios que se fazem com aparatos simples, porém muito eficazes para abrir novas percepções sobre o posicionamento do corpo no espaço, reciclando todo o esquema corporal.

PRANCHA DE FREEMAN

O pé, com sua pequena interface, a sola, estabelece um elo imediato entre a superfície do nosso planeta e nós. Ele possui um conjunto de captadores que agem como informantes cutâneos, musculares, tendinosos, articulares e de suporte ósseo, com o potencial de despertar todos os grupos musculares em ações do equilíbrio postural, iniciadas a partir do solo em nossa luta antigravitacional.

Já a articulação do tornozelo age como alavanca, sendo responsável pelo elo com o movimento a partir do momento em que as solas dos nossos pés entram em contato com o chão e se estrutura o eixo para o desencadeamento da marcha.

Tenho a convicção de que o nosso tornozelo possui preciosas conexões com o cérebro. Por isso, iniciaremos os exercícios utilizando a *prancha de Freeman*, na busca pelo equilíbrio do ajuste bipedal. Essa prancha, conhecida também como *platô de equilíbrio*, é uma rodela de madeira com meia esfera embaixo, fácil de construir ou de ser encontrada em centros de material esportivo. Ela pode ser de madeira ou de plástico e possui, idealmente, 40 centímetros de diâmetro na base para os pés, 8 centímetros de diâmetro na meia esfera que se apoia no chão e, novamente, 8 centímetros em sua altura total. Colocar um jovem sobre ela imediatamente o induz à percepção da constante oscilação que o eixo do nosso corpo possui.

O tornozelo fornece a esse eixo, essencialmente, uma mobilidade anteroposterior suave e intermitente, quando estamos parados em pé, ou bastante pronunciada, quando nos deslocamos. Essa mobilidade que leva, a partir da tíbia, o eixo para a frente e para trás regula as forças de todos os músculos que nos organizam para a marcha, e também para ficar em pé. É essencial, portanto, que a primeira procura de equilíbrio venha desse controle oscilatório. E isso pode ser experimentado sobre a prancha, que passa a funcionar, então, como o pé.

Em seguida, entra em ação a articulação da coxa com a bacia, na qual se regulam diferentes desequilíbrios, também para a frente e para trás, sempre com a finalidade de manter nosso eixo na procura da vertical.

Ocorre também, numa escala menor, uma oscilação lateral que provoca uma leve inclinação para dentro e para fora do eixo do pé, conduzindo bacia e tronco para esse mesmo balanço de um lado para o outro.

O homem ganhou a plasticidade neural, e essa conquista modela e adapta nosso corpo durante as exigências e os afazeres do cotidiano. Nesse sentido, vale entender que nosso eixo nunca é fixo, mas sim constituído por constantes oscilações e múltiplas conexões e perdas desse próprio eixo. O cérebro vai aos poucos identificando e informando: "Agora eu entrei no eixo, agora eu não estou mais no eixo". E a percepção desse movimento gera um sentimento de estar presente no corpo e ativo no mundo.

Podemos iniciar os exercícios sobre a prancha com o *jogo da balança*, ou seja, a partir de oscilações de um lado para o outro. Pressionamos um pé, permitindo que a prancha se incline totalmente até que sua borda lateral toque no chão. Essa ação deve ser realizada enquanto observamos todas as modificações dos nossos encaixes articulares. Em seguida, deslocamos o peso de um pé para o outro, direcionando o movimento para o outro lado. É importante que a prancha se mantenha na horizontal e, para isso, o pé que se afasta do chão deve manter alguma resistência. Isso sempre com o olhar fixo em um ponto à frente, na altura dos olhos, com o pescoço longo para o porte da cabeça e os braços bem posicionados.

Vamos prosseguir passando pelas mesmas etapas e mecanismos, porém no plano anteroposterior (frente/trás), sempre ajustando o eixo na passagem pelo centro da prancha. Conquistado isto, permitimos que o tronco também se desloque para a frente e para trás durante a oscilação dos pés.

O posicionamento sobre a prancha é extremamente instável, devido à sua esfericidade (necessária para permitir o direcionamento do corpo em todas as direções e planos do espaço). Por conta dessa instabilidade, uma sugestão é de começar a experiência com o auxílio de dois bastões, primeiro à frente do corpo, em seguida lateralmente, com os braços abertos e rigorosamente simétricos. Esses bastões servirão, nesse momento, simplesmente para proporcionar equilíbrio e domínio ao movimento. Na falta deles, pode-se também apoiar as mãos sobre algum móvel para o ajuste inicial aos exercícios.

Somos bípedes e, portanto, por conta da questão da lateralidade, nosso cérebro opta sempre por um dos dois braços com maior habilidade, assim como por uma das pernas com maior destreza. Dessa forma, ao subir na prancha, fica muito presente aos nossos sentidos qual mão pressiona mais o bastão contra o chão, assim como em qual pé a perna imprime mais força em relação a seu apoio. Nesse quadro de assimetrias de força dos membros, em que justamente reside a fonte do desequilíbrio, seguimos o exercício com a atenção voltada para a calibragem da força entre nossas pernas e braços.

A etapa seguinte a ser conquistada é a realização dos mesmos exercícios sem o auxílio desse apoio dos bastões. Para isso, podemos experimentar colocar um antiderrapante no chão (uma espuma ou um colchão), embaixo da prancha, para que ela não escorregue. Futuramente, esse antiderrapante também poderá ser eliminado. E, assim, ficaremos apenas com a prancha.

Os resultados imediatos de seu uso expõem a existência de um aprendizado, a curto e depois a longo prazo, tanto sobre a organização postural nas aferências sensoriais enviadas ao sistema nervoso central como sobre a integração neurológica de um equilíbrio postural sensório-motor. A atitude recrutada no exercício revela a maneira como o organismo enfrenta os estímulos provenientes do mundo exterior e prepara sua reação. Todas as experiências que realizamos sobre a prancha têm por objetivo manter ou restabelecer a postura inicial, ou seja, o estado de equilíbrio que se opõe ininterruptamente às perturbações provocadas. Trata-se de reações de estabilização do sistema de comando, o qual funciona sempre de um modo reativo. A escolha das estratégias posturais sobre a prancha conduz, portanto, a um aprendizado energético, muscular e psicológico bastante mobilizador e eficaz, que é utilizado, inclusive, na recuperação de certas patologias. Por isso, não negligencie esse processo.

O controle do equilíbrio ocorre em virtude da localização anatômica dos captadores sensoriais residentes nas articulações em conexão com o ouvido interno. Apesar das posições aparentemente simples e restritas, os ajustes e desajustes posturais exigem que o organismo identifique e situe o segmento portador do conjunto corporal: ora plantas dos pés e tornozelos, ora coxofemoral, quadril e tronco (inclinações do quadril para trás e tronco para a frente, e vice-versa). É importante notar que em nenhum momento podemos esquecer o posicionamento do olhar e da cabeça, assim como o da cabeça e do tronco. Entretanto, a graduação da pressão dos pés é capital.

À medida que o jovem for estabelecendo o hábito dessa prática – quando, por exemplo, puder abdicar da espuma colocada embaixo da prancha –, novas descobertas surgirão. Ele, então, deverá se lançar a rodopios e breques inusitados, performáticos e essenciais ao cérebro.

É fundamental notar sempre que as articulações dos tornozelos e coxofemoral são as imperatrizes do eixo vertical. Porém, aos poucos, no córtex cerebral, vão surgindo impressões de um corpo disponível a diferentes adaptações em seu meio, gerando a firmeza necessária para um encontro mais profundo com tudo o que nos rodeia.

94

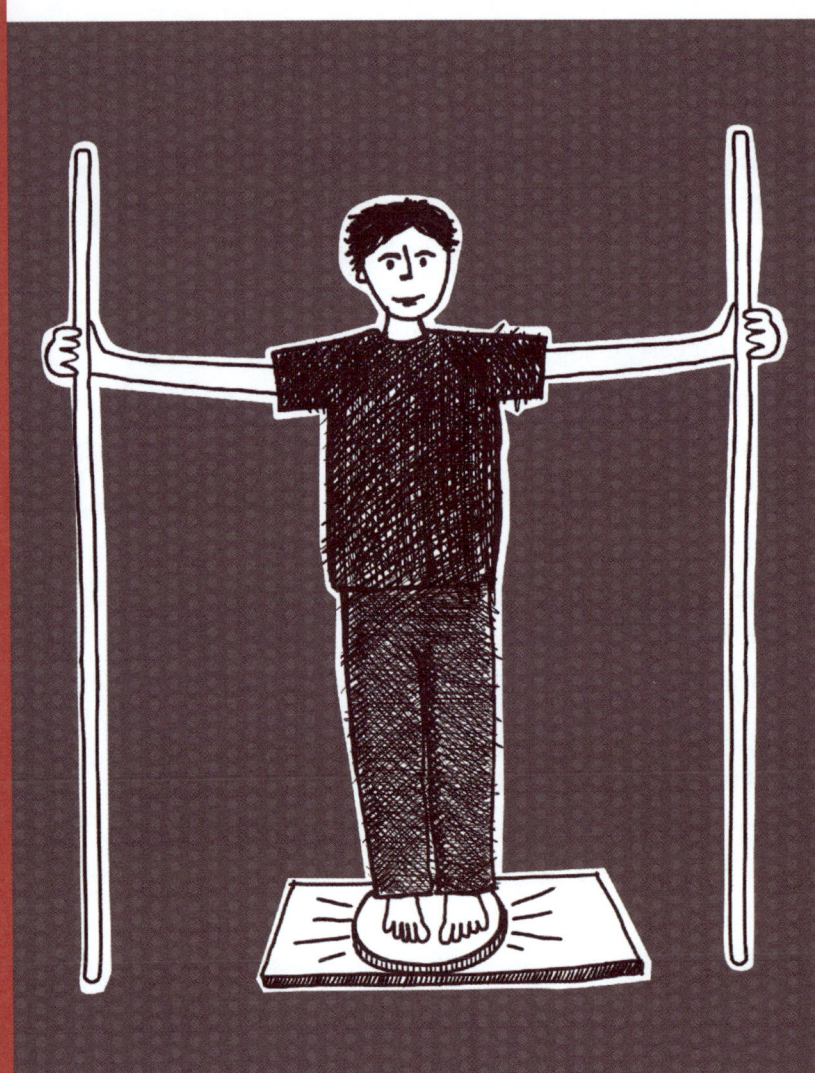

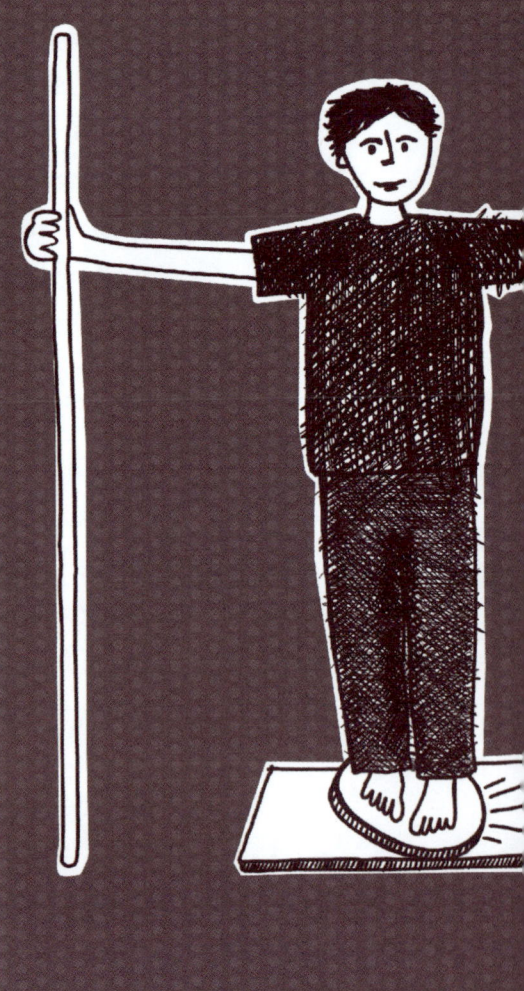

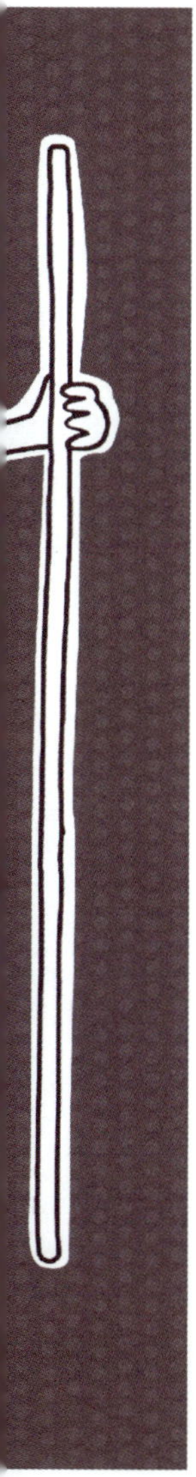

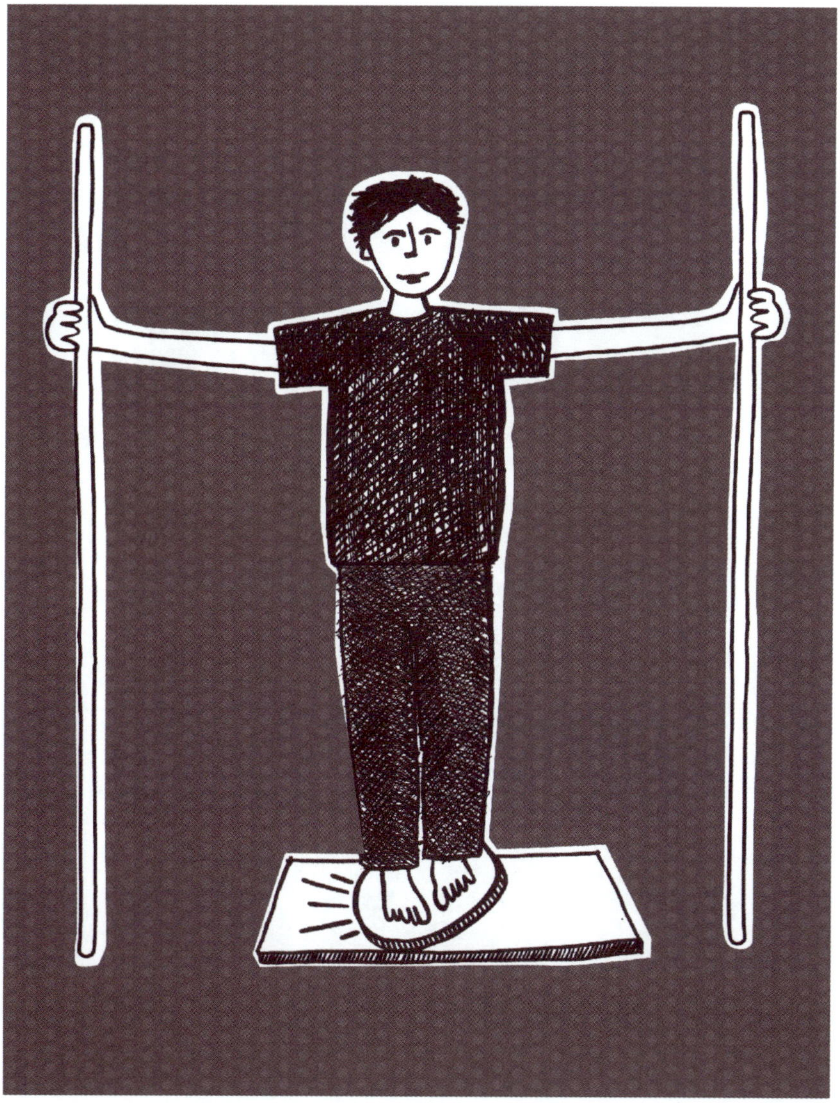

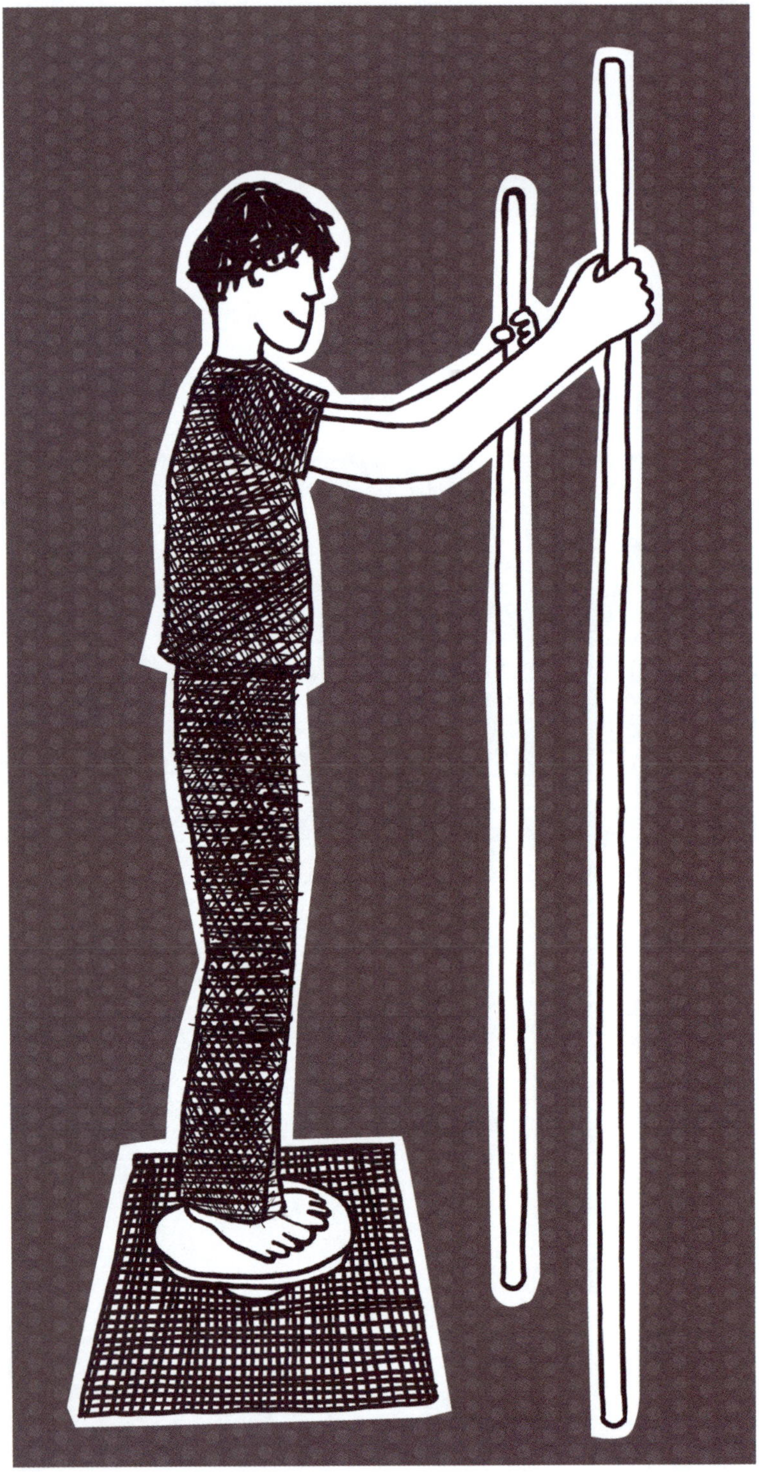

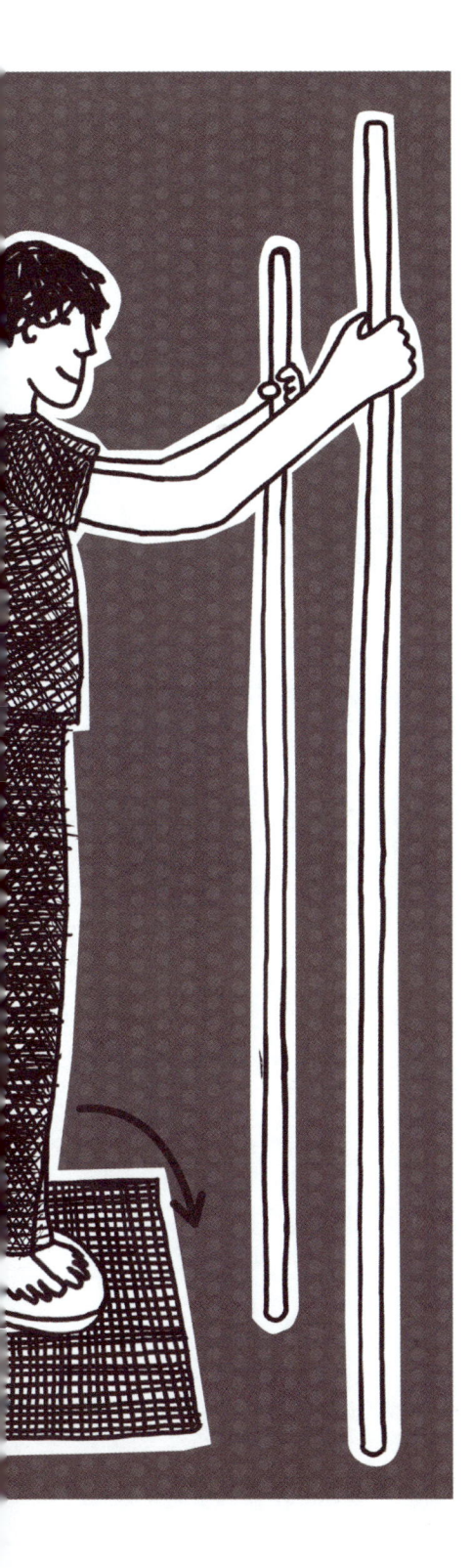

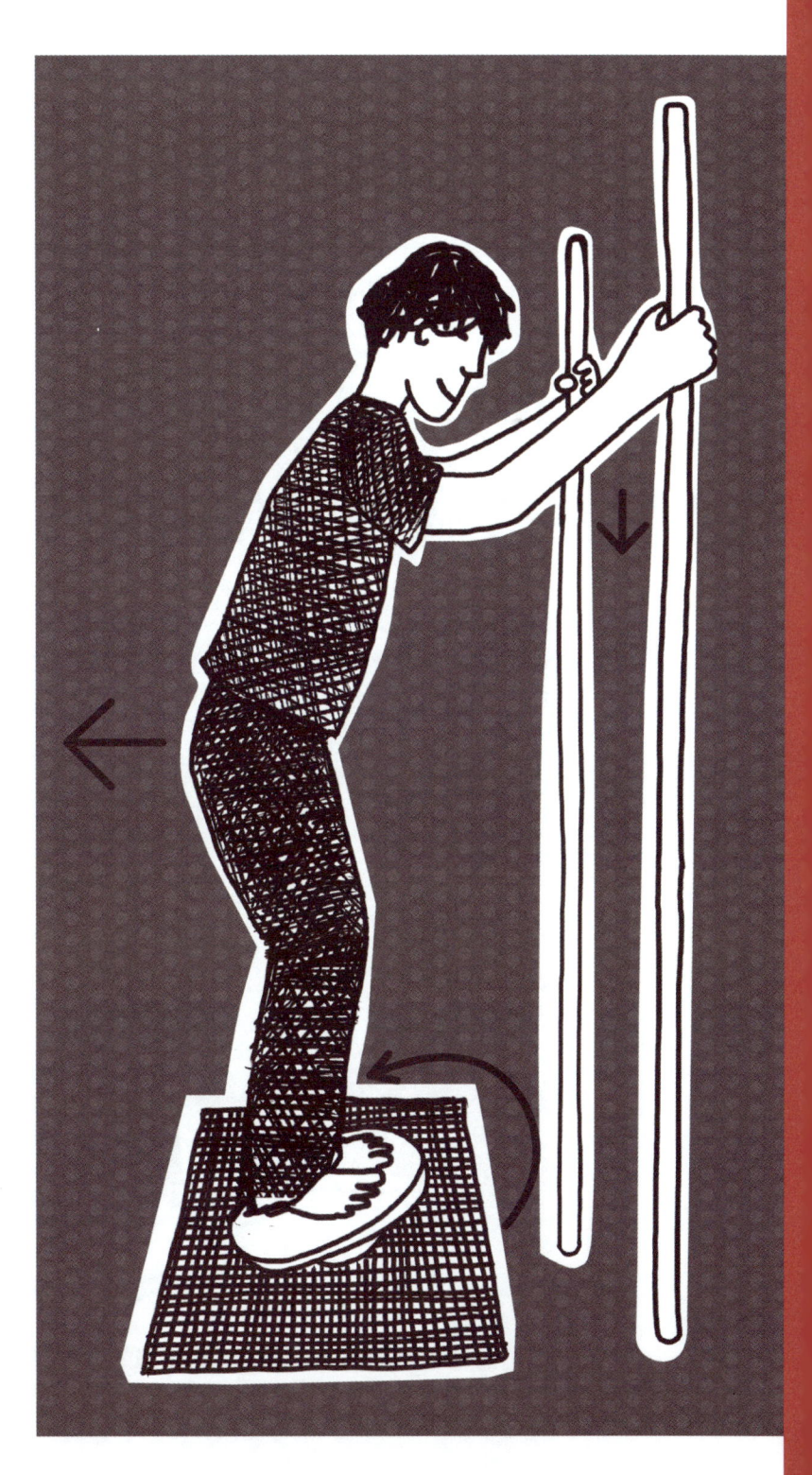

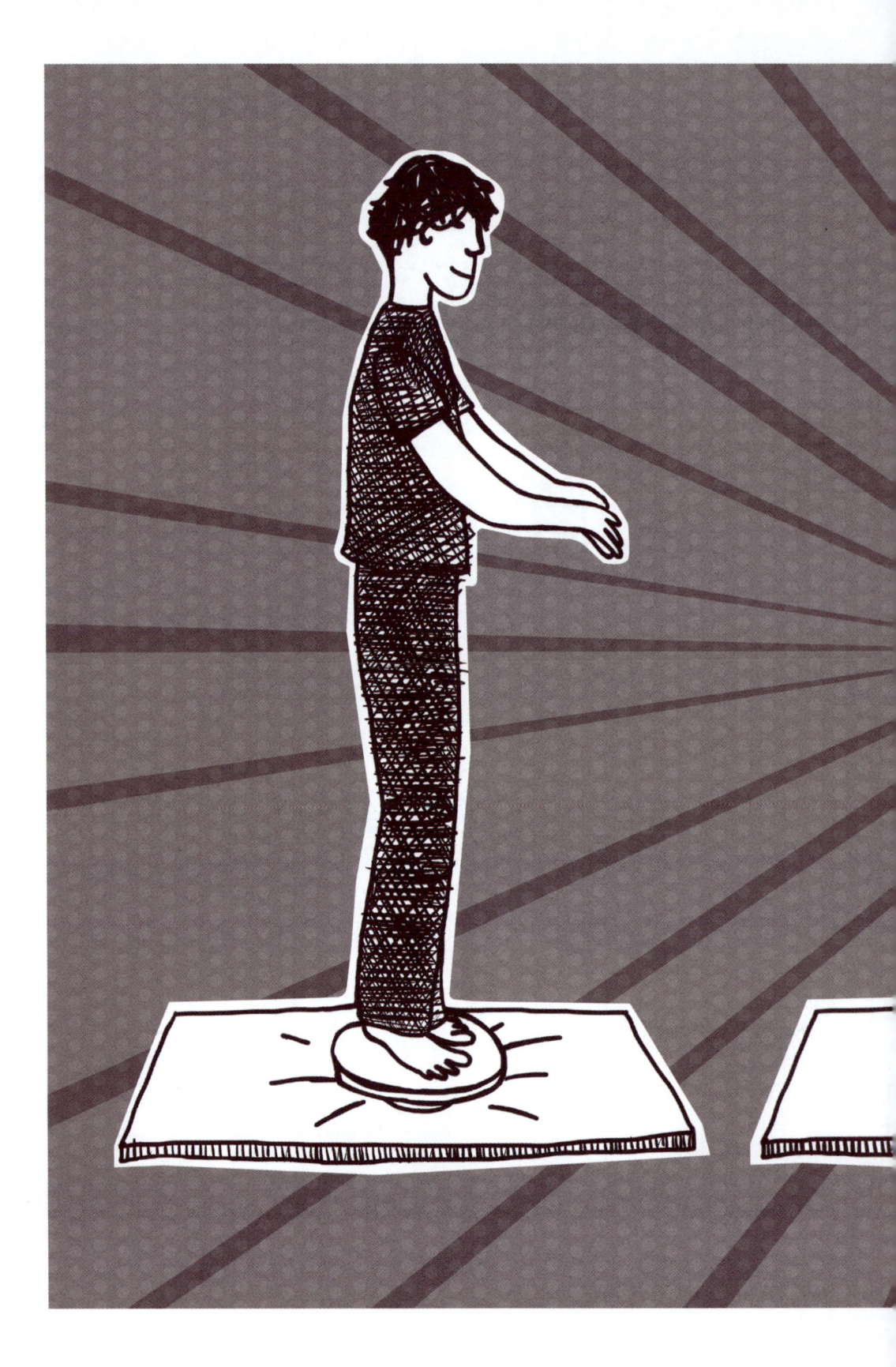

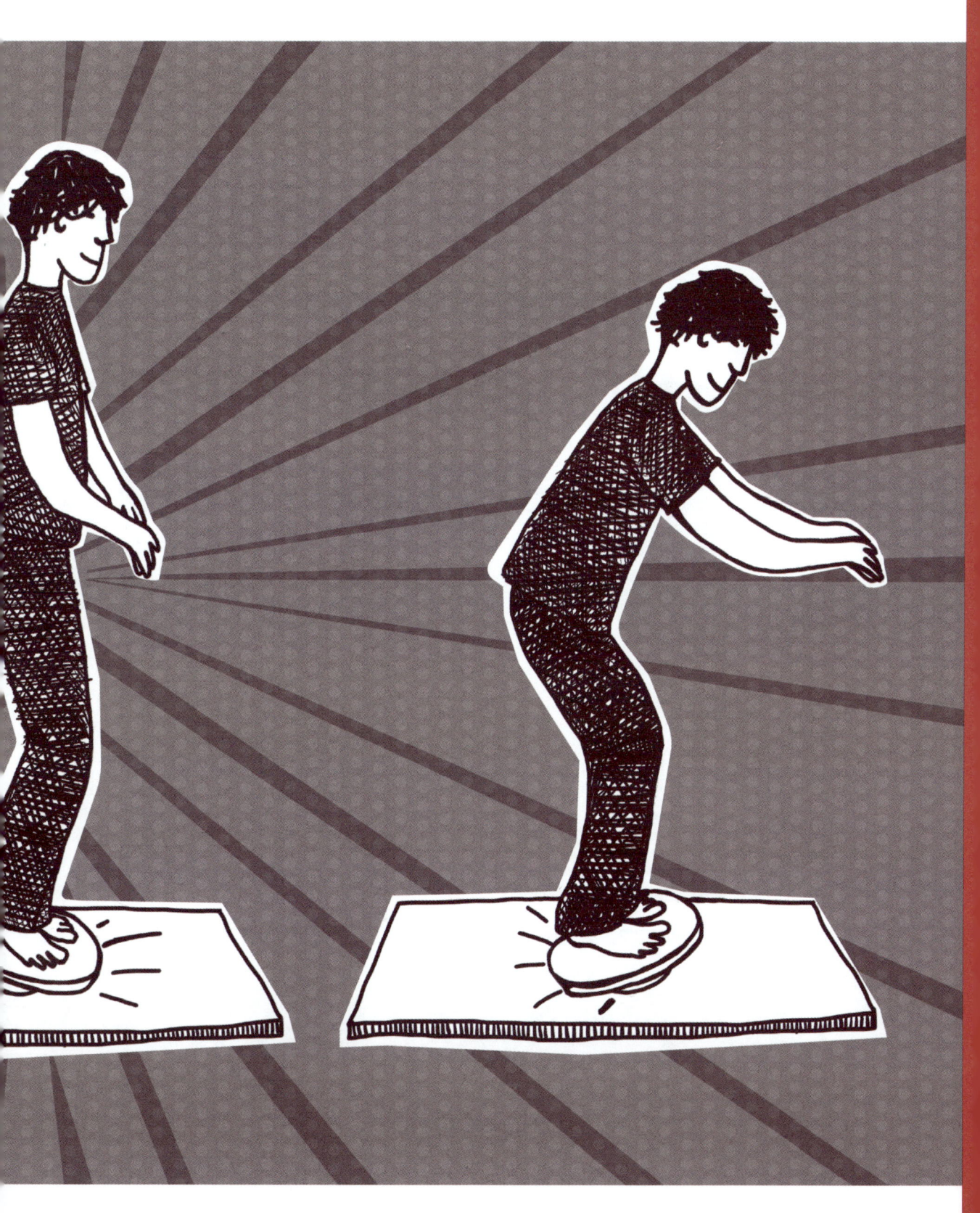

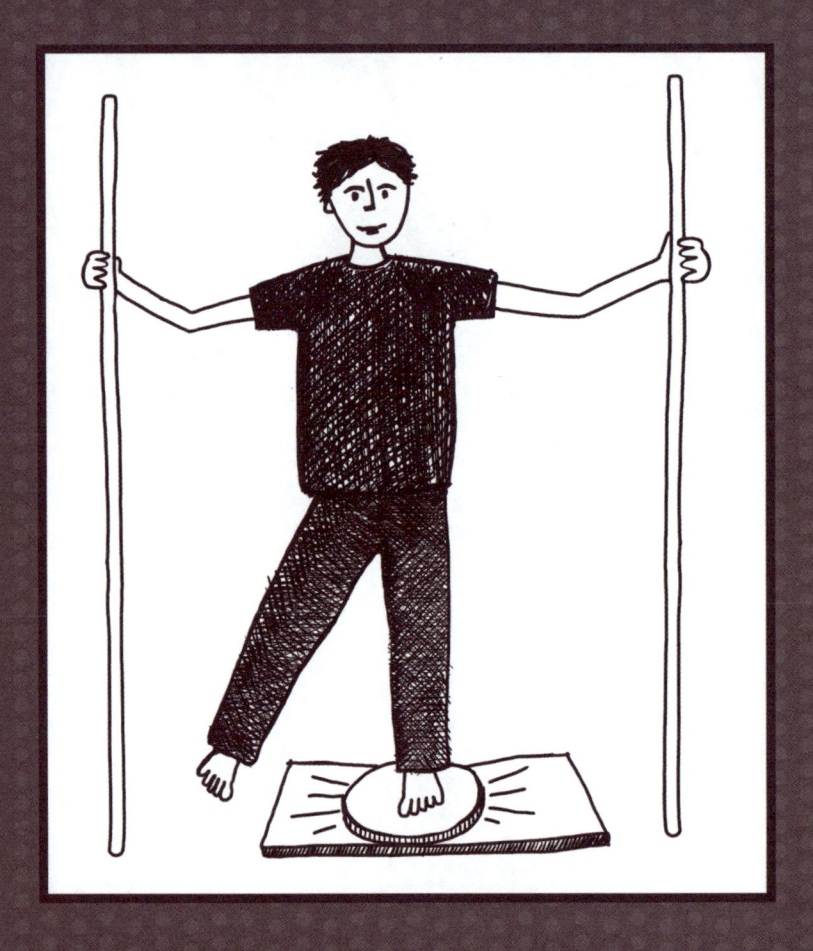

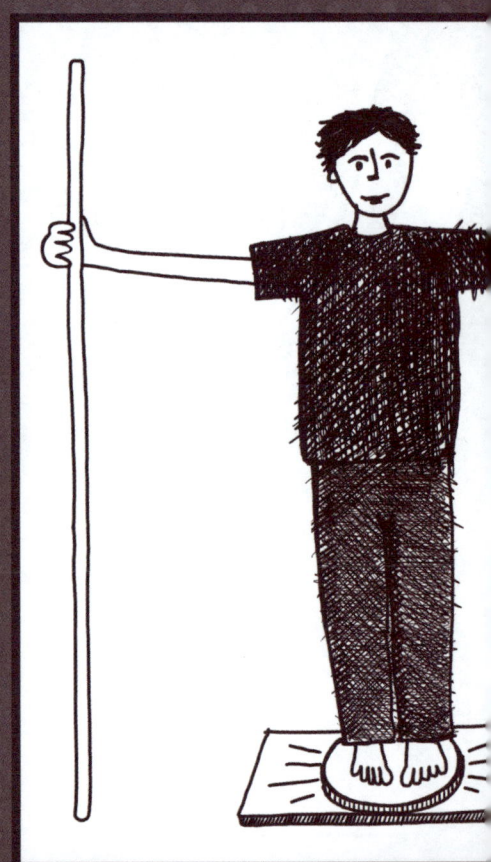

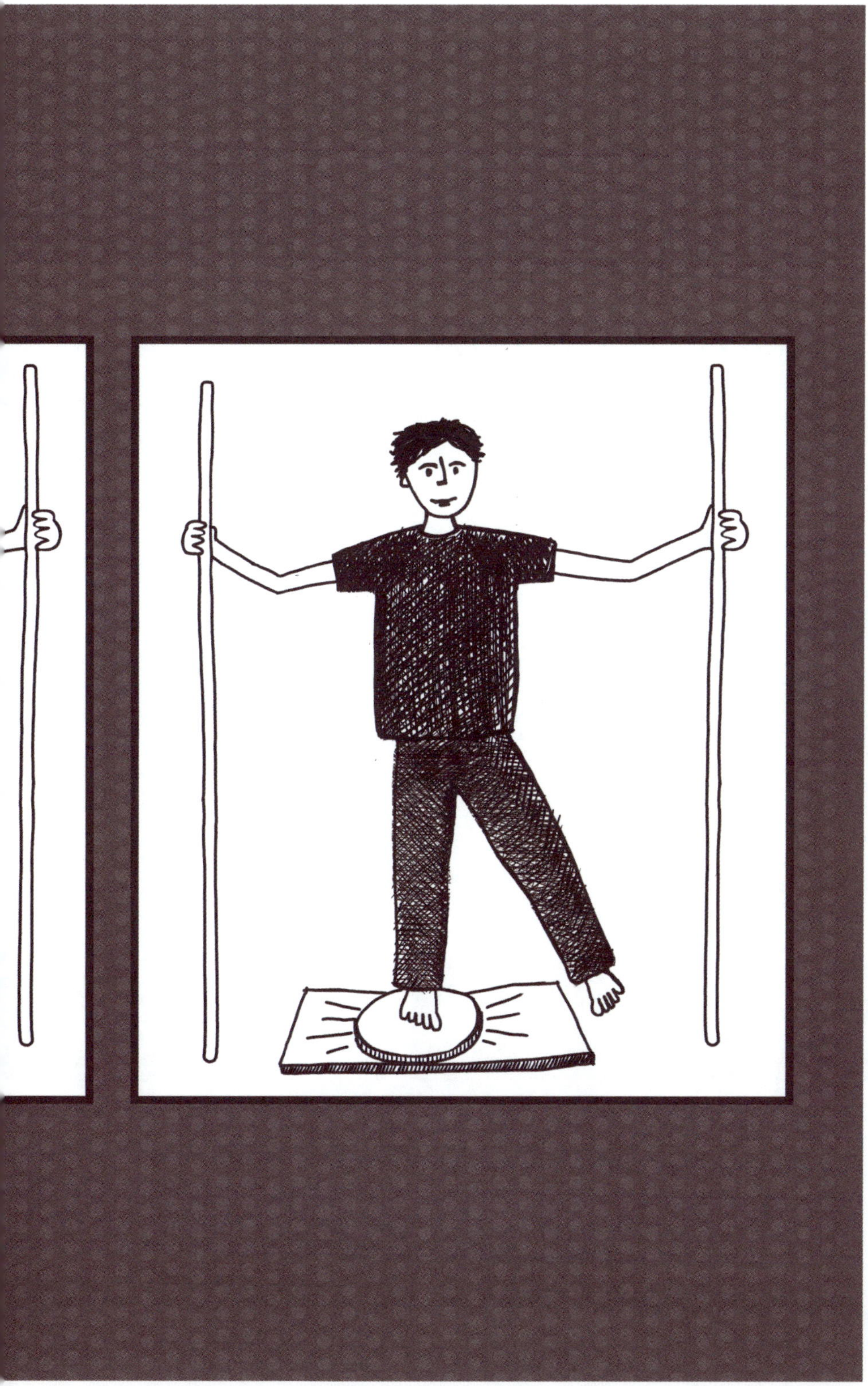

102

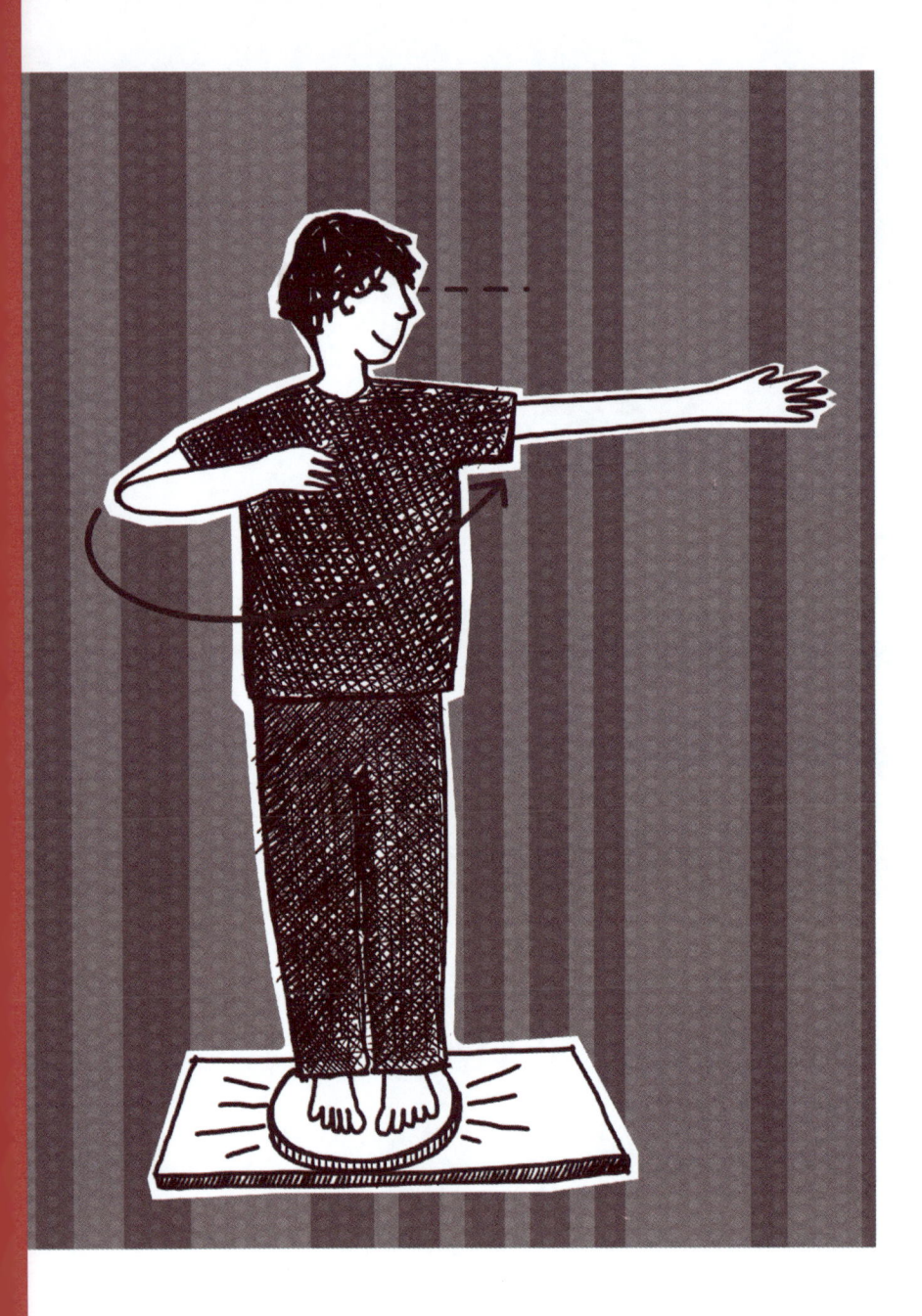

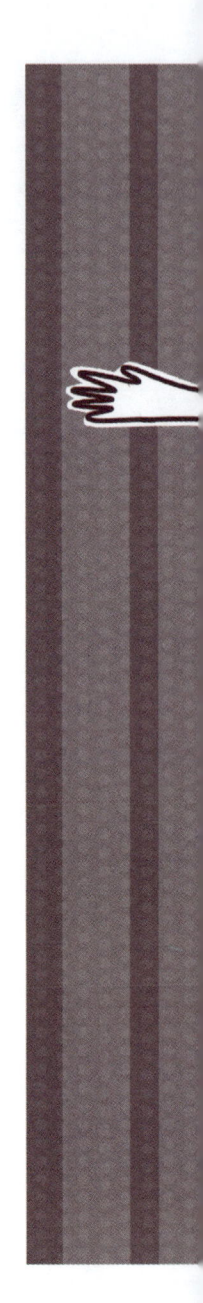

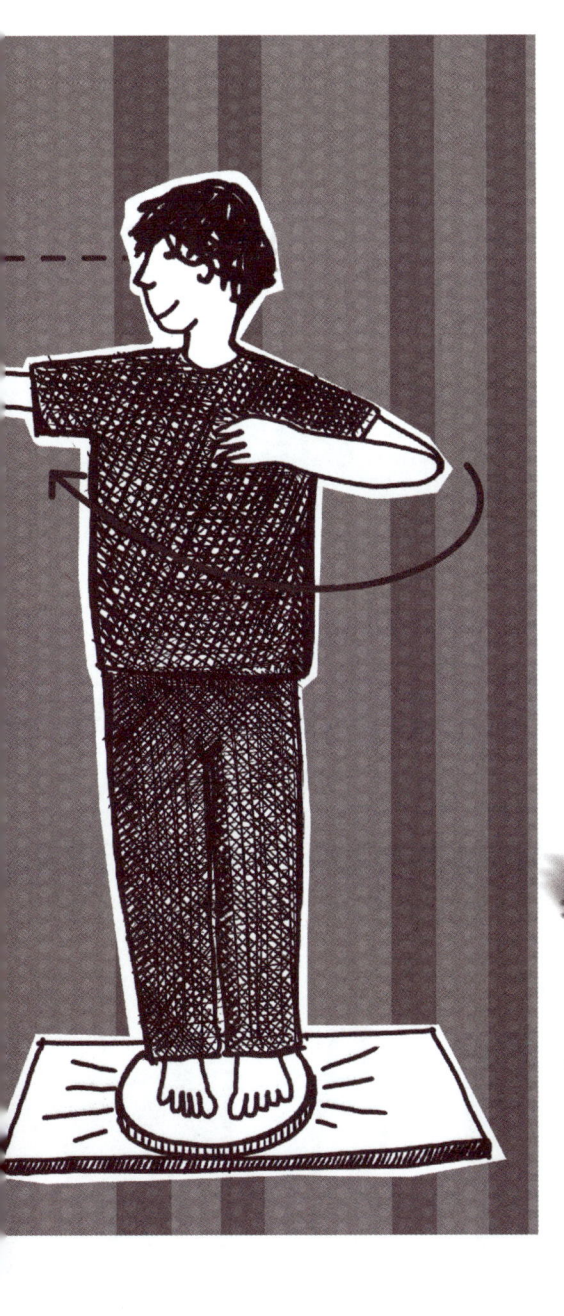

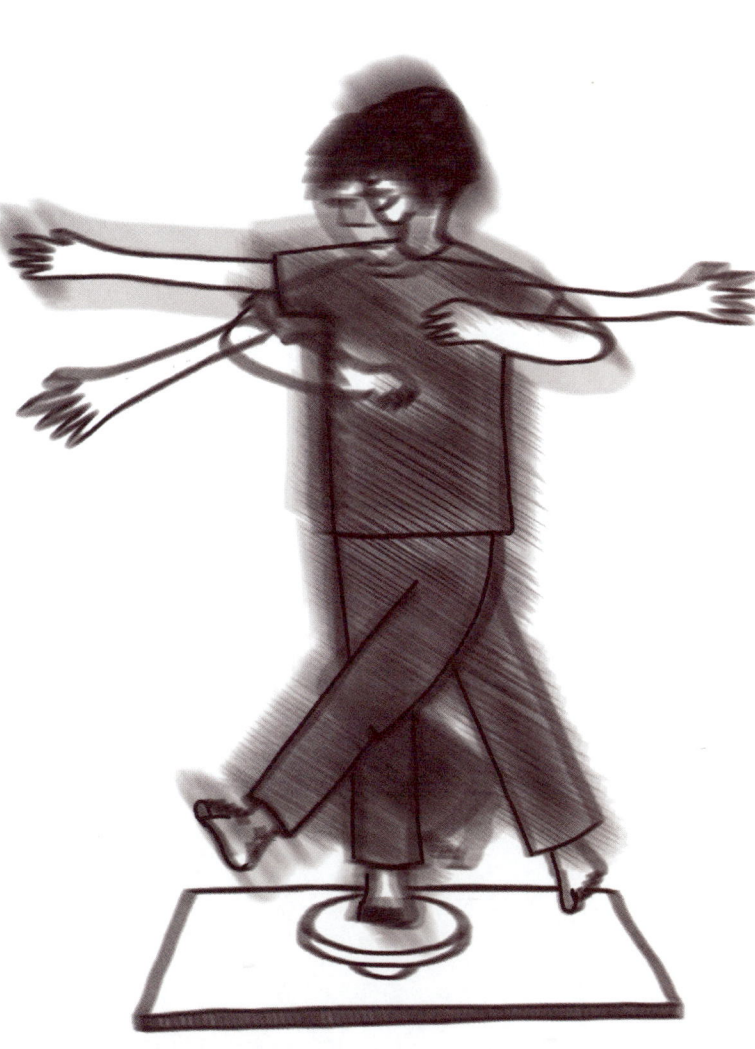

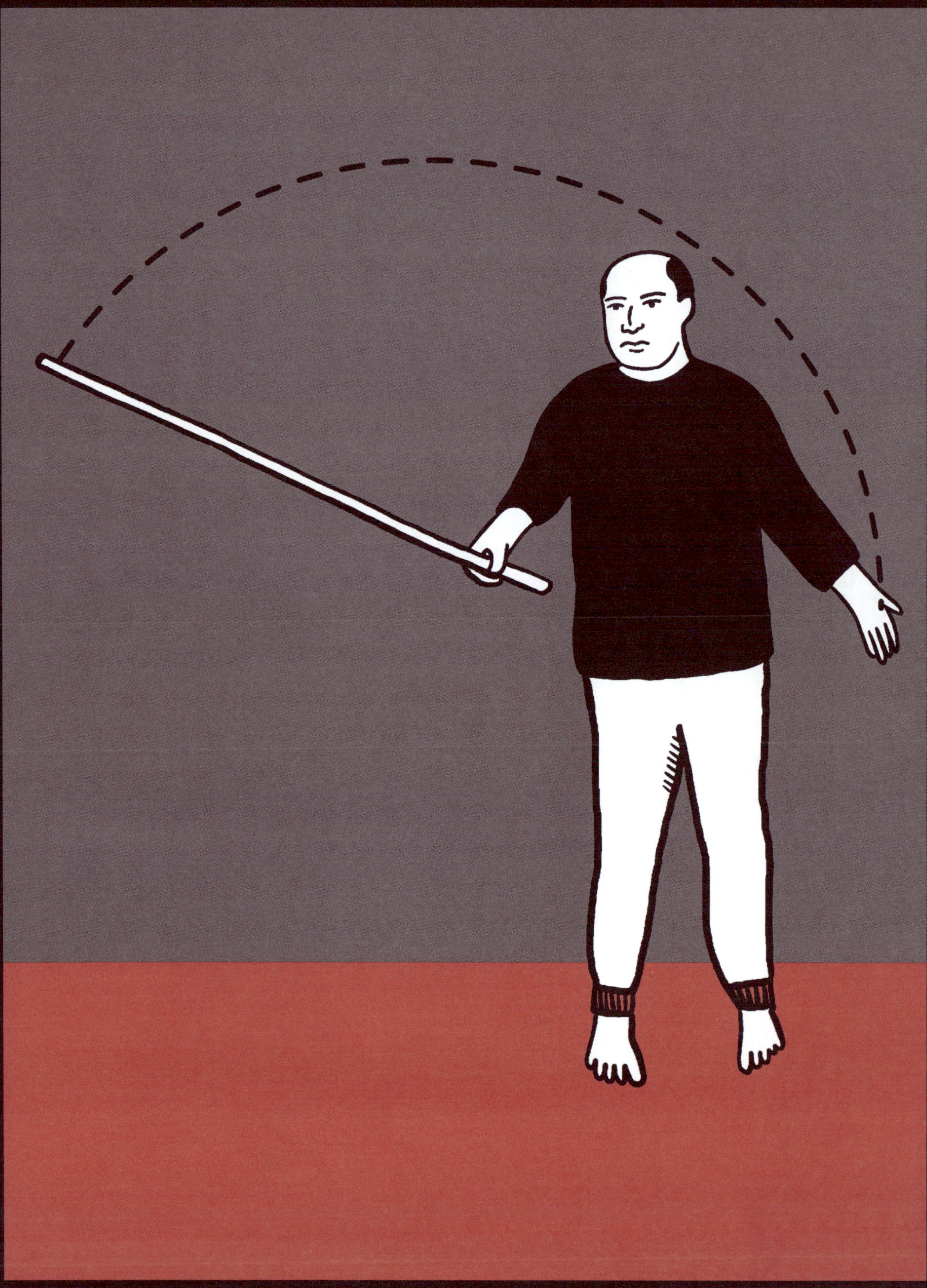

BASTÃO

Chegamos, agora, a esse ganho milenar que é o uso de um simples bastão. Principalmente em se tratando do nosso adolescente, sempre preso a ferramentas de comunicação, digitando e com o olhar num campo fechado.

O bastão deve ter a altura do corpo, até o topo da cabeça, e deve ser feito de madeira, bambu ou mesmo de cano de PVC. O jovem, em posse desse bastão, inicia a descoberta de todos os caminhos a percorrer, desenhando no espaço as direções do movimento do seu corpo. O bastão propõe linhas verticais, horizontais, oblíquas, torcidas, elipses, e o jovem, envolvido nos distintos manuseios e atento à articulação dos braços, constrói múltiplos posicionamentos para cabeça/pescoço, pescoço/tronco, tronco/bacia, bacia/pernas e, também, para o seu olhar. Ele, então, começa a ganhar a percepção da profundidade da respiração, além do prazer do domínio de uma habilidade manual. Finalmente, esse jovem experimenta pequenas sínteses do sentido maior do que é ser "um homem em pé": o posicionamento vertical bípede e a consequente liberdade dos braços permitem ao ser humano construir novas formas e ideias no mundo em que vive.

Utilizamos o bastão sempre pautados pela soberania humana da verticalidade do eixo, por uma respiração internalizada e um olhar atento ao espaço. E, nesse trajeto, caminharemos até a nossa idade adulta.

SEQUÊNCIA 1

Em pé, com o peso bem distribuído sobre os dois pés, olhe para sua frente na linha do horizonte. Sustente o bastão, conforme o desenho, e observe que uma parte dele fica mais ampla e pesada do que a outra.

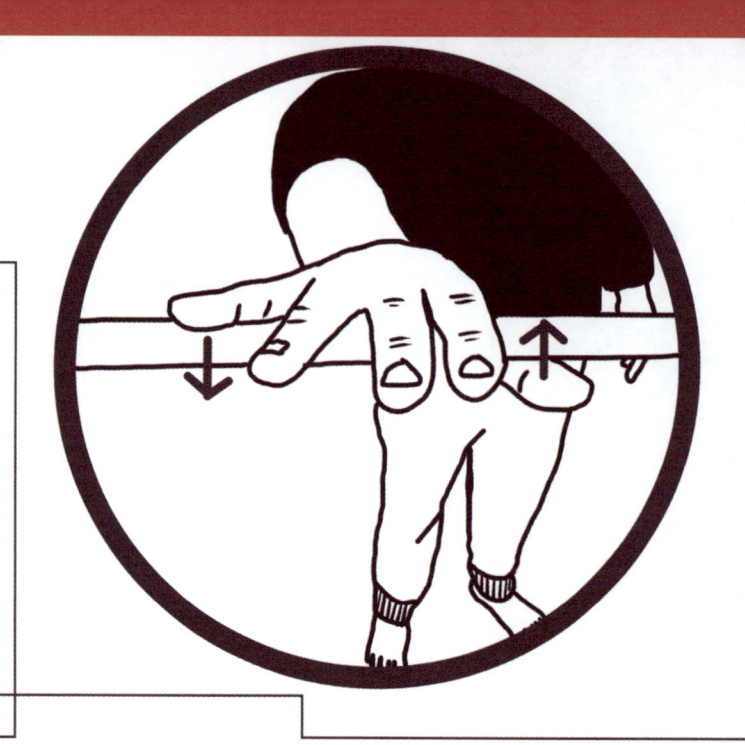

Inicie, então, a partir dessa apreensão da mão, a abertura do anel palmar distanciando dedão e dedinho.

Sinta o equilíbrio do bastão no plano horizontal sustentado pelo bordo interno do polegar e pela pressão do mindinho contra o bastão.

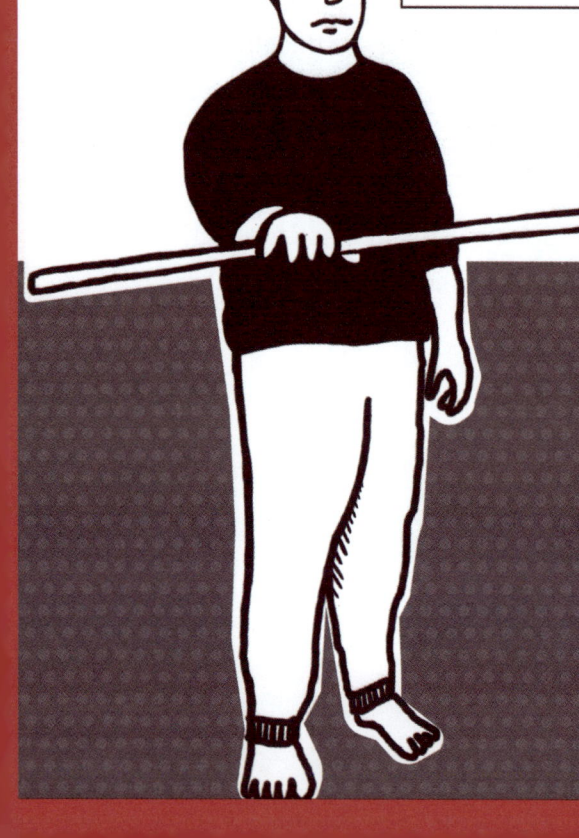

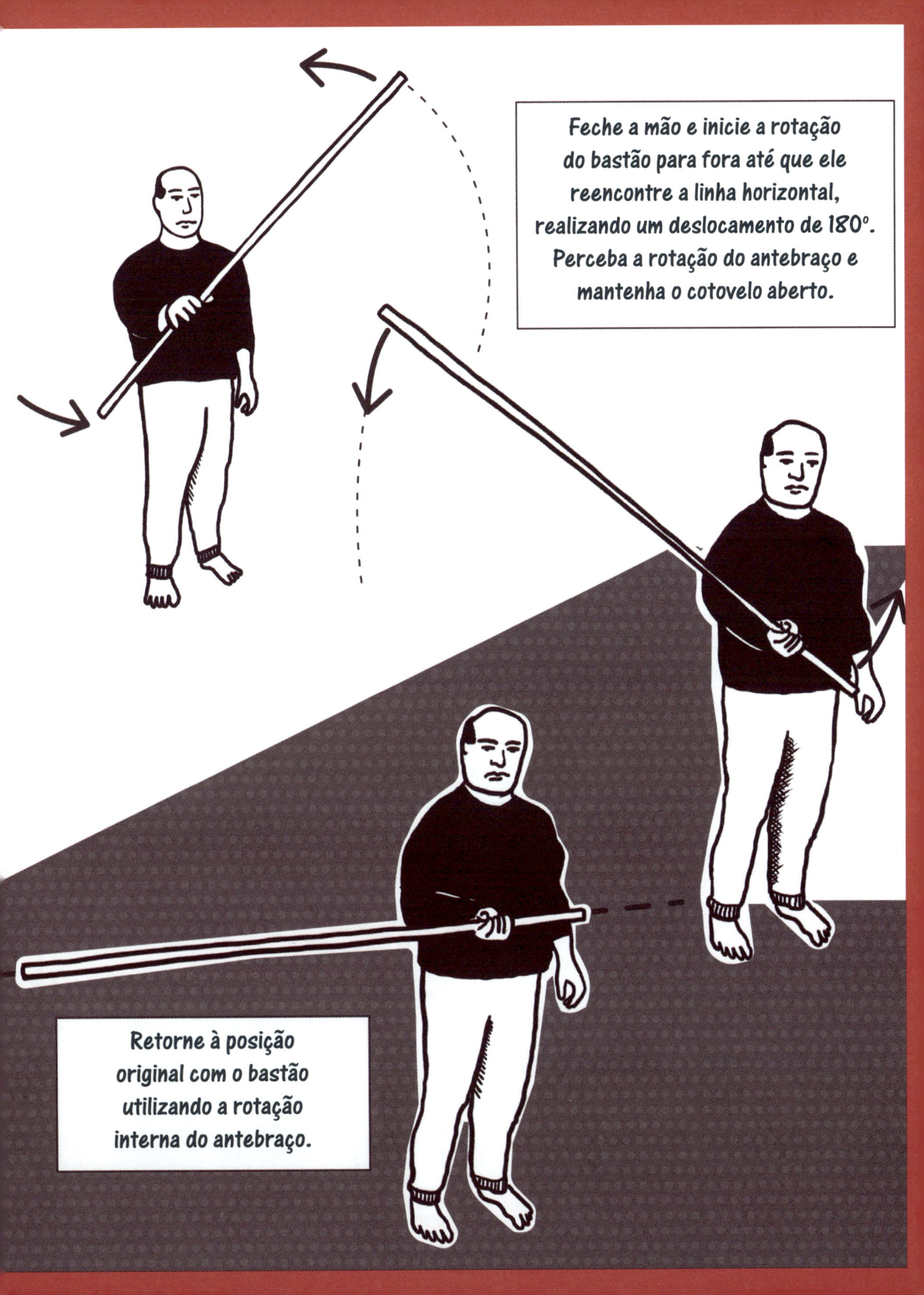

Feche a mão e inicie a rotação do bastão para fora até que ele reencontre a linha horizontal, realizando um deslocamento de 180°. Perceba a rotação do antebraço e mantenha o cotovelo aberto.

Retorne à posição original com o bastão utilizando a rotação interna do antebraço.

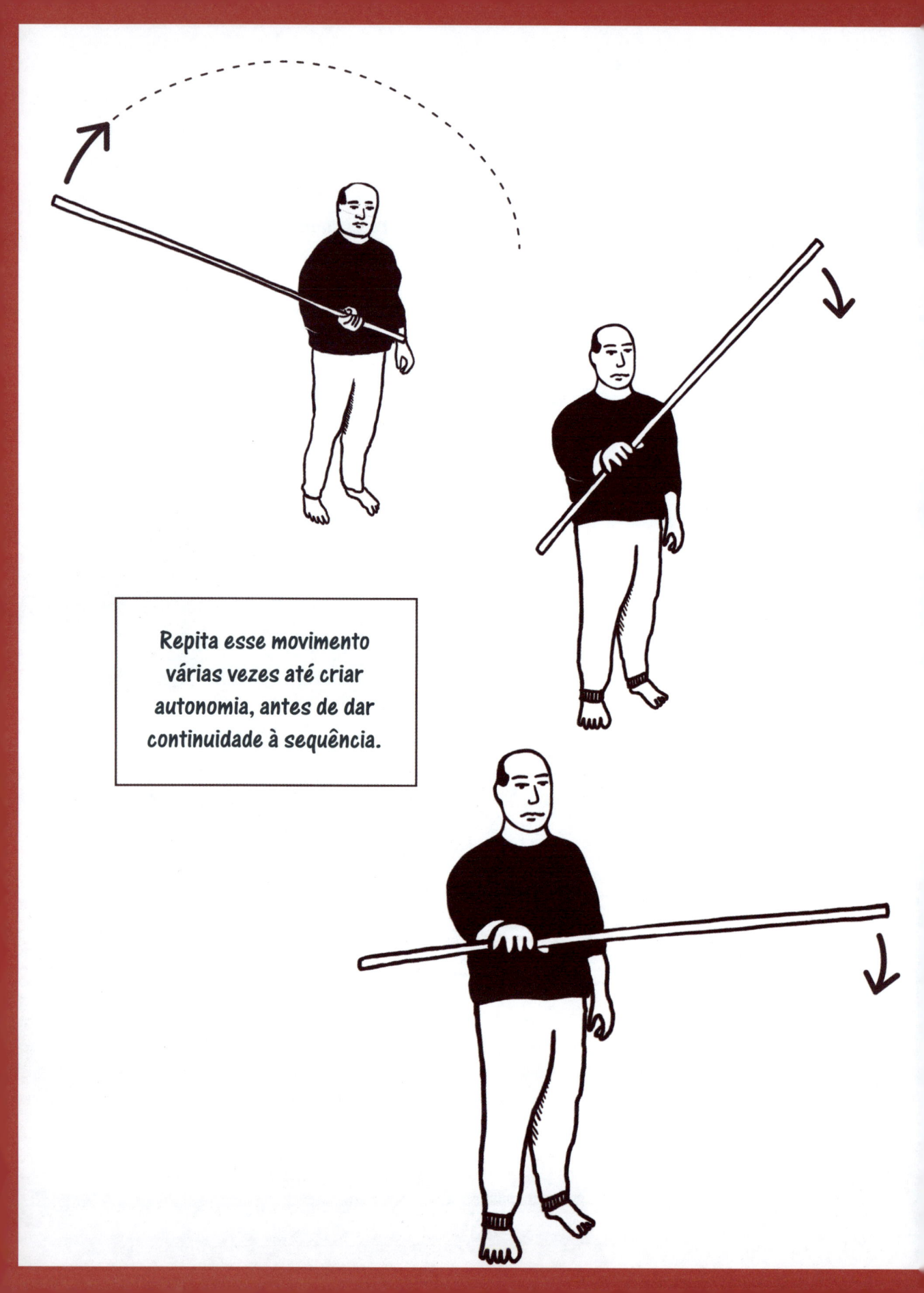

Repita esse movimento várias vezes até criar autonomia, antes de dar continuidade à sequência.

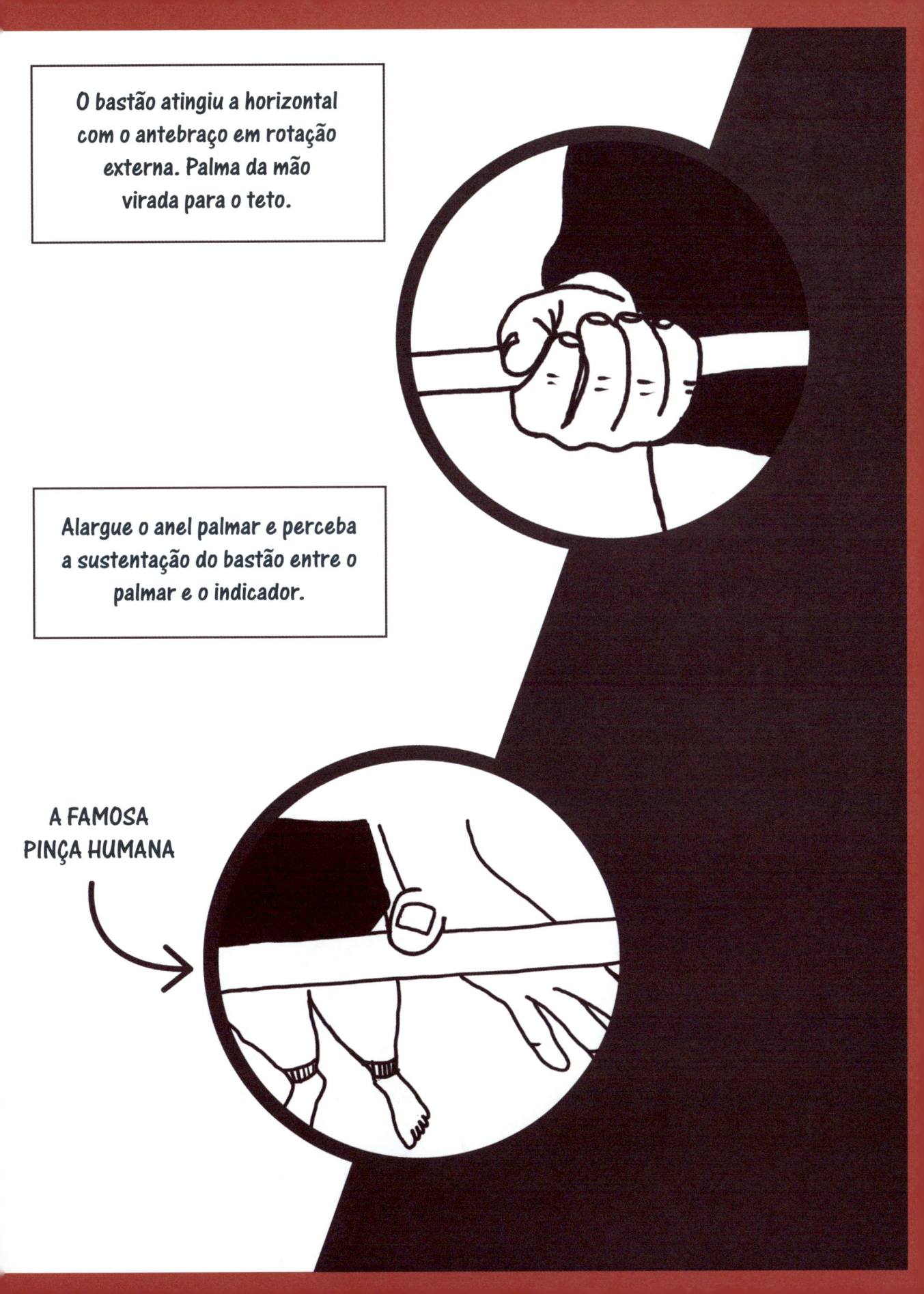

O bastão atingiu a horizontal com o antebraço em rotação externa. Palma da mão virada para o teto.

Alargue o anel palmar e perceba a sustentação do bastão entre o palmar e o indicador.

A FAMOSA PINÇA HUMANA

SEQUÊNCIA 2

Sustentando o bastão com o anel palmar bem aberto – polegar embaixo, mindinho em cima –, exercite caminhar para a frente alguns passos e para trás outros tantos... Mantendo o bastão na horizontal!

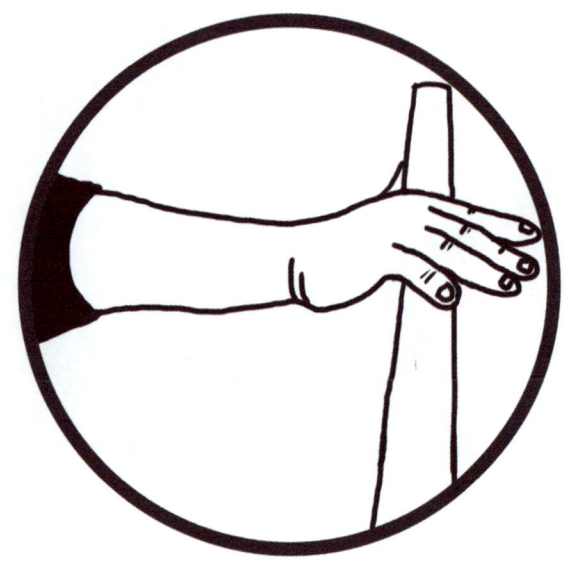

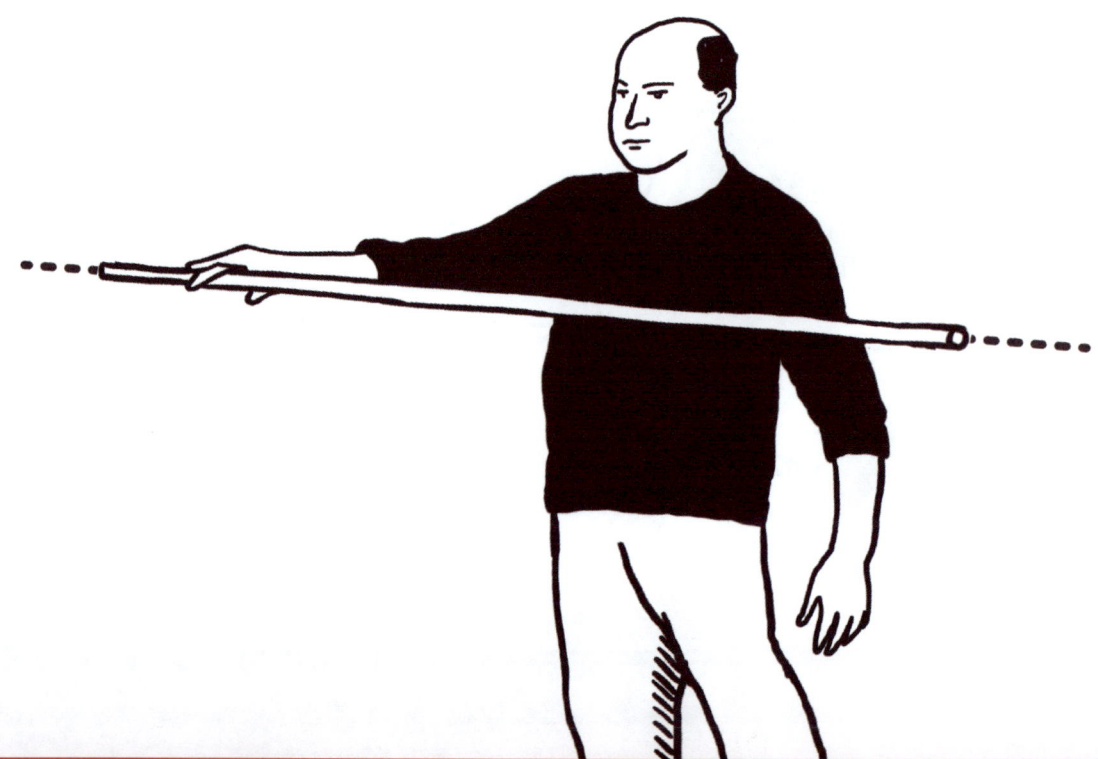

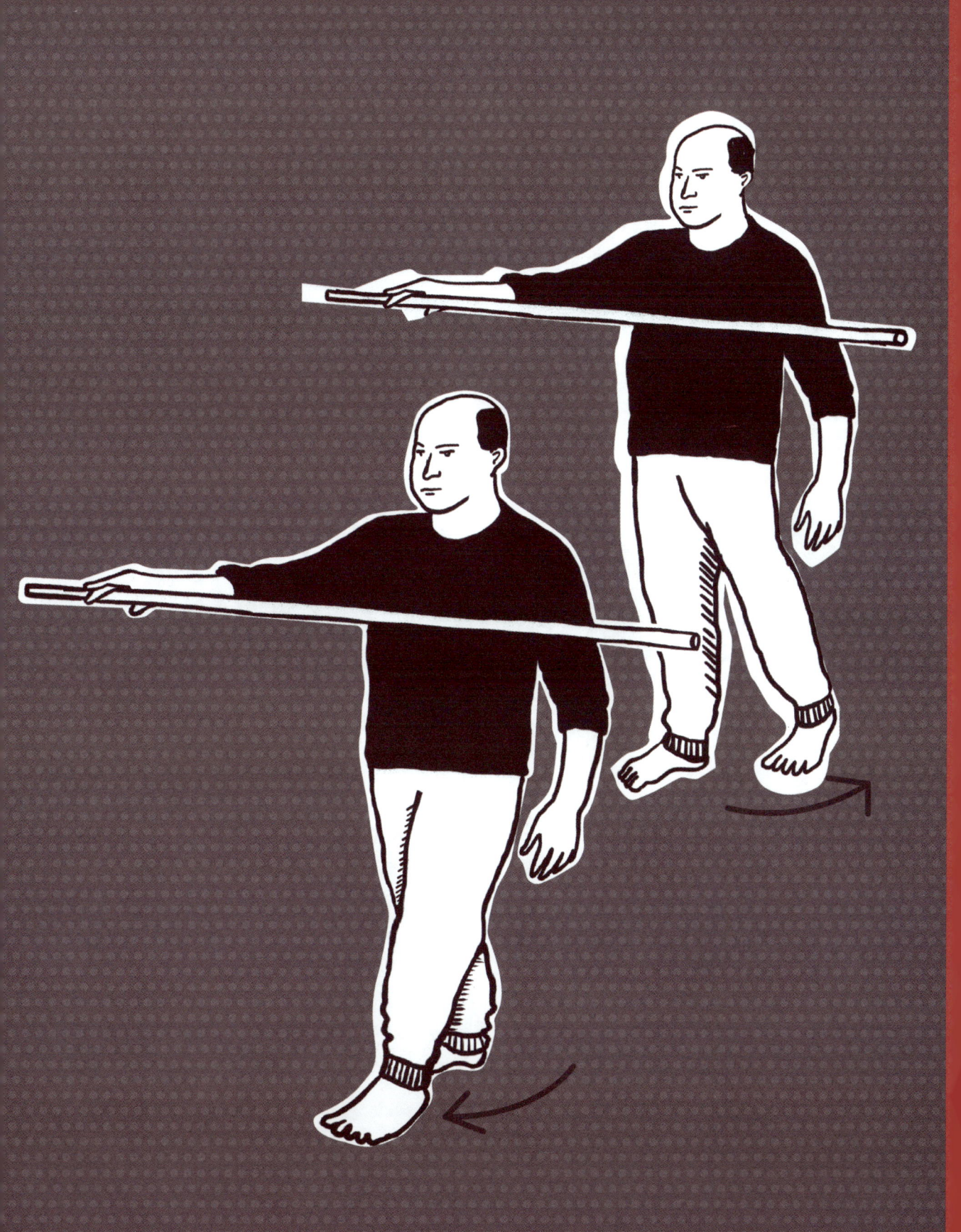

SEQUÊNCIA 3

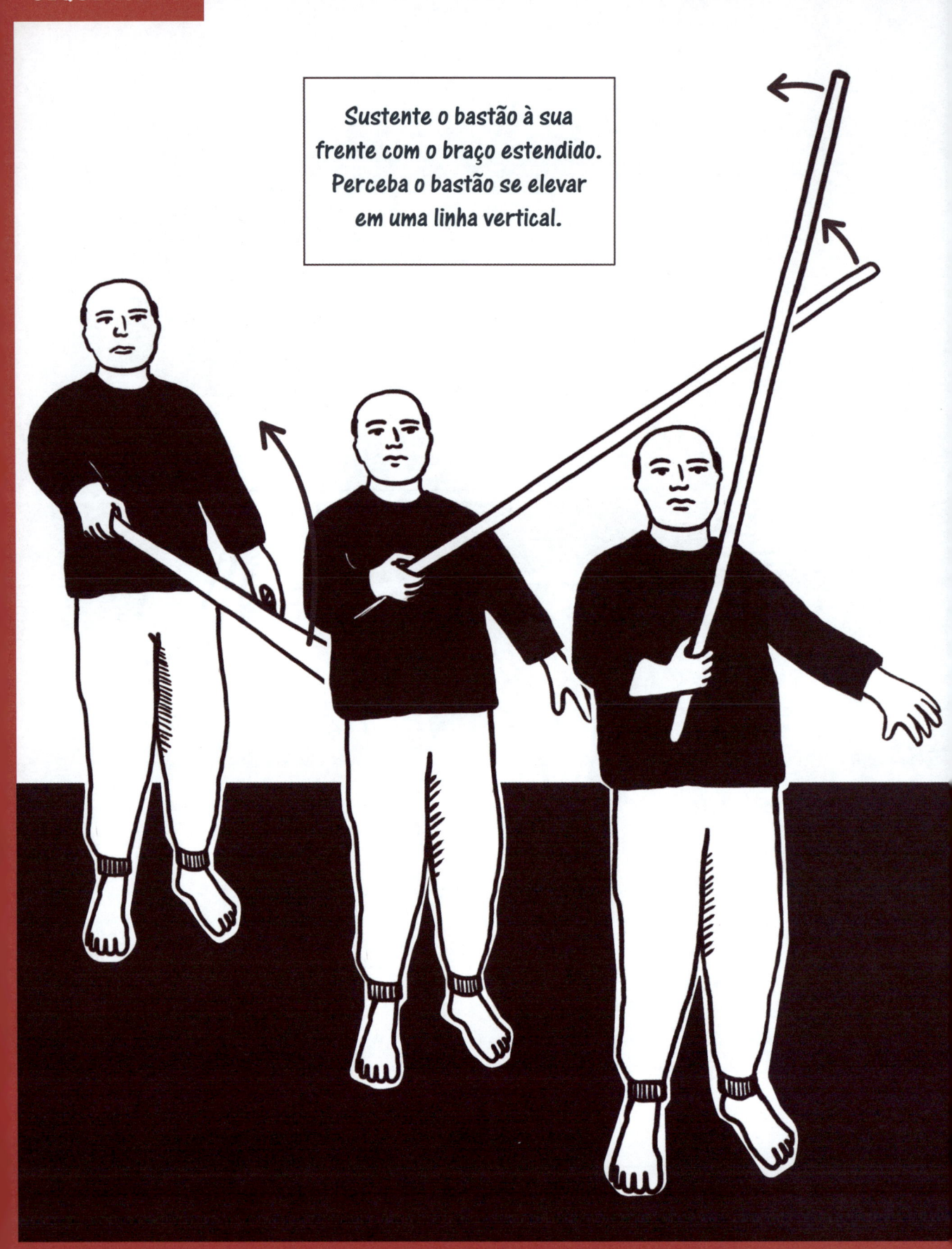

> Sustente o bastão à sua frente com o braço estendido. Perceba o bastão se elevar em uma linha vertical.

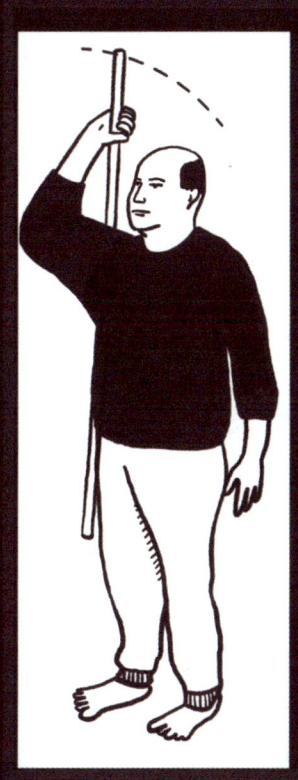

Observe que o bastão chegou na sua extremidade superior e foi para trás do seu corpo.

Em seguida, relaxe a tensão da mão e solte o peso do bastão. Mas nunca, em hipótese nenhuma, abra o dedinho. Ele sempre segura o bastão.

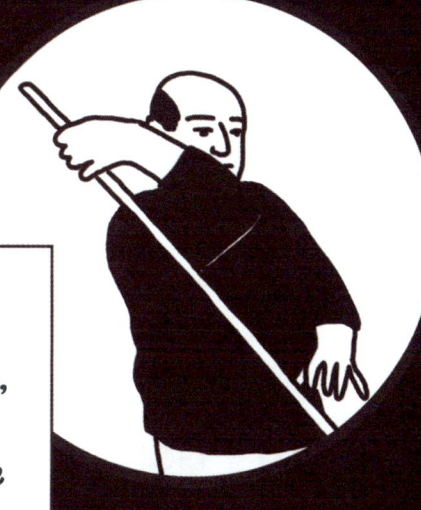

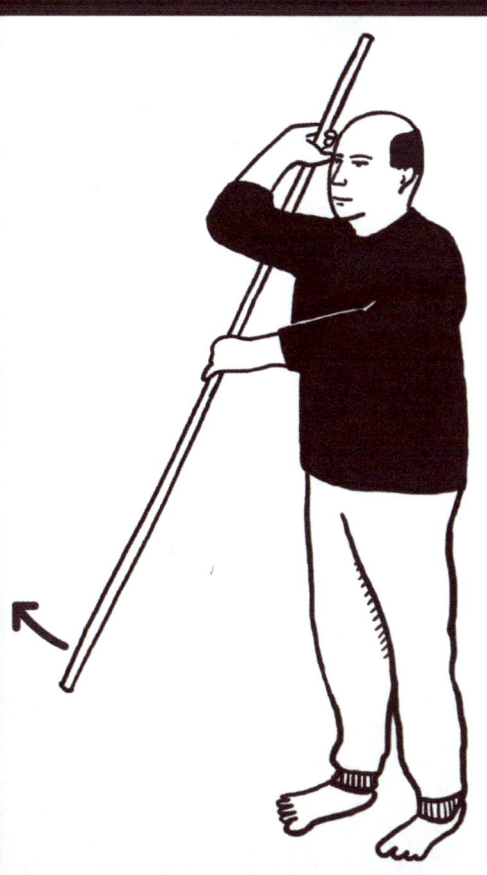

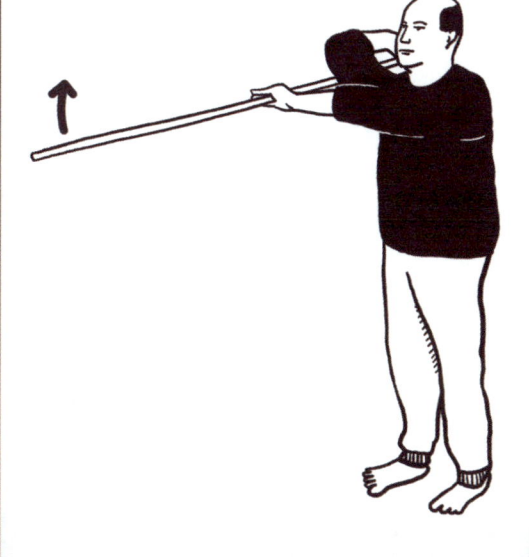

A seguir, continue a rotação da ponta inferior para a frente. A mão livre pega o bastão e o suspende, o que vai levar você ao l-i-m-i-t-e da rotação externa do úmero.

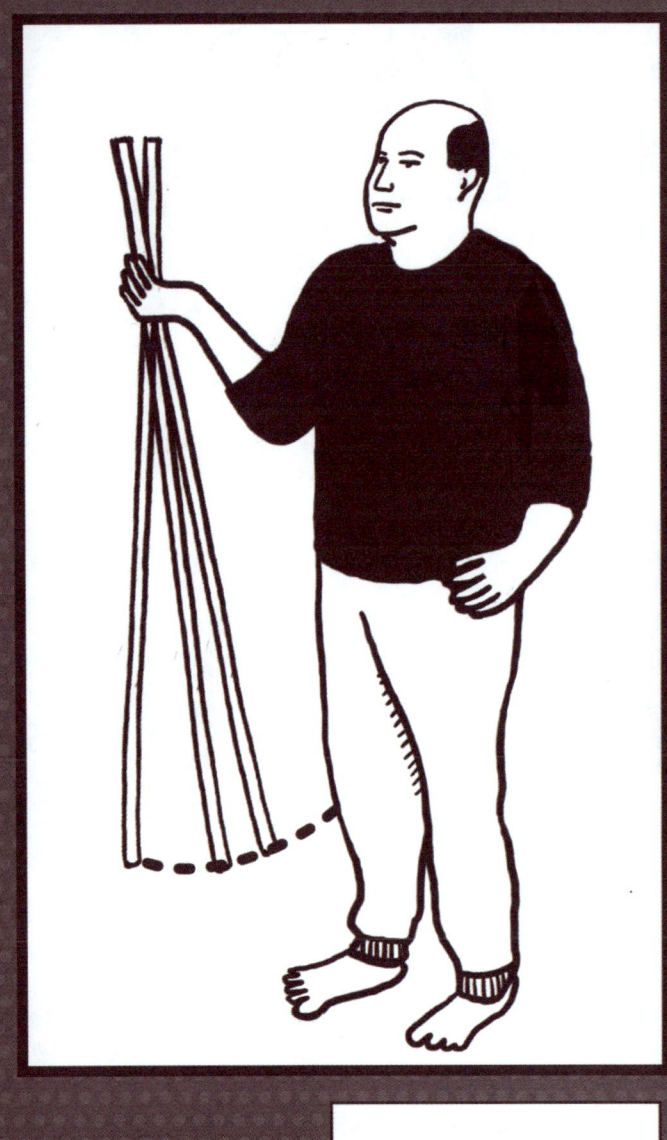

Sinta a torção em sua fase terminal e, logo depois, solte o bastão novamente.

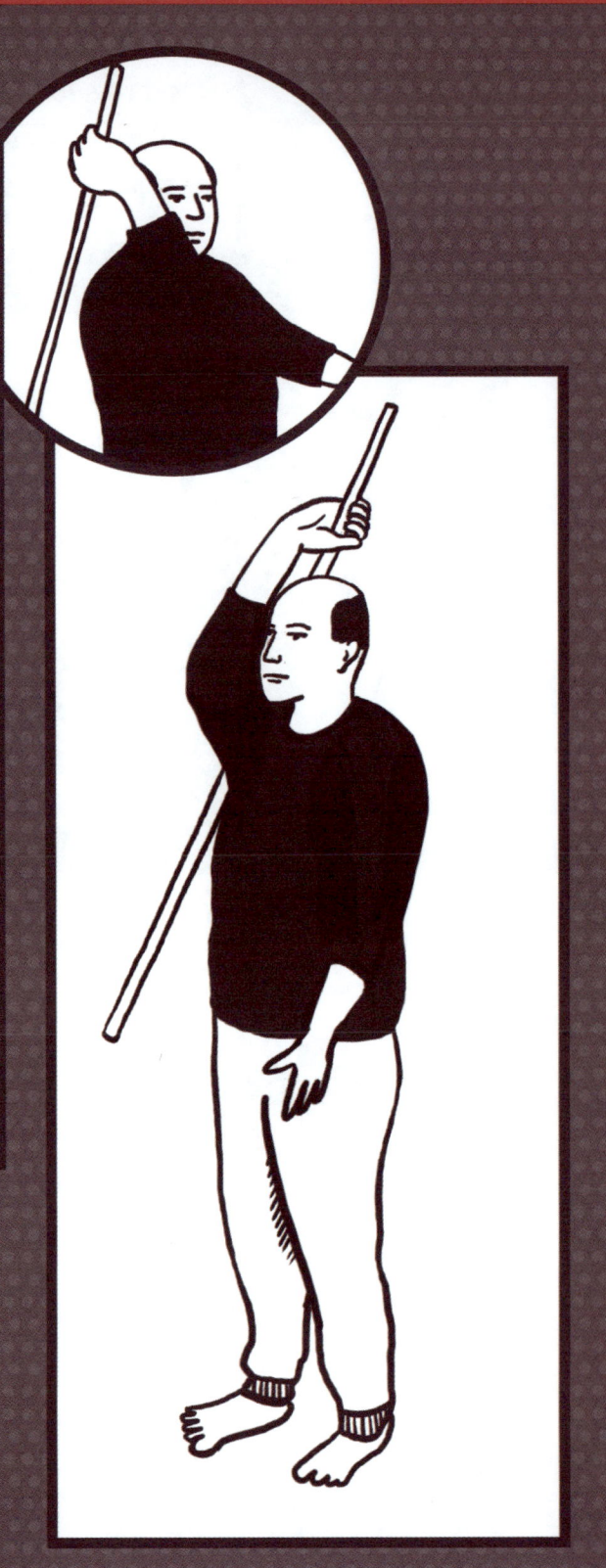

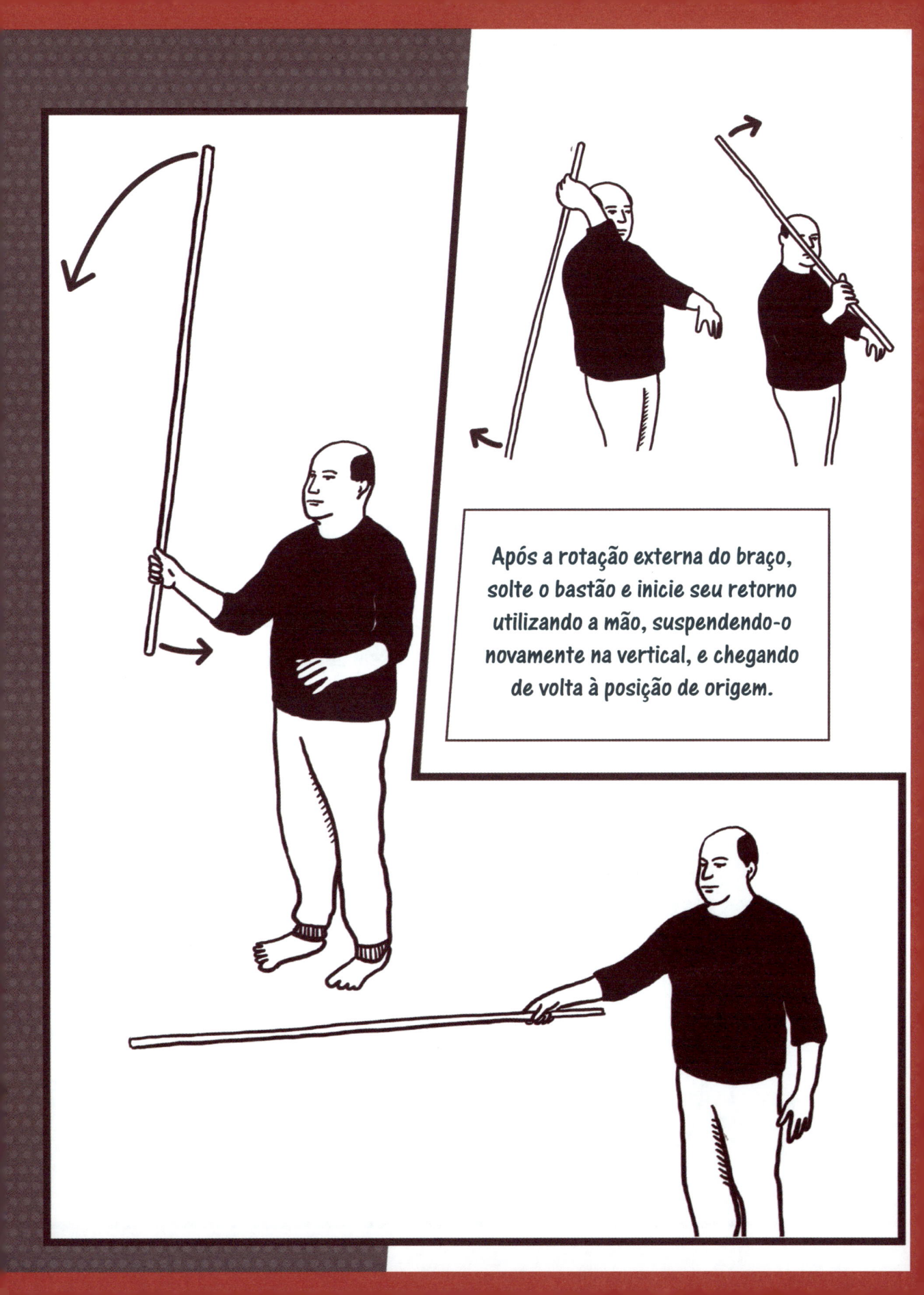

Após a rotação externa do braço, solte o bastão e inicie seu retorno utilizando a mão, suspendendo-o novamente na vertical, e chegando de volta à posição de origem.

SEQUÊNCIA 4

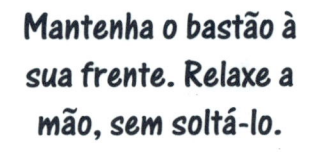

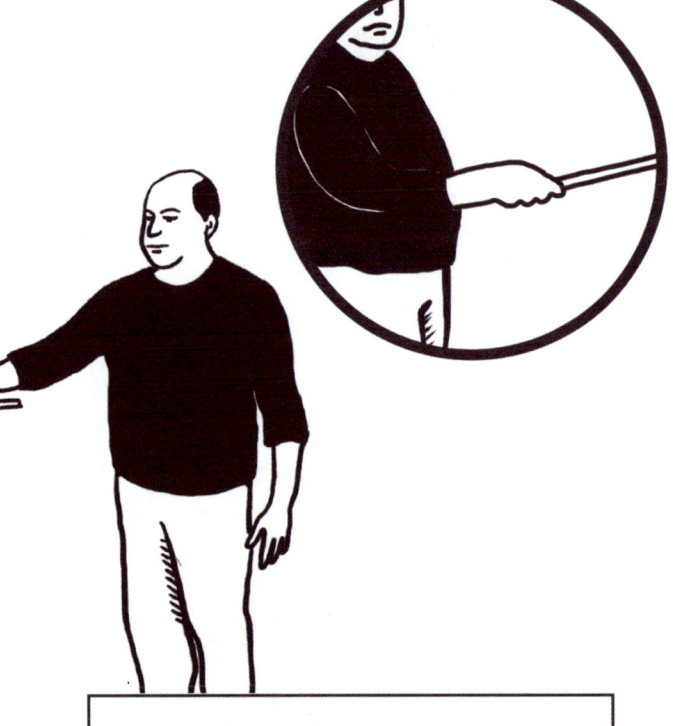

Mantenha o bastão à sua frente. Relaxe a mão, sem soltá-lo.

Sem desprender o dedinho, rode o braço em rotação interna e atinja a axila.

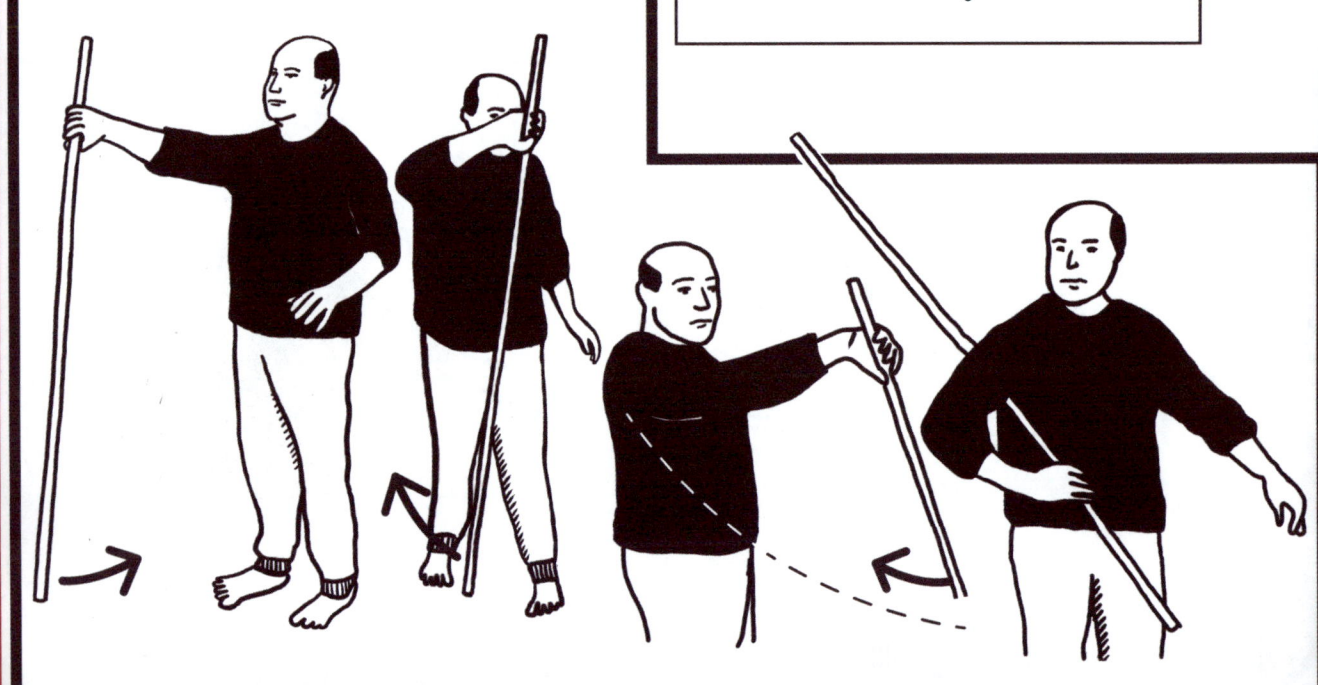

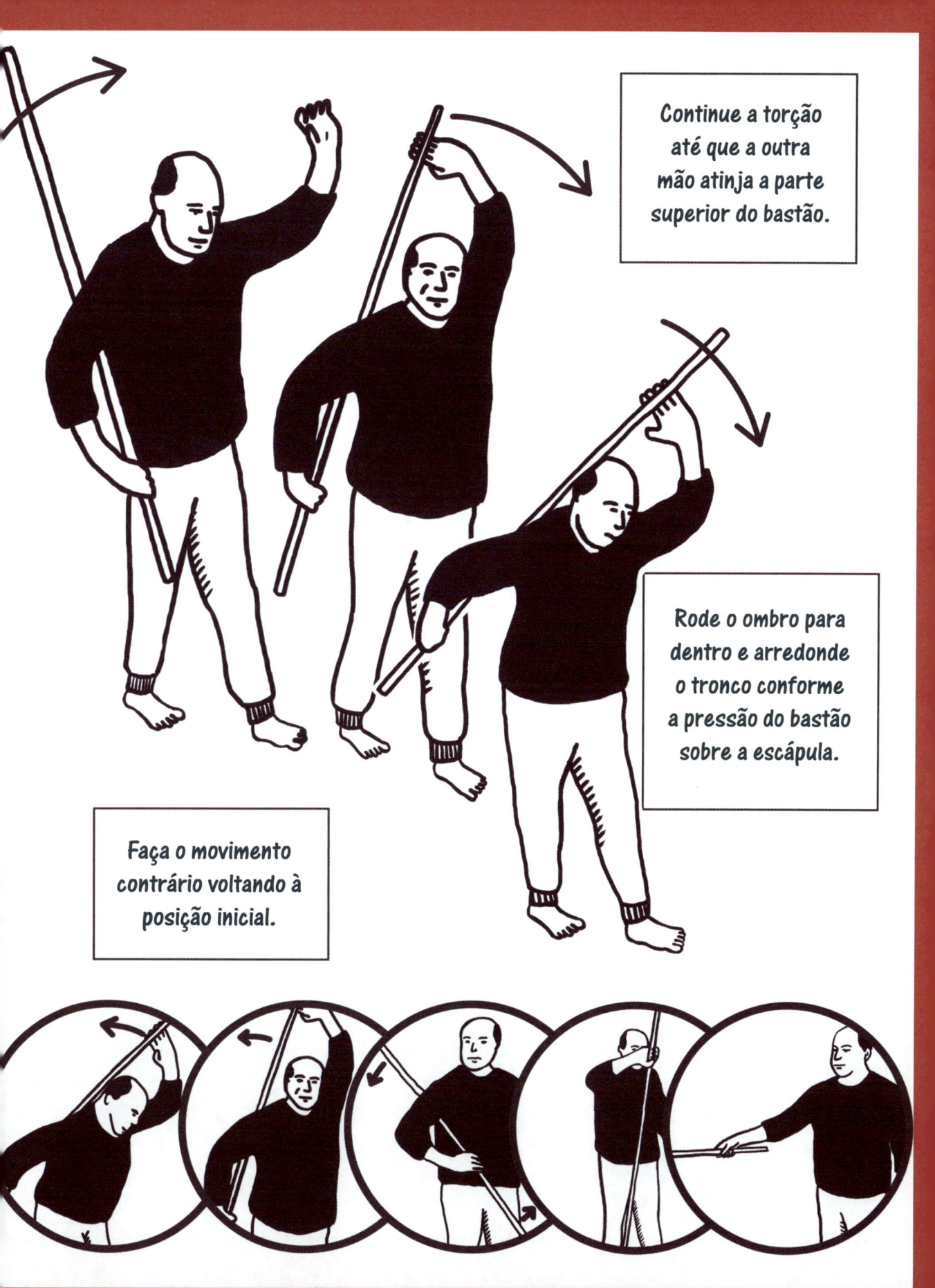

Continue a torção até que a outra mão atinja a parte superior do bastão.

Rode o ombro para dentro e arredonde o tronco conforme a pressão do bastão sobre a escápula.

Faça o movimento contrário voltando à posição inicial.

SEQUÊNCIA 5

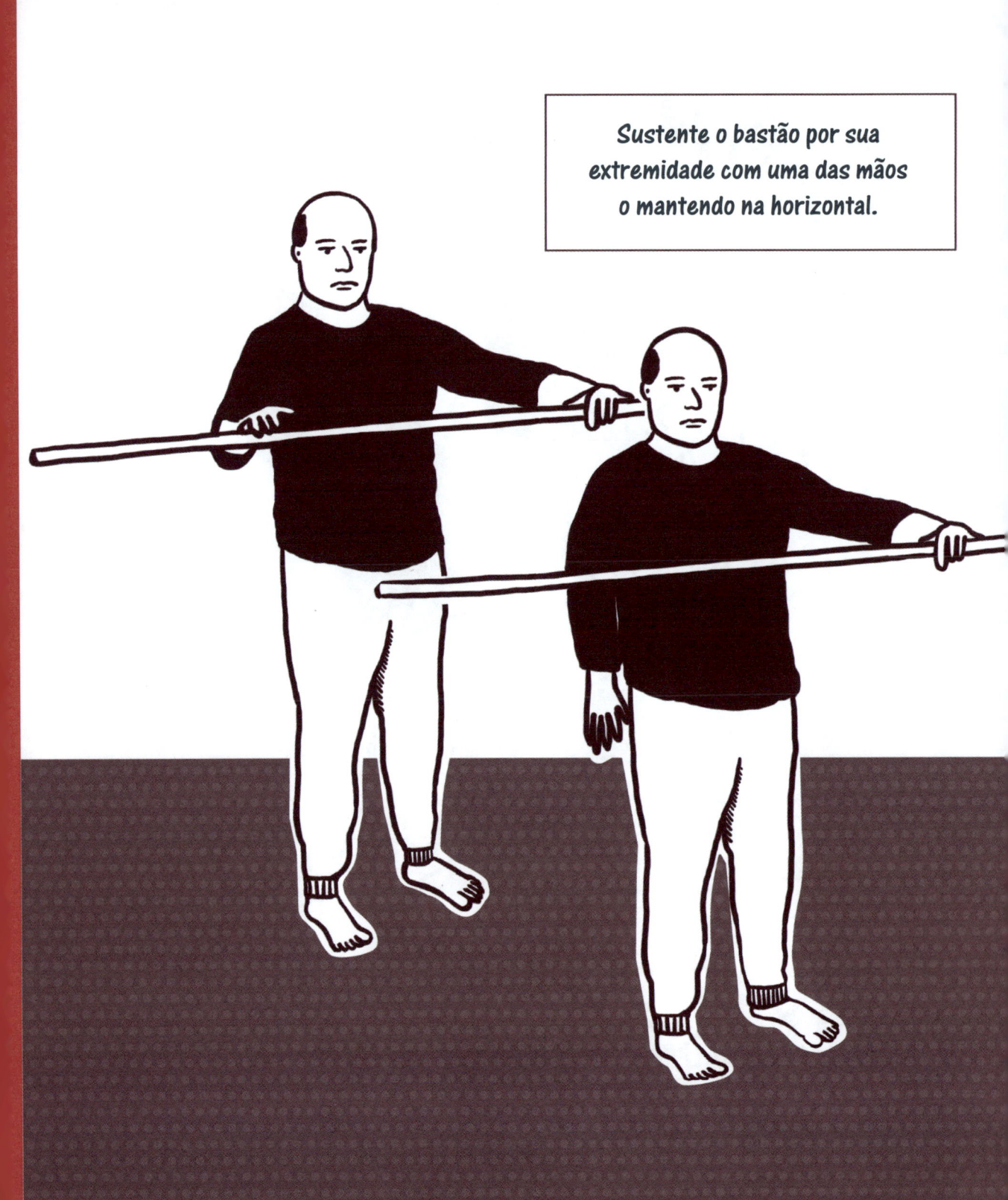

Sustente o bastão por sua extremidade com uma das mãos o mantendo na horizontal.

SSSHLAPT!!

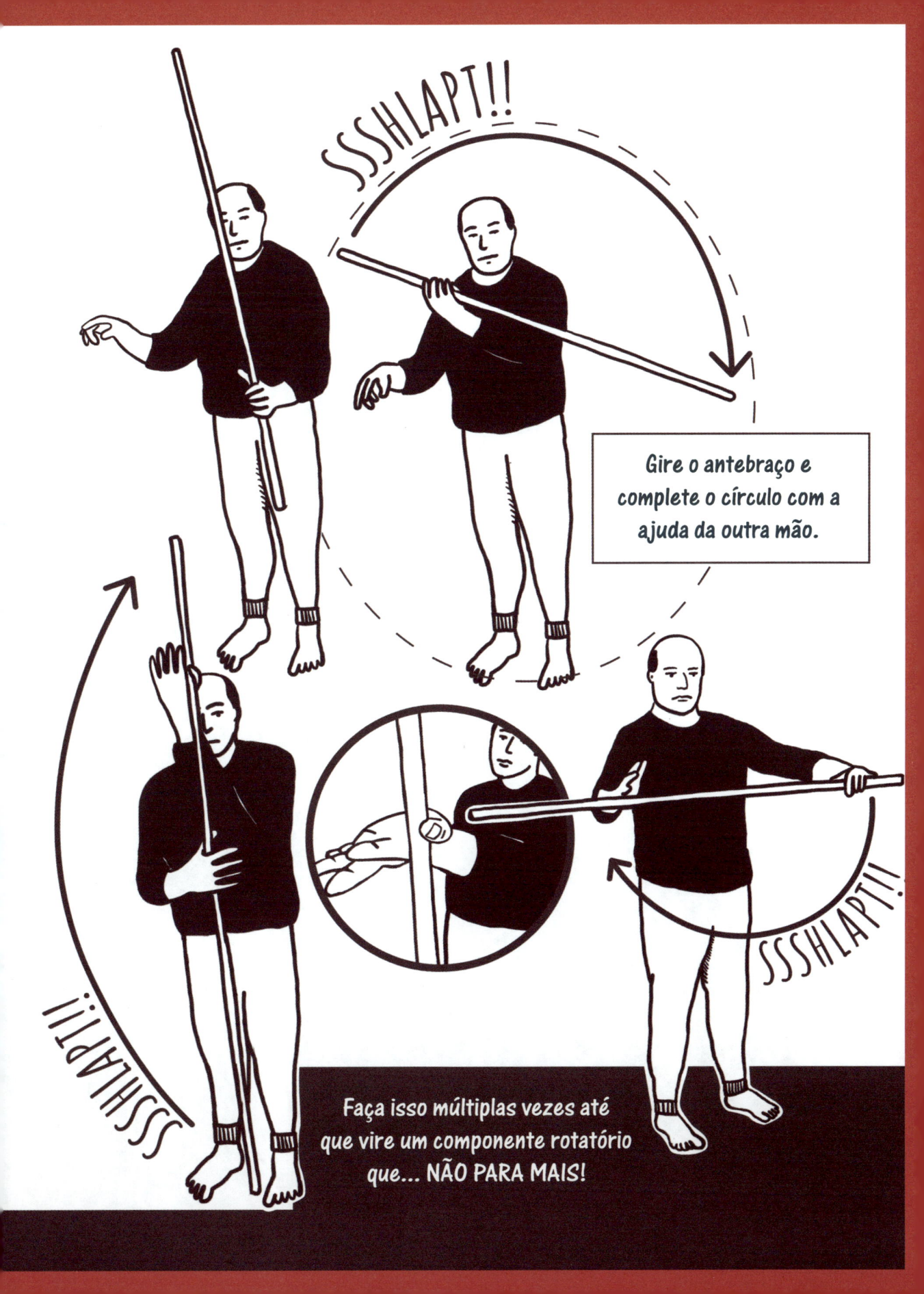

Gire o antebraço e complete o círculo com a ajuda da outra mão.

SSSHLAPT!!

SSSHLAPT!!

Faça isso múltiplas vezes até que vire um componente rotatório que... NÃO PARA MAIS!

SEQUÊNCIA 6

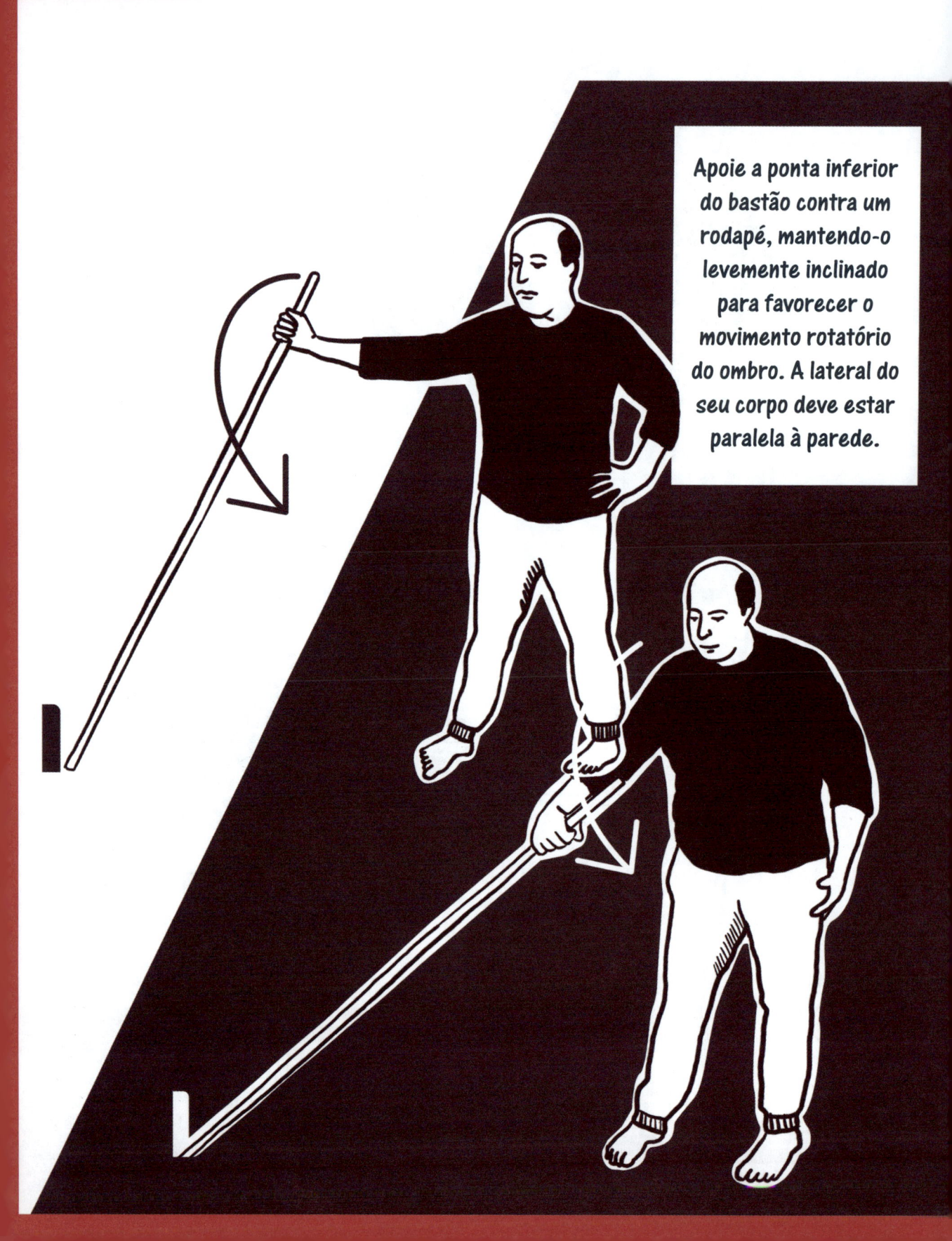

Apoie a ponta inferior do bastão contra um rodapé, mantendo-o levemente inclinado para favorecer o movimento rotatório do ombro. A lateral do seu corpo deve estar paralela à parede.

A PALMA DA MÃO OLHA PARA A FRENTE.

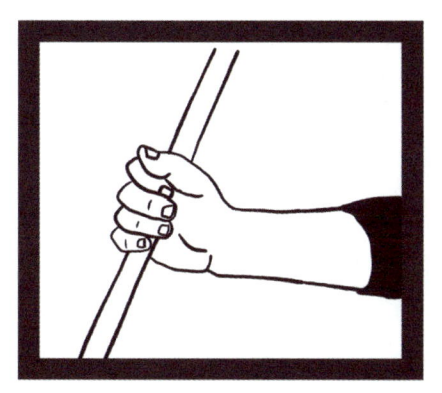

Inicie a rotação da mão para dentro e passe o bastão pela lateral do seu corpo por baixo da axila. Naturalmente seu corpo se posicionará de costas para a parede. Termine em flexão, arredondando as costas, enrolando o ombro para dentro.

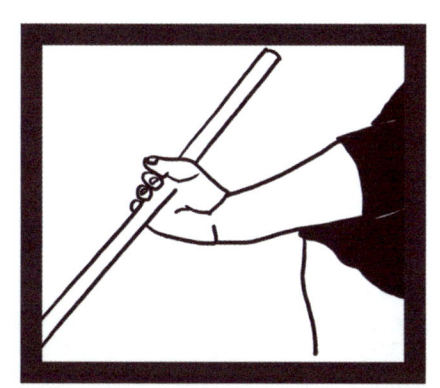

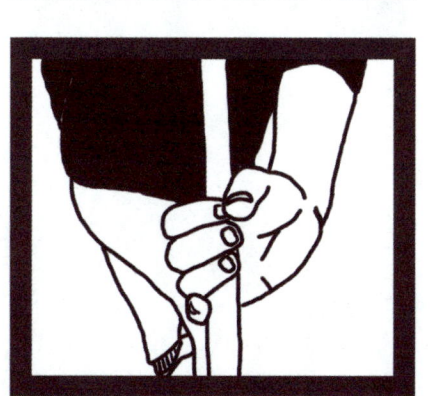

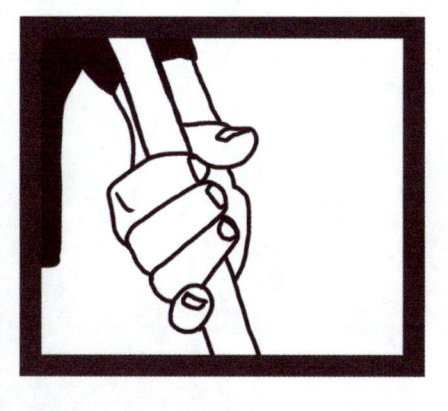

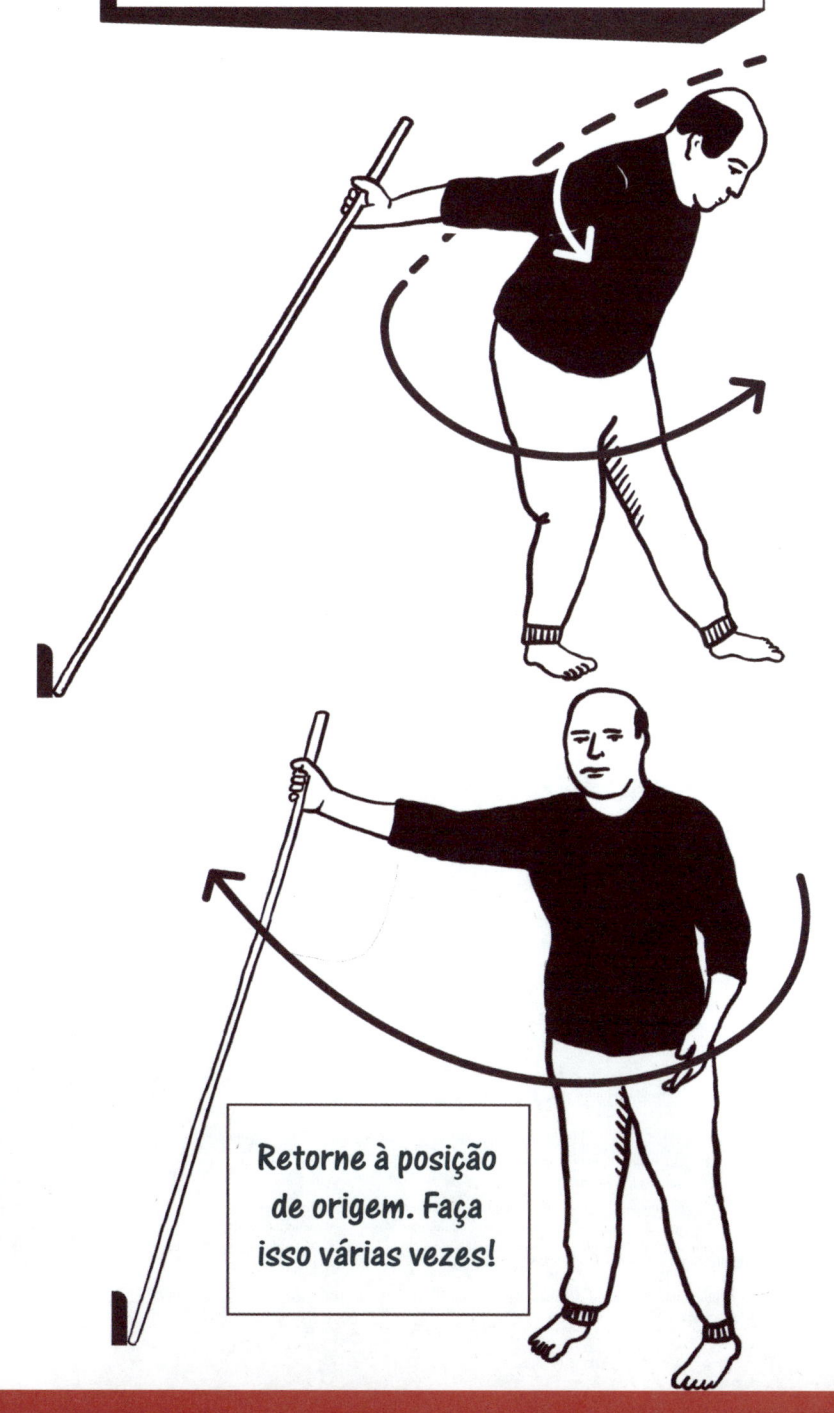

Retorne à posição de origem. Faça isso várias vezes!

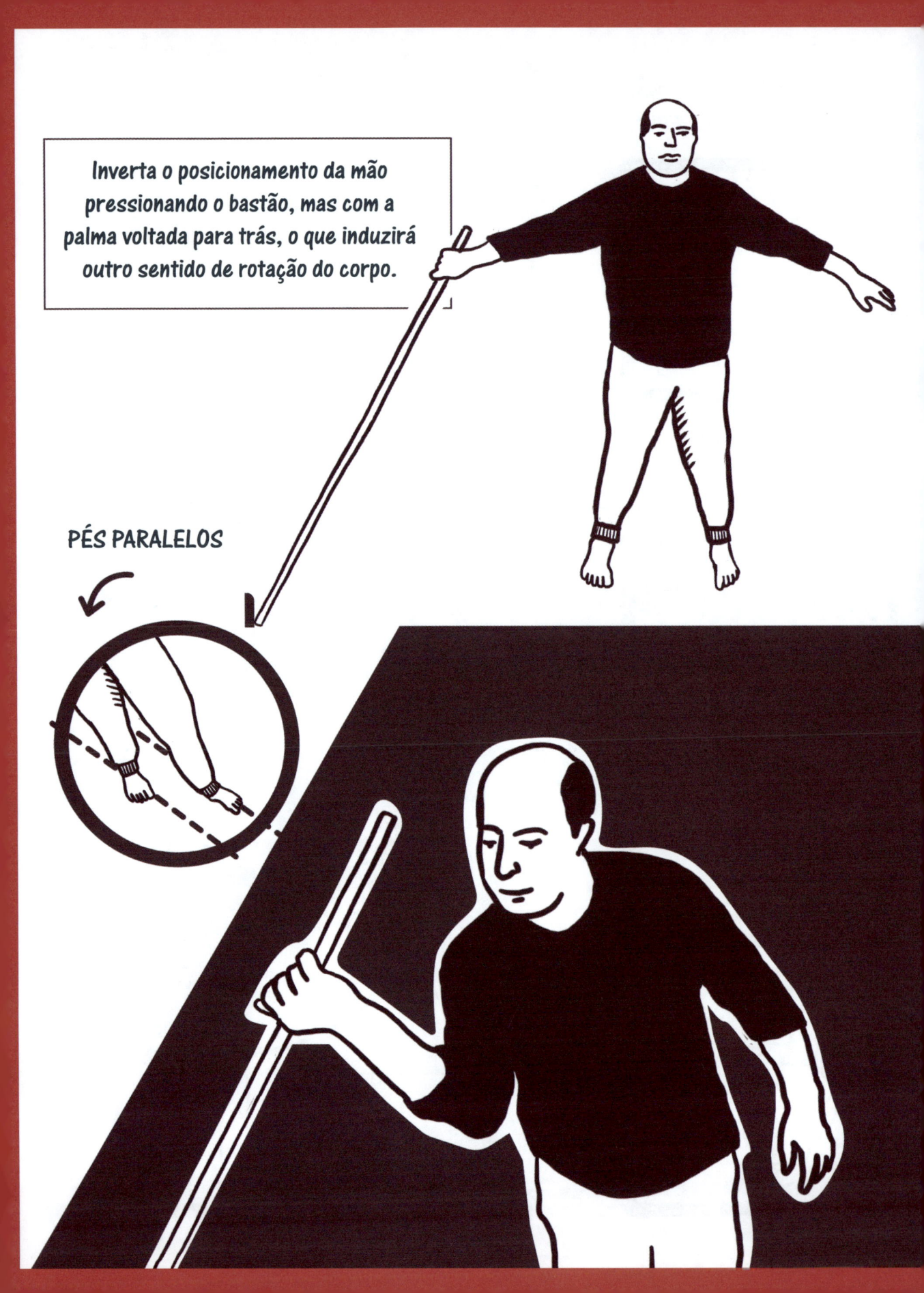

Inverta o posicionamento da mão pressionando o bastão, mas com a palma voltada para trás, o que induzirá outro sentido de rotação do corpo.

PÉS PARALELOS

O início do movimento leva o antebraço a uma rotação externa.

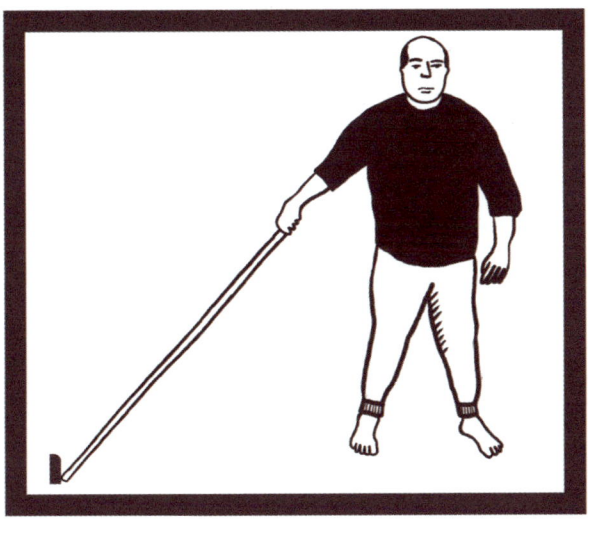

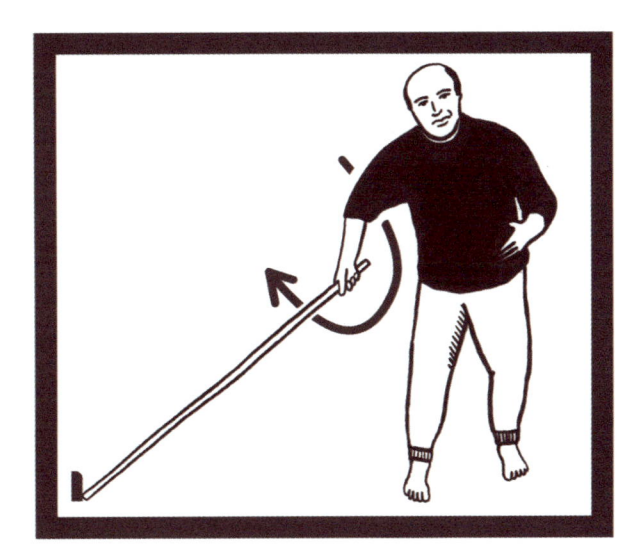

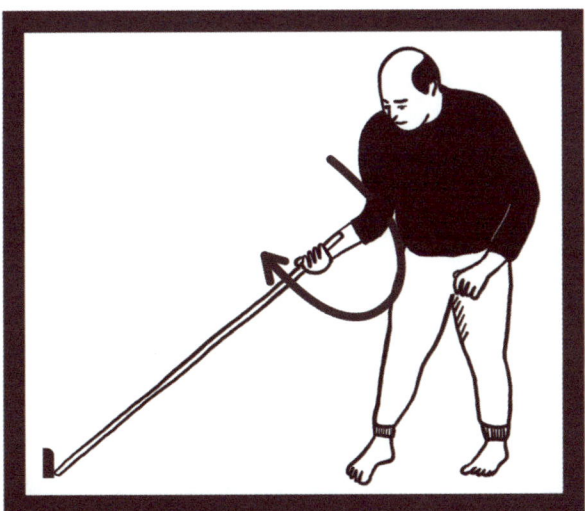

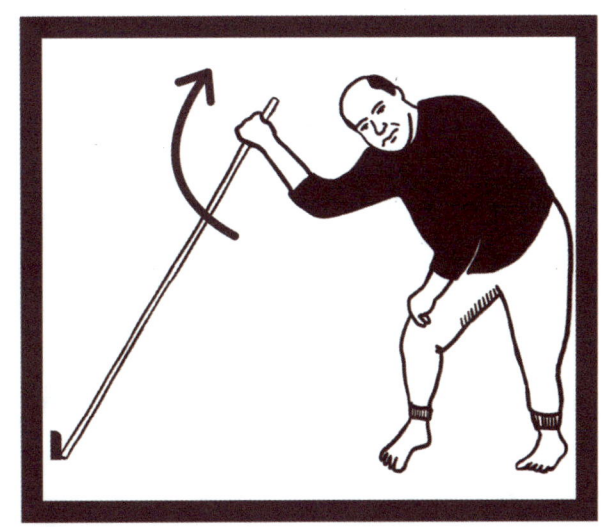

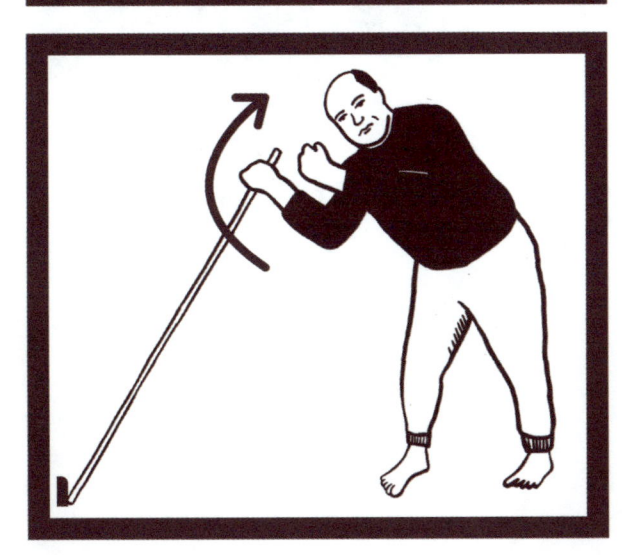

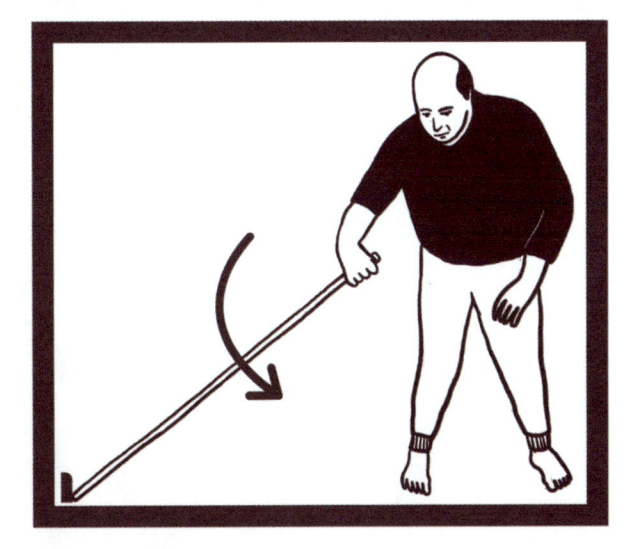

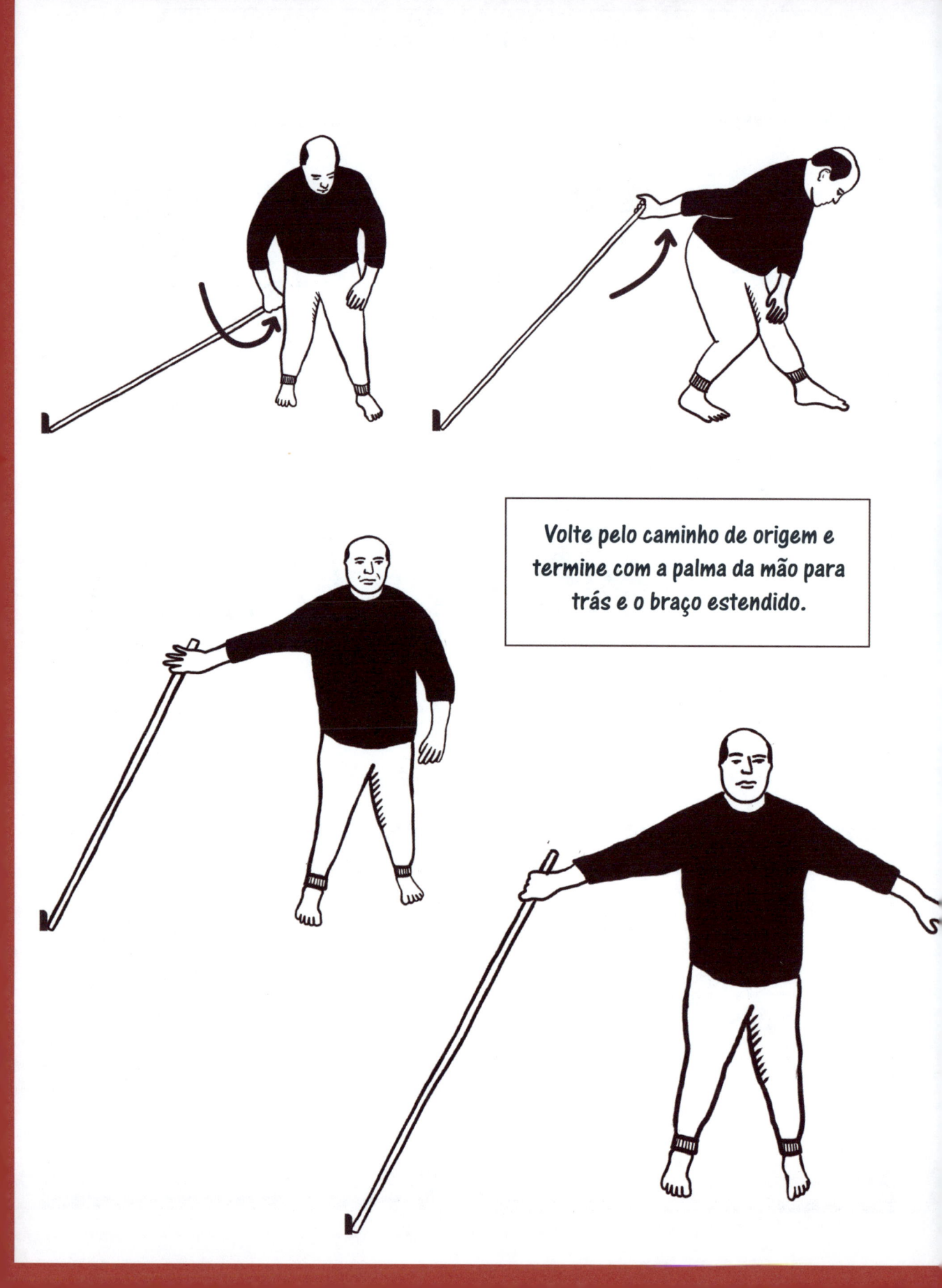

Volte pelo caminho de origem e termine com a palma da mão para trás e o braço estendido.

OS DOIS MOVIMENTOS...

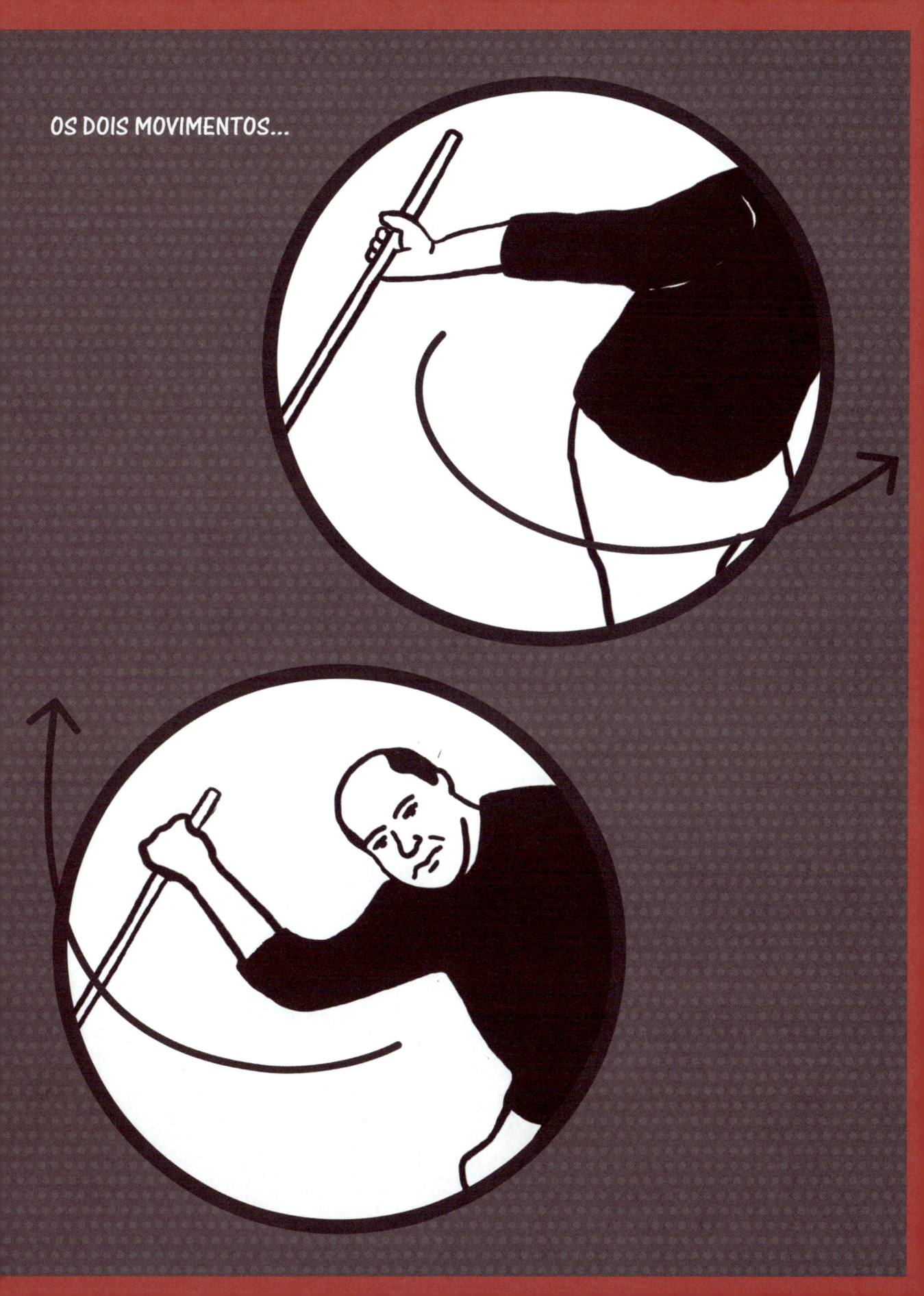

SEQUÊNCIA 7

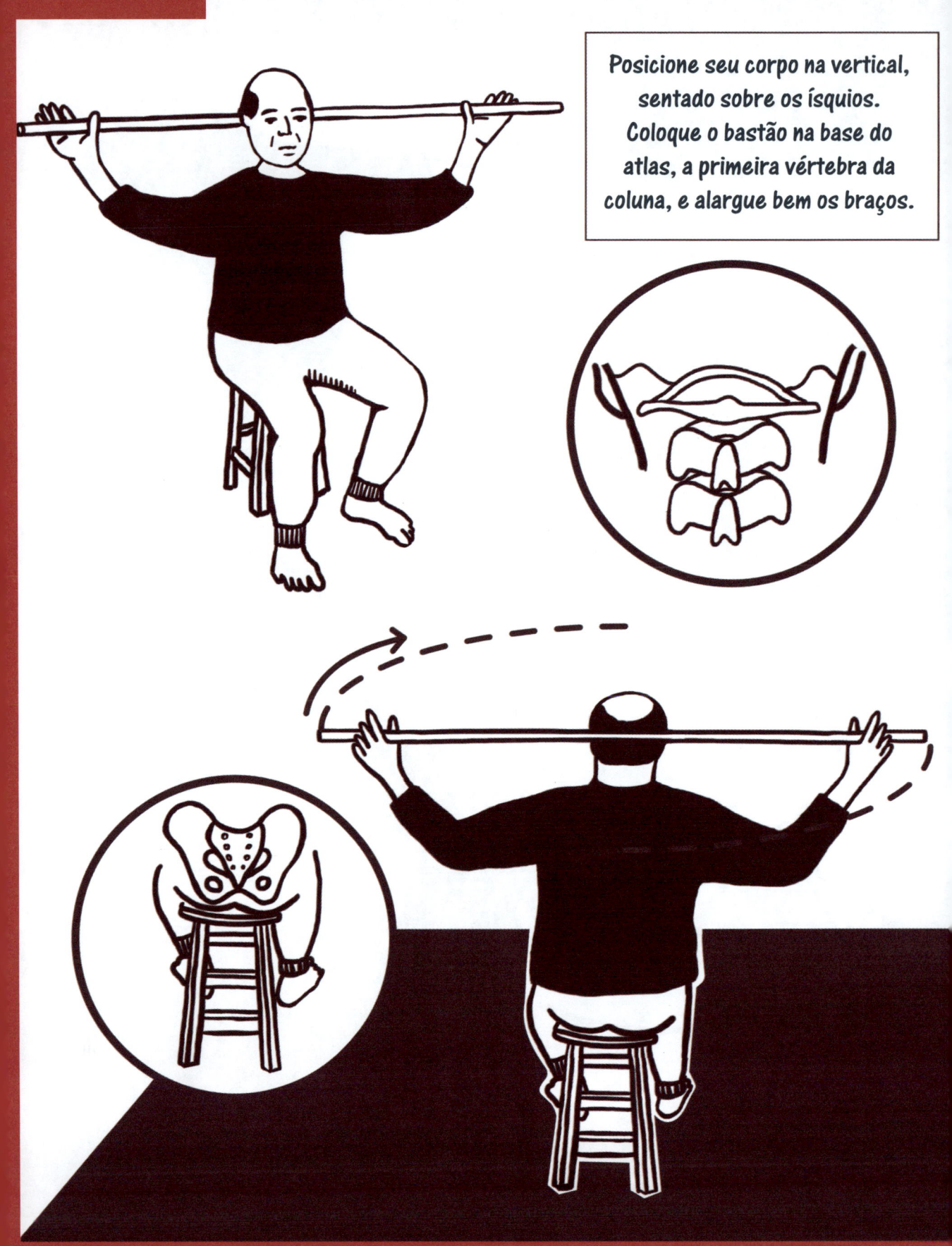

Posicione seu corpo na vertical, sentado sobre os ísquios. Coloque o bastão na base do atlas, a primeira vértebra da coluna, e alargue bem os braços.

Coloque, então, o bastão lateralmente sobre a têmpora. Observe que a mão da frente pressiona o bastão e a de trás o traciona, equilibrando sua pressão sobre o crânio.

Ao girar, perceba a rotação das mãos, o apoio da mão sobre o crânio e o eixo vertical se estendendo.

Olhando para a frente, bem vertical, gire o bastão passando novamente pelo atlas e atingindo o outro lado do crânio. A cabeça encosta na mão de trás. Mantenha a pressão lateral por alguns segundos.

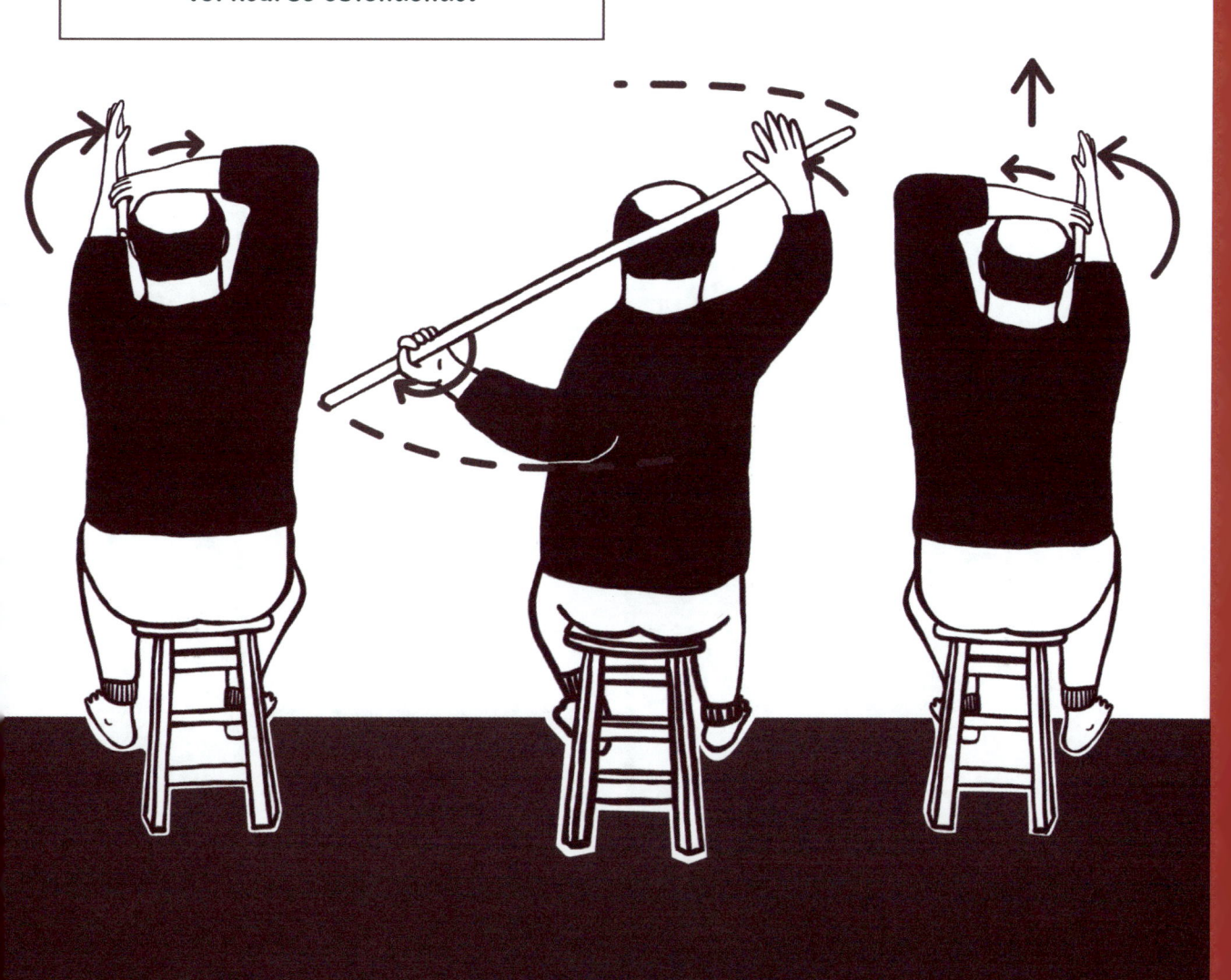

SEQUÊNCIA 8

O mesmo movimento anterior deverá acontecer em torno das costelas e em torno dos ossos do quadril.

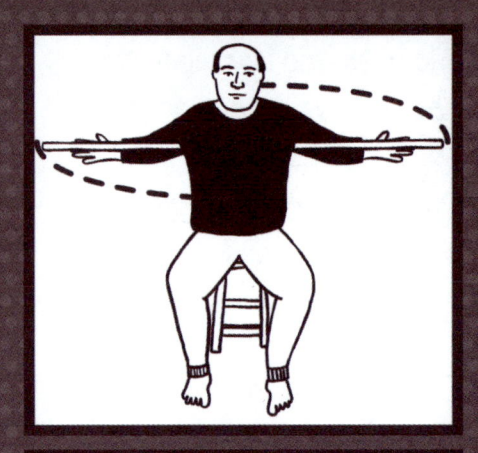

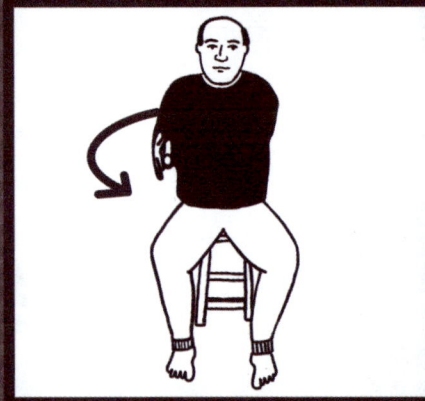

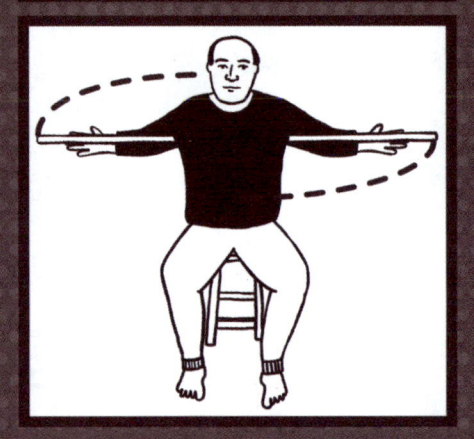

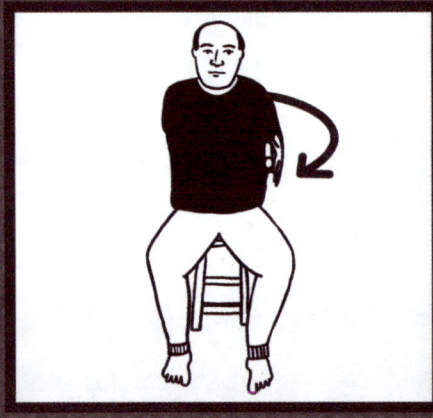

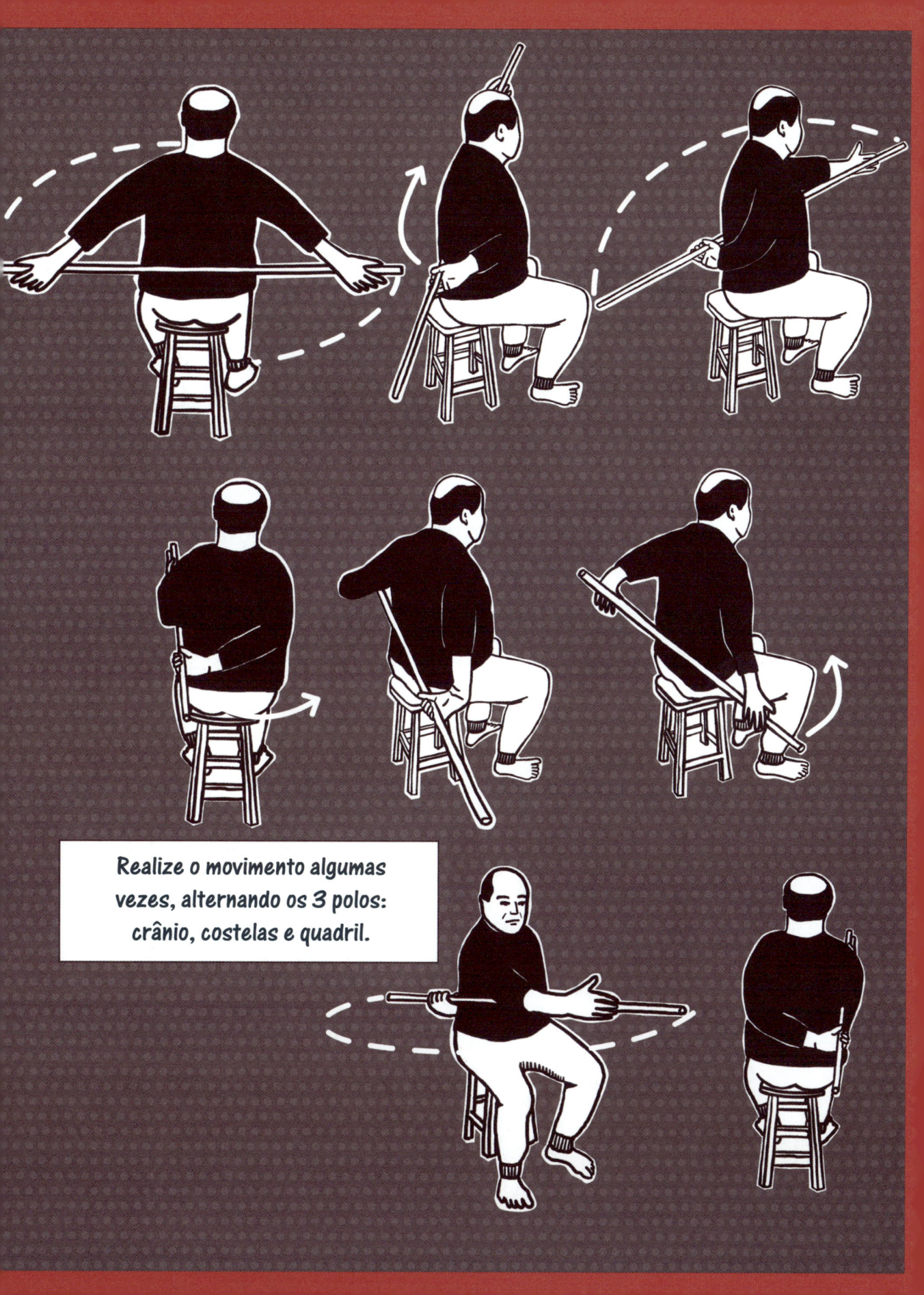

Realize o movimento algumas vezes, alternando os 3 polos: crânio, costelas e quadril.

SEQUÊNCIA 9

Posicione o bastão na parte interna da sua coxa direita. Mantenha os pés paralelos com o pé direito um pouco à frente. Organize-se numa vertical e incline o tronco para a frente, pressionando o bastão contra o chão e ficando em pé.

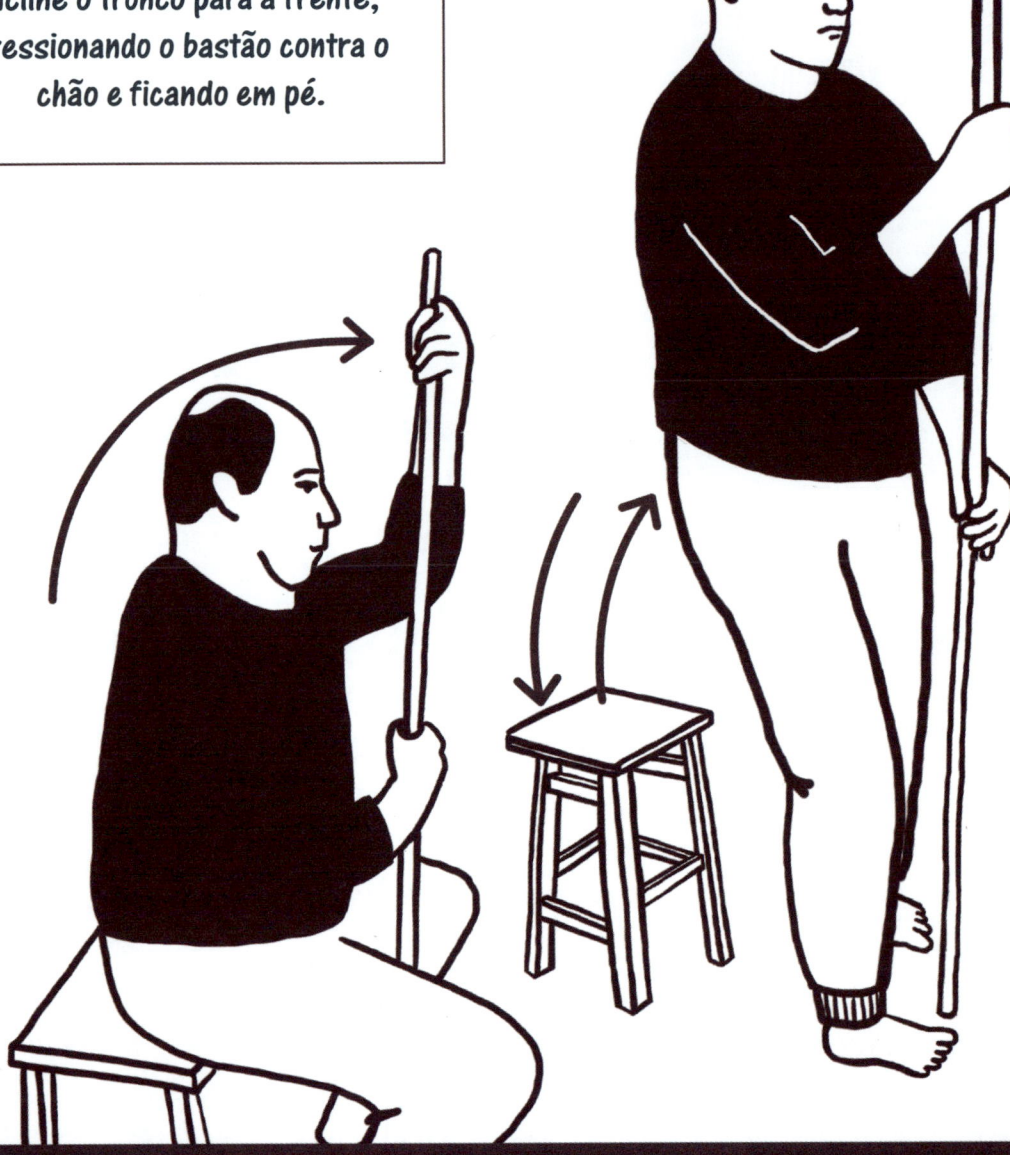

Repita esse movimento algumas vezes antes de trocar de lado.

Fique atento, tanto na subida quanto na descida, para que o pescoço permaneça longo e os ombros encaixados. Retorne, sempre mantendo o peso sobre as mãos.

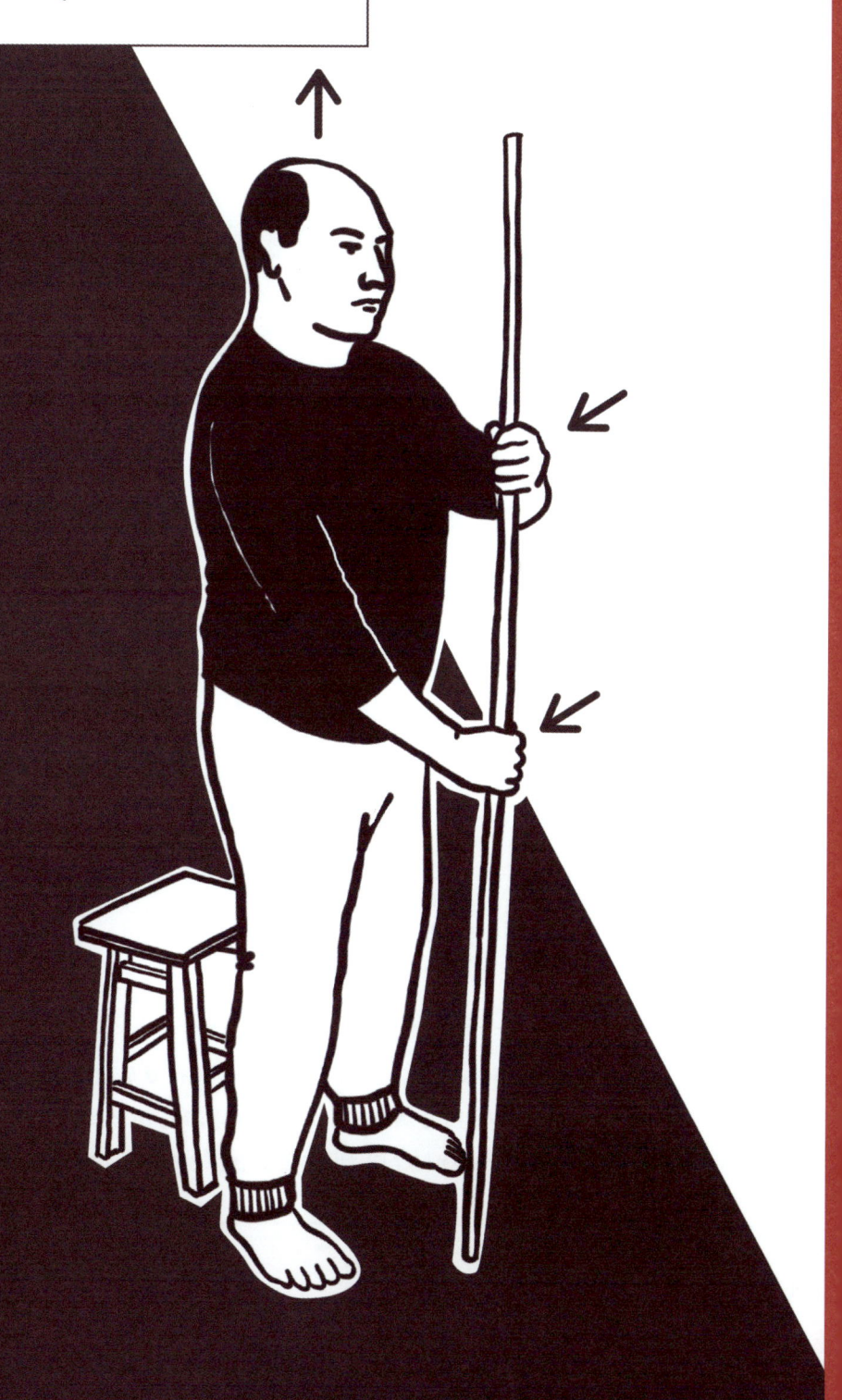

SEQUÊNCIA 10

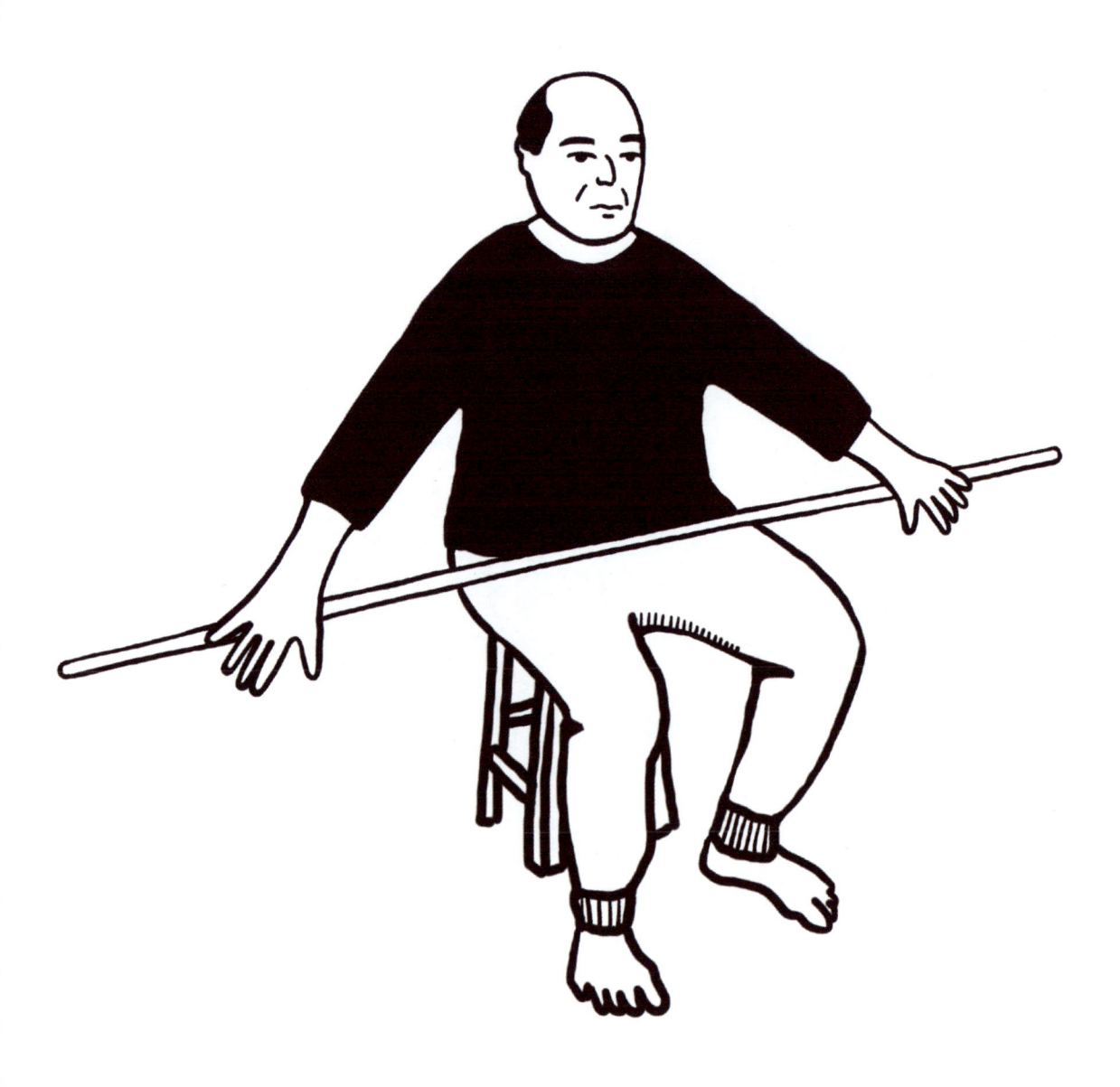

Sente-se no banco e se organize com o olhar na linha do horizonte. Com os braços bem abertos, pressione o bastão horizontalmente contra o púbis, levantando o quadril.

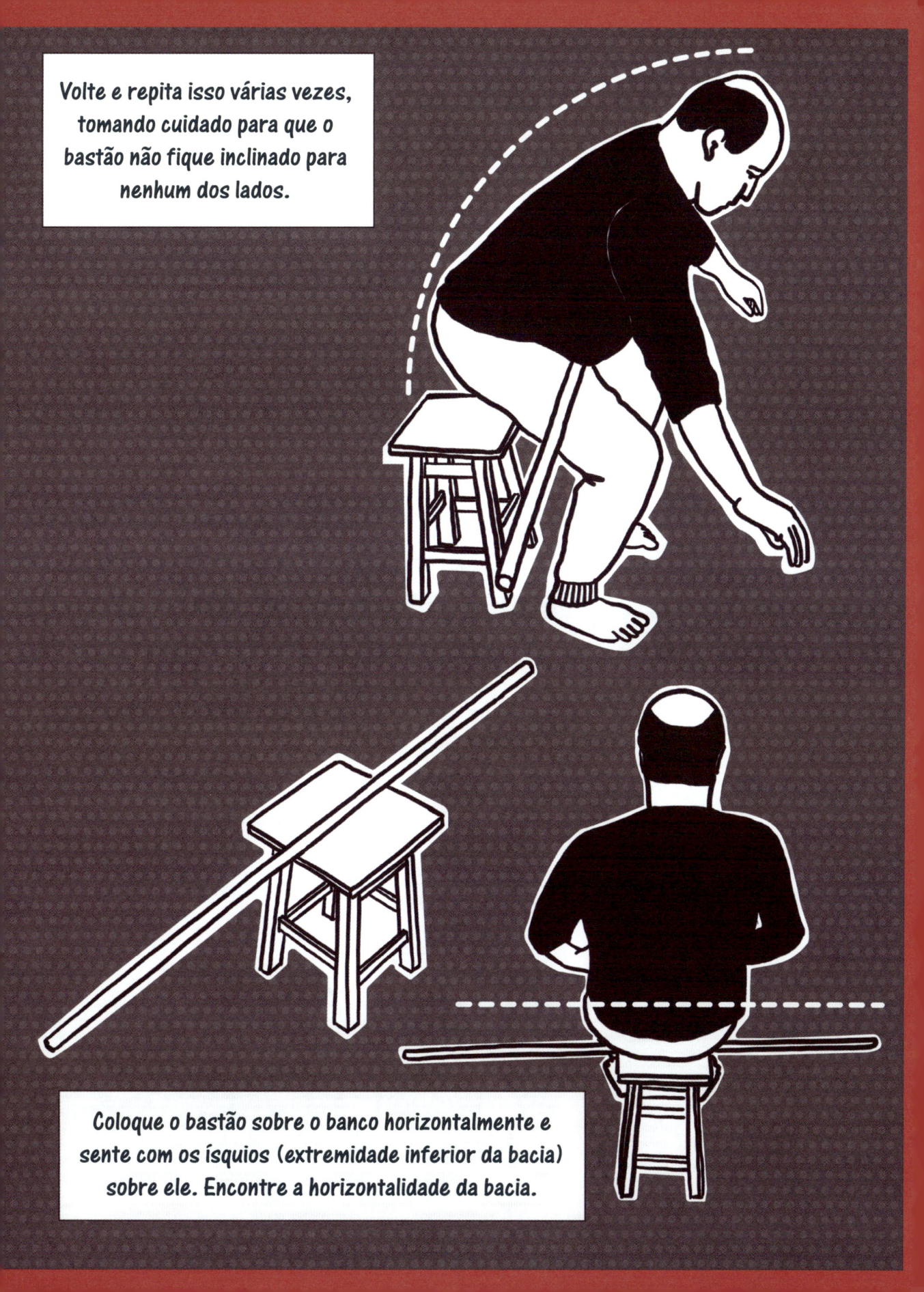

Volte e repita isso várias vezes, tomando cuidado para que o bastão não fique inclinado para nenhum dos lados.

Coloque o bastão sobre o banco horizontalmente e sente com os ísquios (extremidade inferior da bacia) sobre ele. Encontre a horizontalidade da bacia.

Após conquistar o equilíbrio da bacia sobre o bastão, abra os braços ganhando expansão.

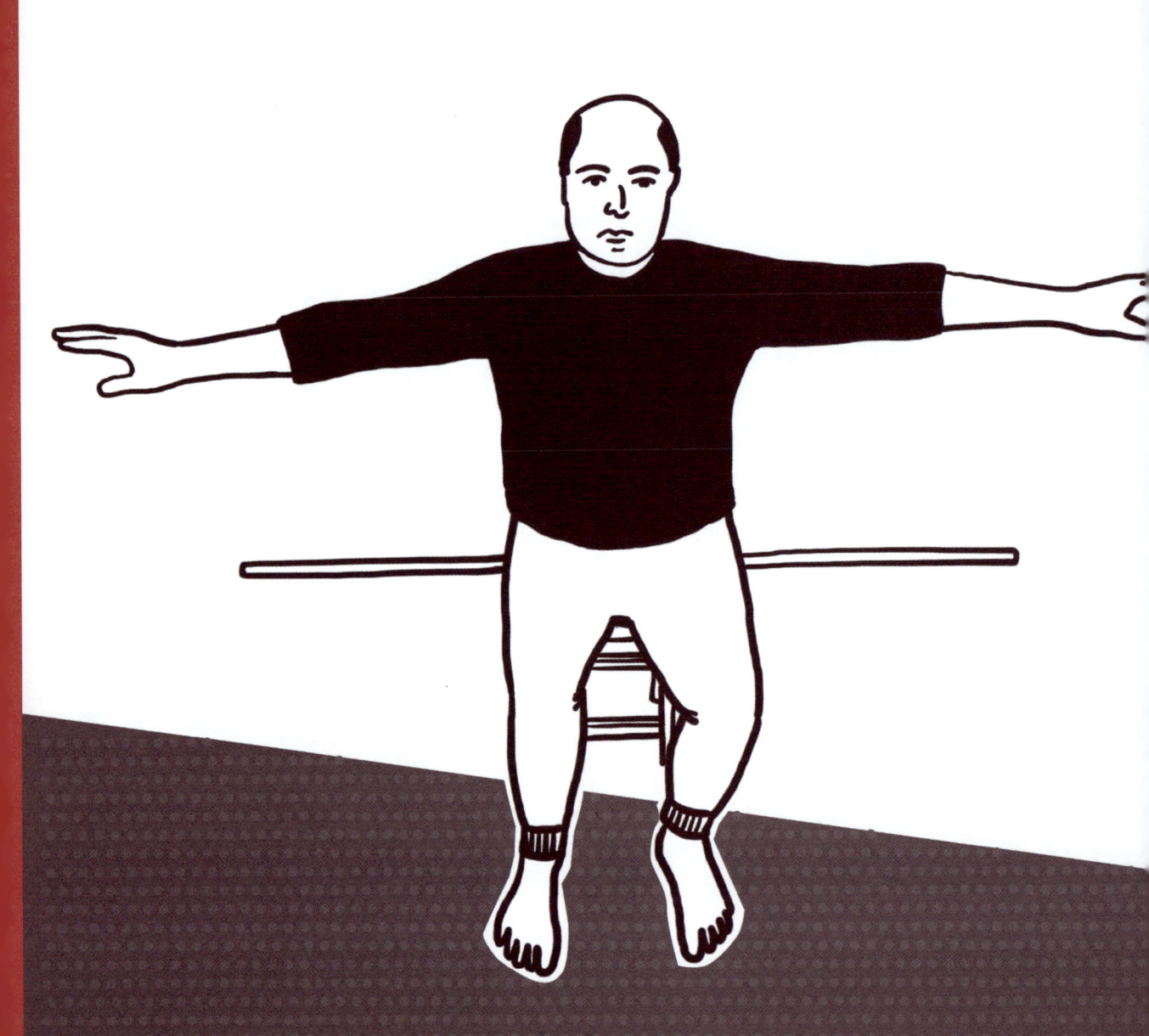

Una as palmas das mãos na frente do peito, sempre mantendo o olhar no horizonte.

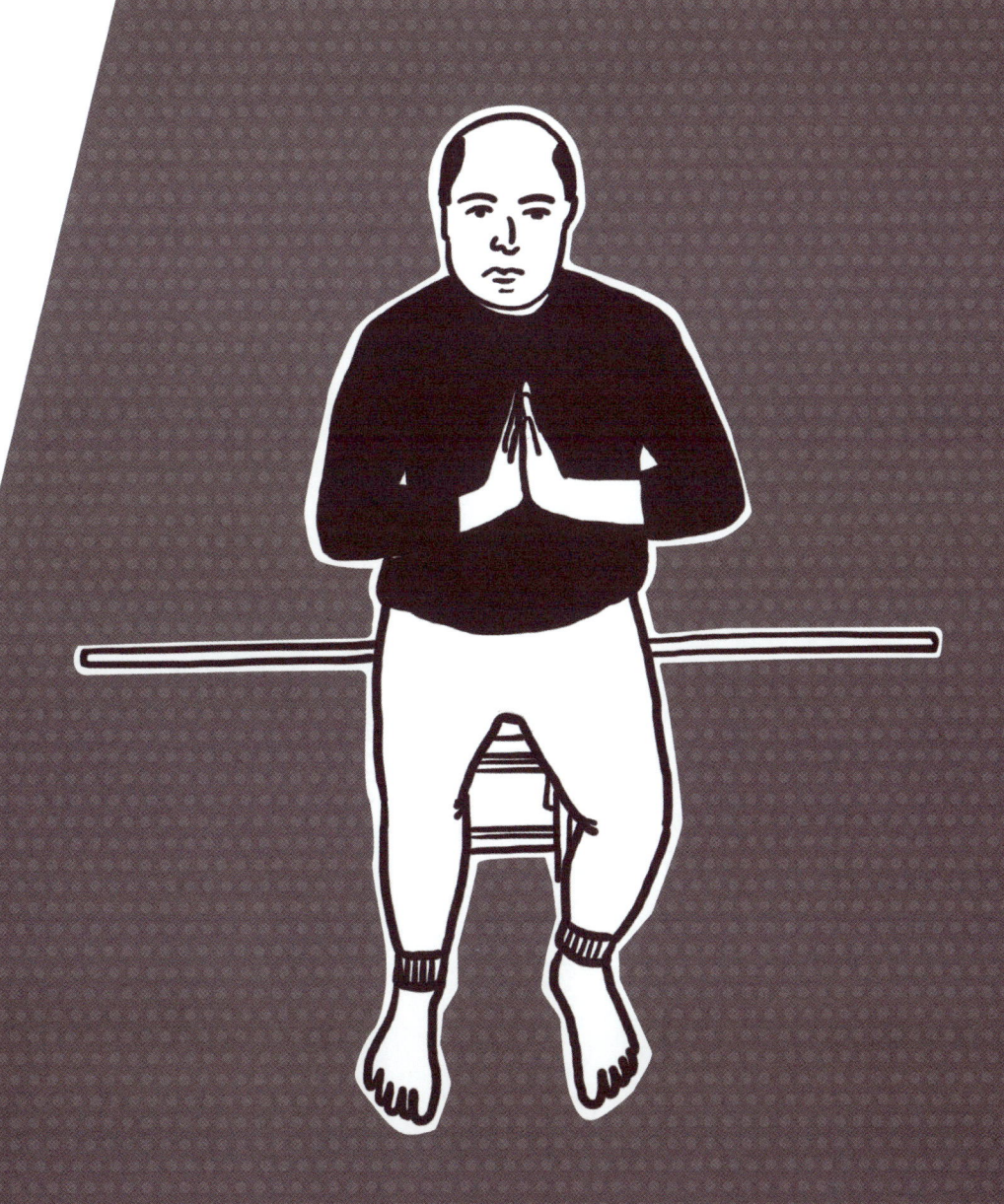

SEQUÊNCIA 11

Segure o bastão em sua extremidade com uma das mãos. Abra o braço levando o bastão para o lado com a ponta para cima.

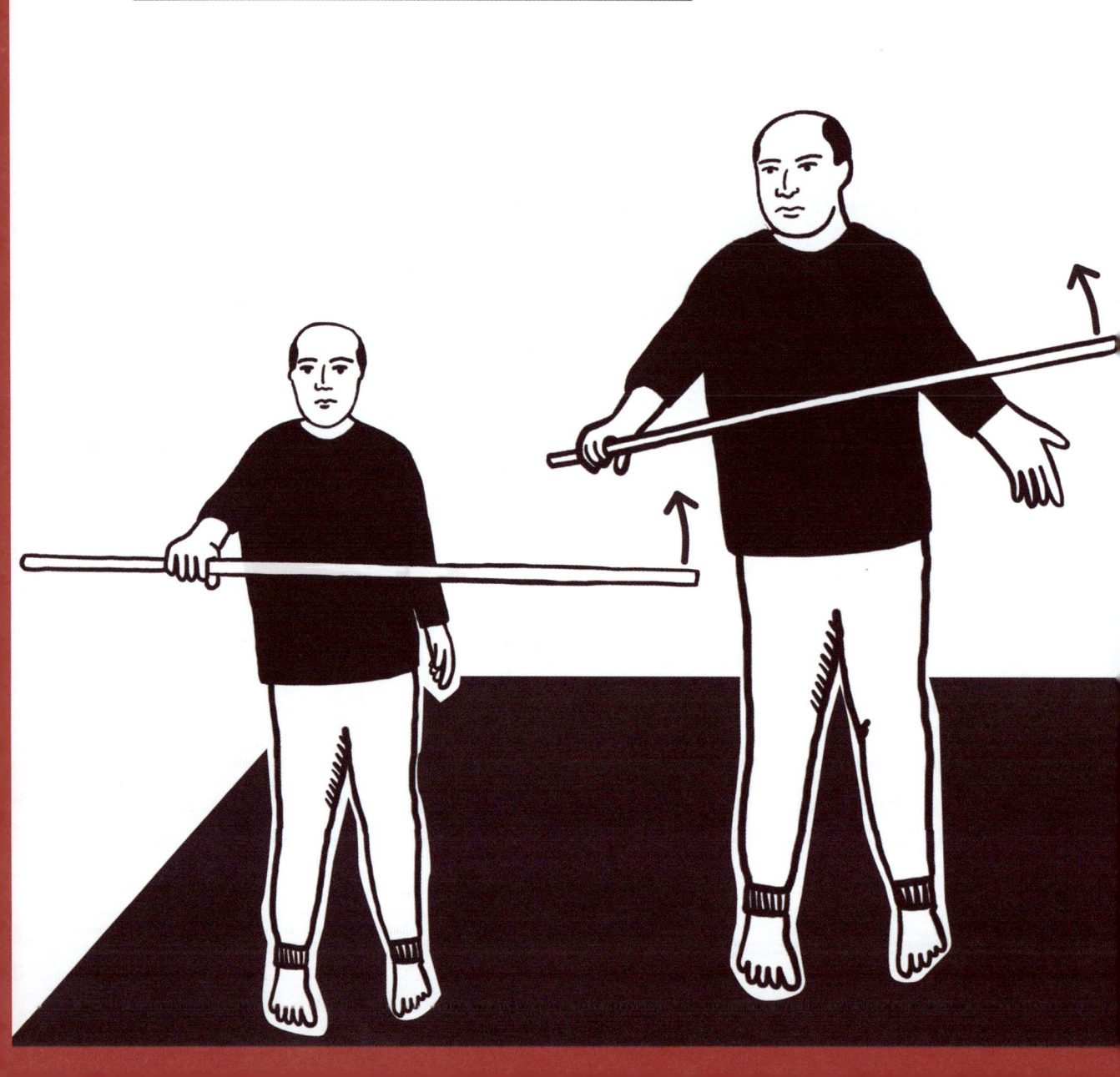

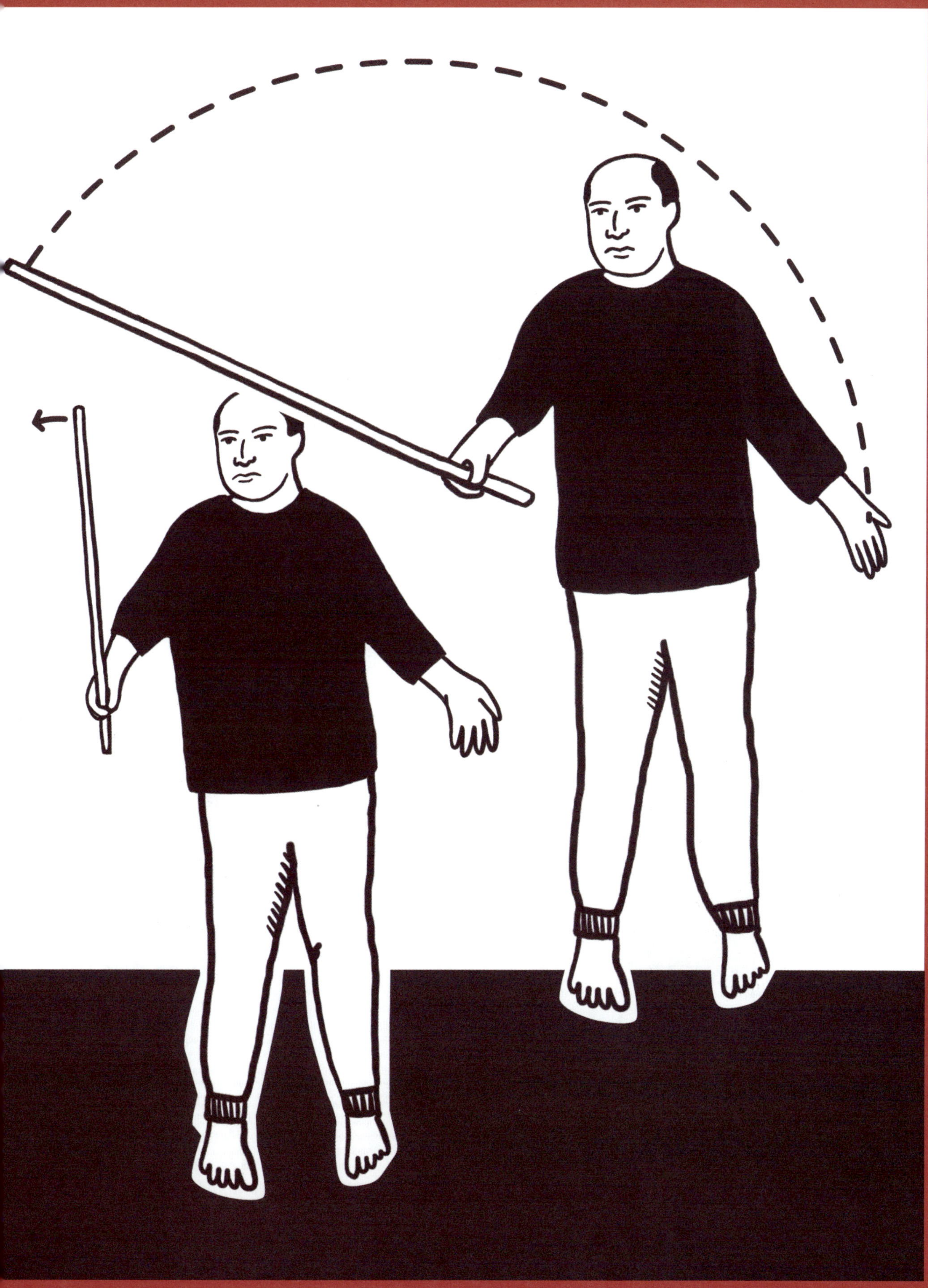

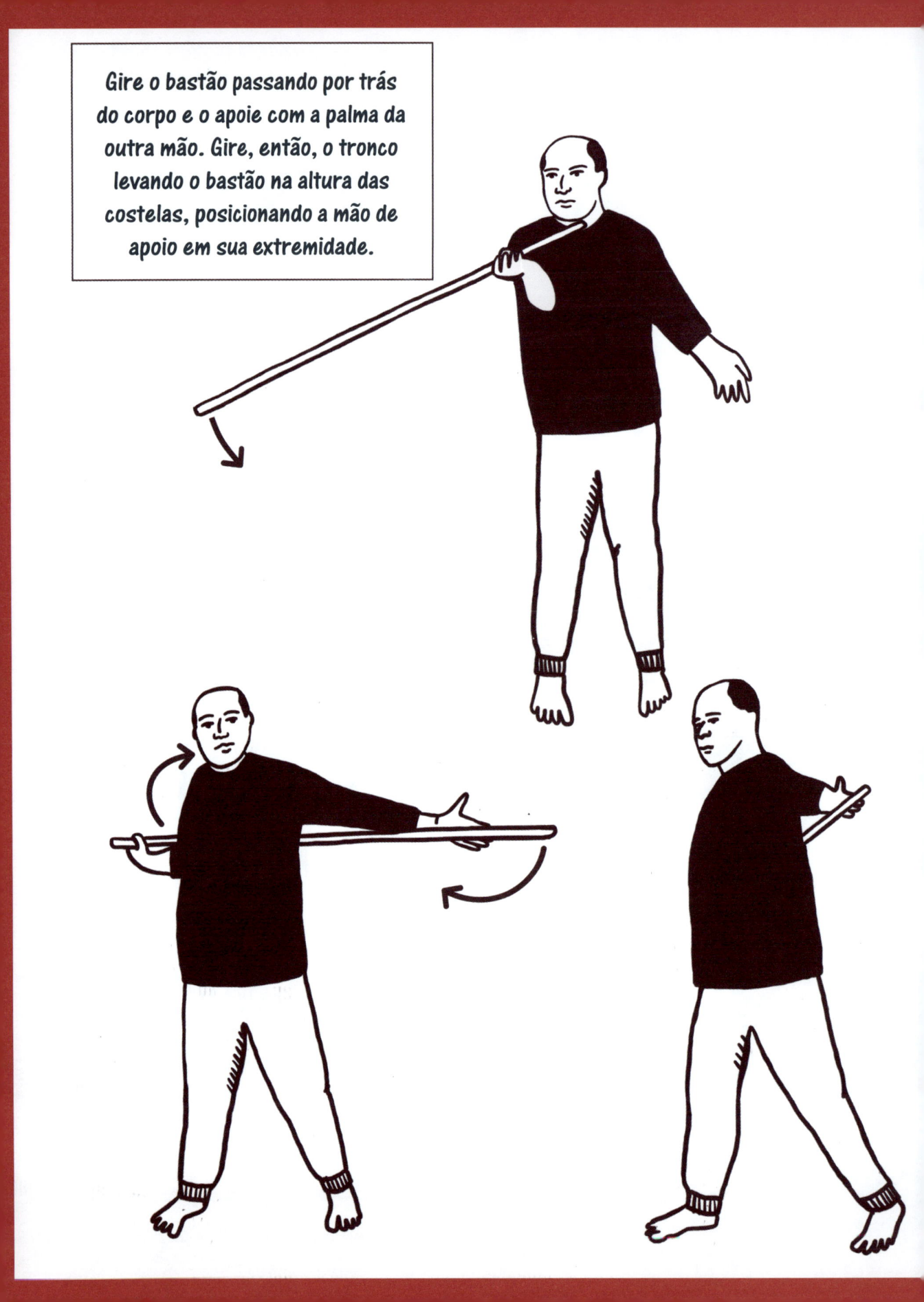

Gire o bastão passando por trás do corpo e o apoie com a palma da outra mão. Gire, então, o tronco levando o bastão na altura das costelas, posicionando a mão de apoio em sua extremidade.

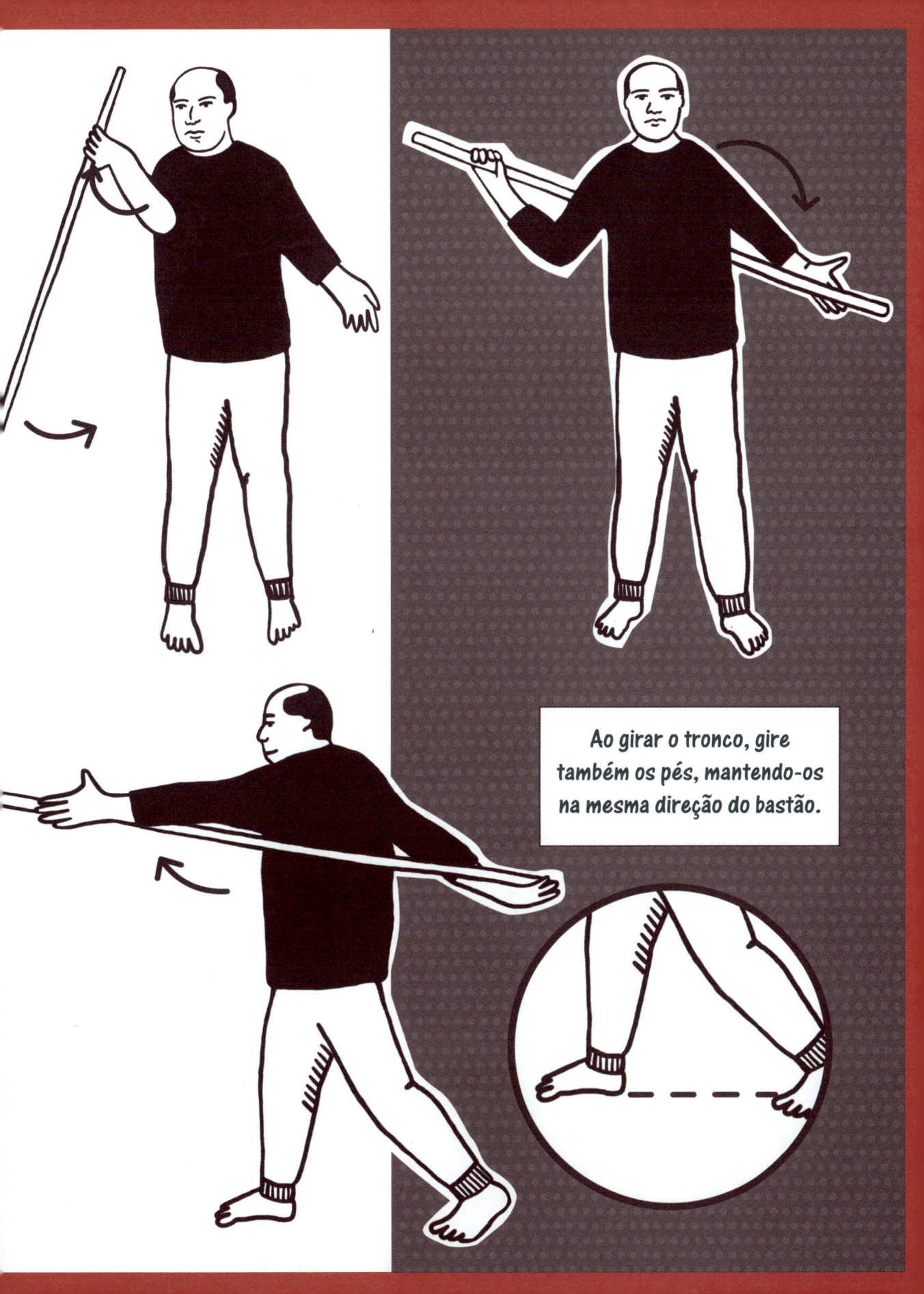

Ao girar o tronco, gire também os pés, mantendo-os na mesma direção do bastão.

SEQUÊNCIA 12

> Segure o bastão em sua extremidade com uma das mãos. Abra o braço levando a ponta do bastão para a frente e para cima.

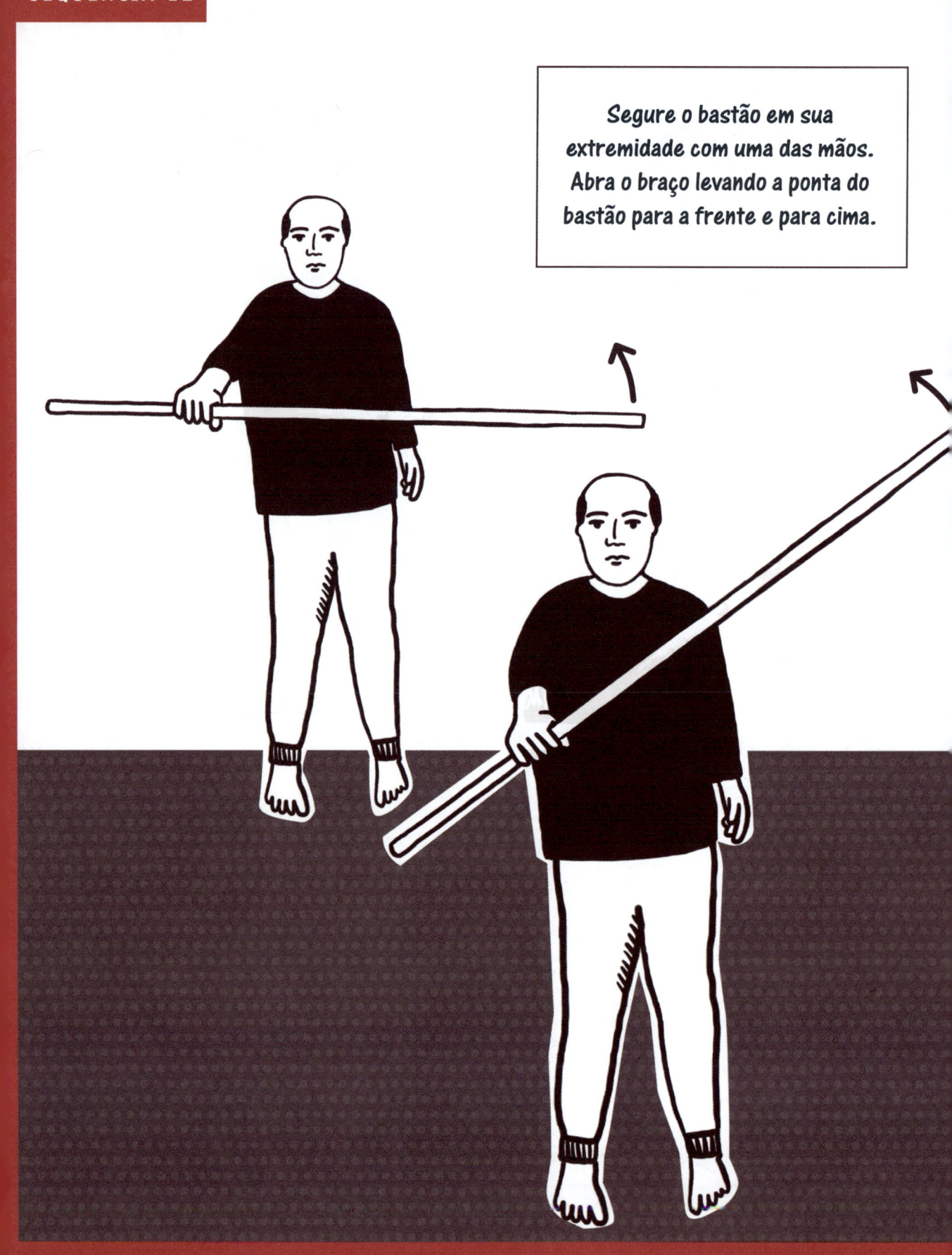

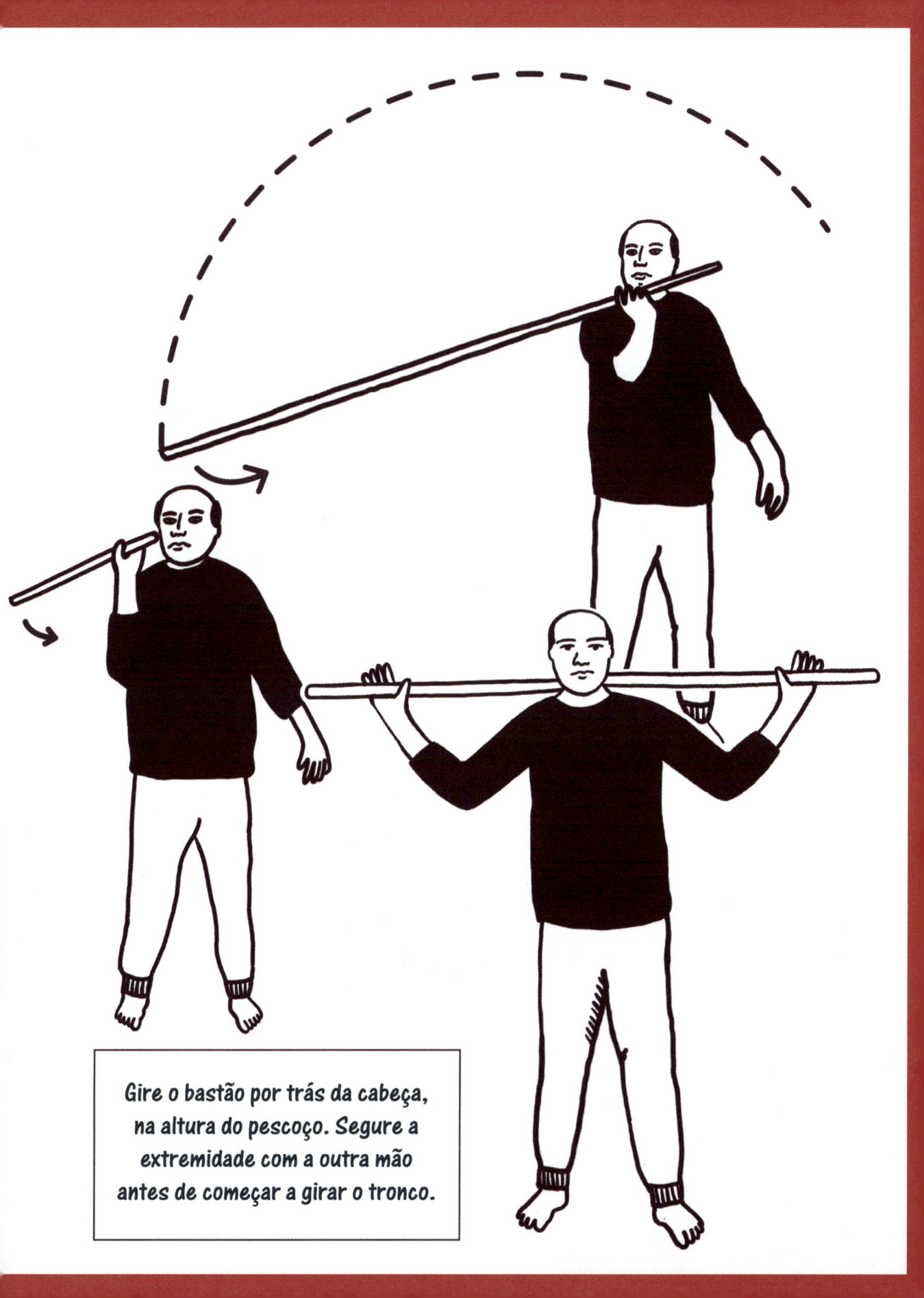

Gire o bastão por trás da cabeça, na altura do pescoço. Segure a extremidade com a outra mão antes de começar a girar o tronco.

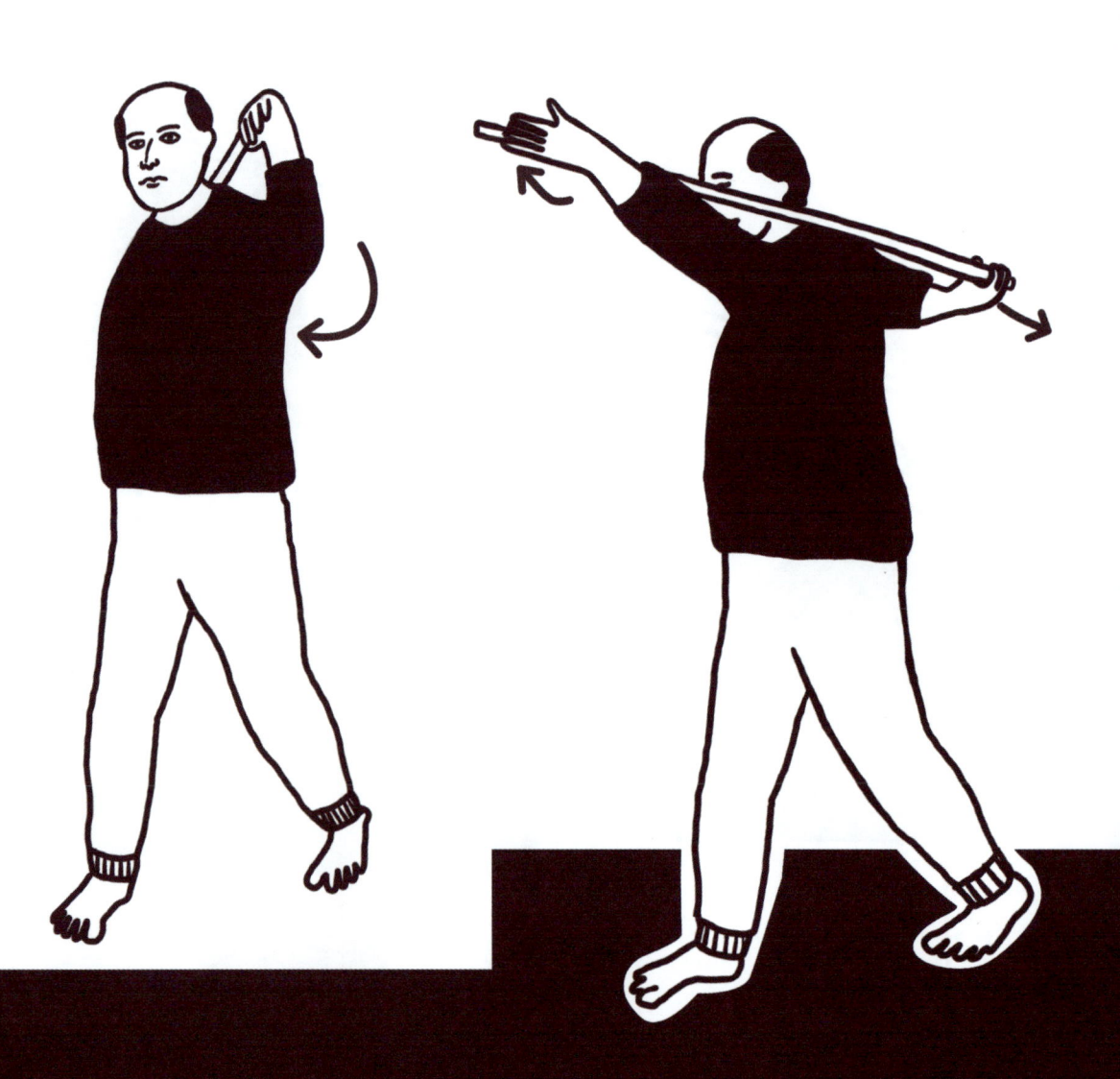

O movimento do bastão faz o tronco girar. Mantenha os pés na mesma direção do bastão!

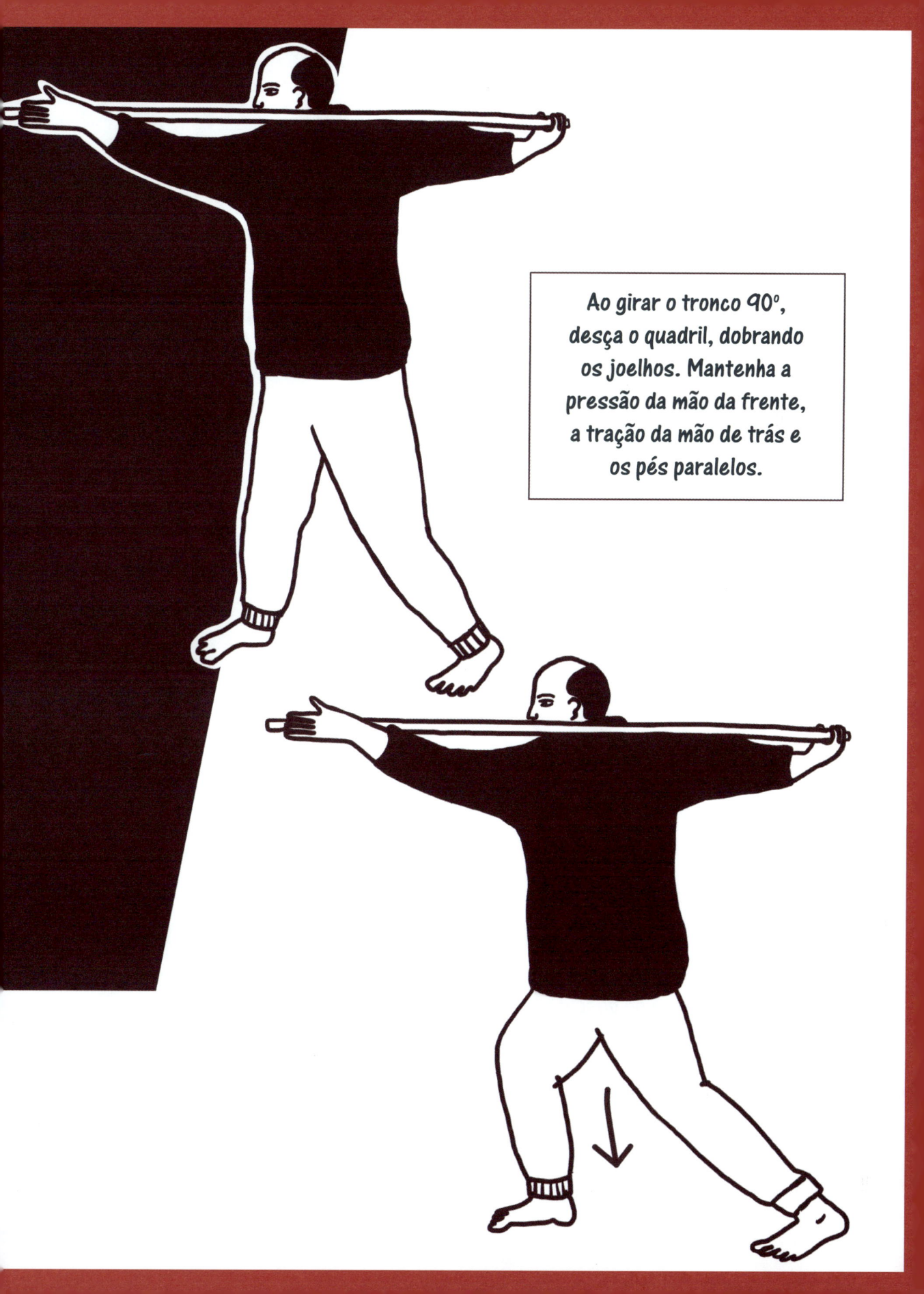

Ao girar o tronco 90°, desça o quadril, dobrando os joelhos. Mantenha a pressão da mão da frente, a tração da mão de trás e os pés paralelos.

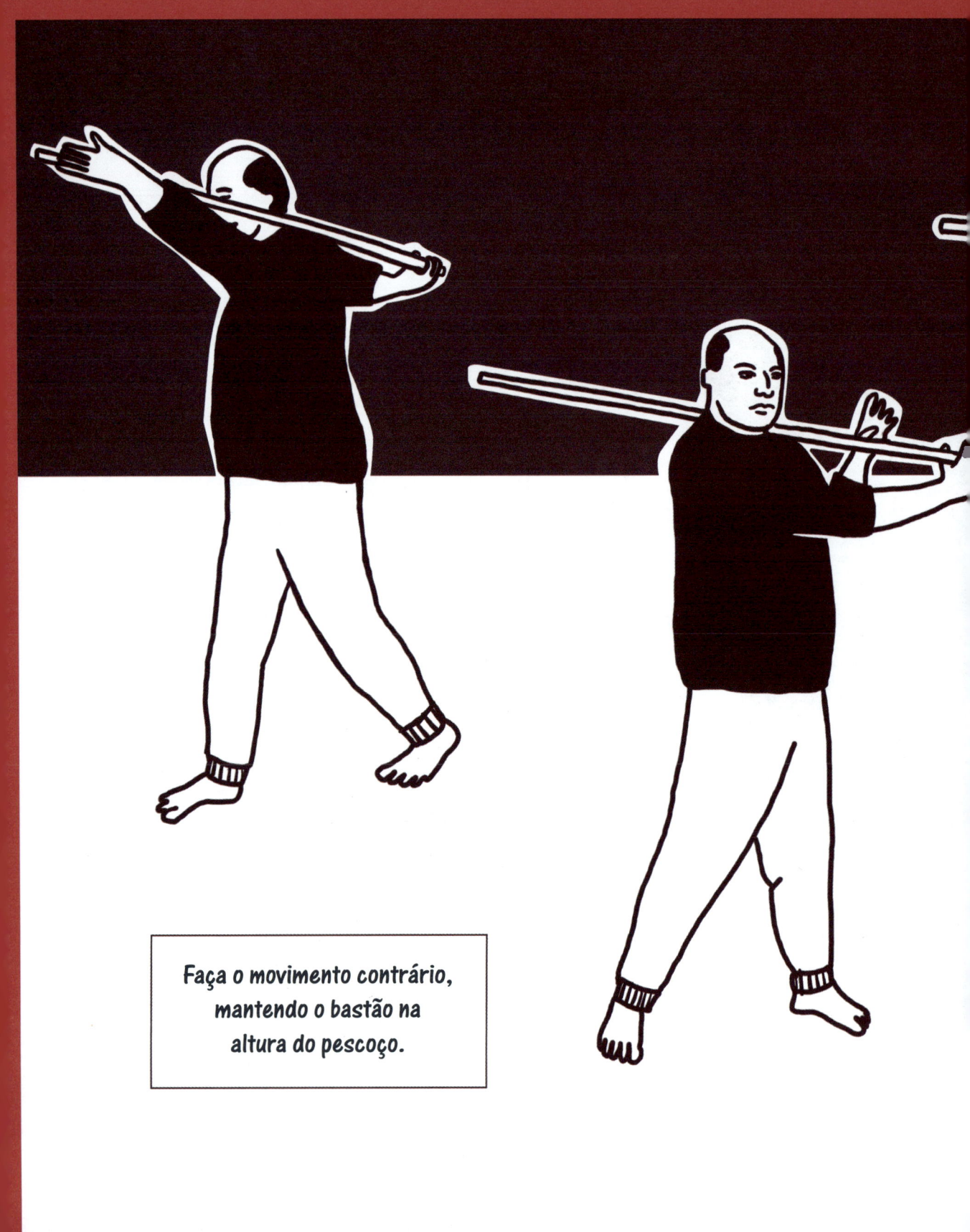

Faça o movimento contrário, mantendo o bastão na altura do pescoço.

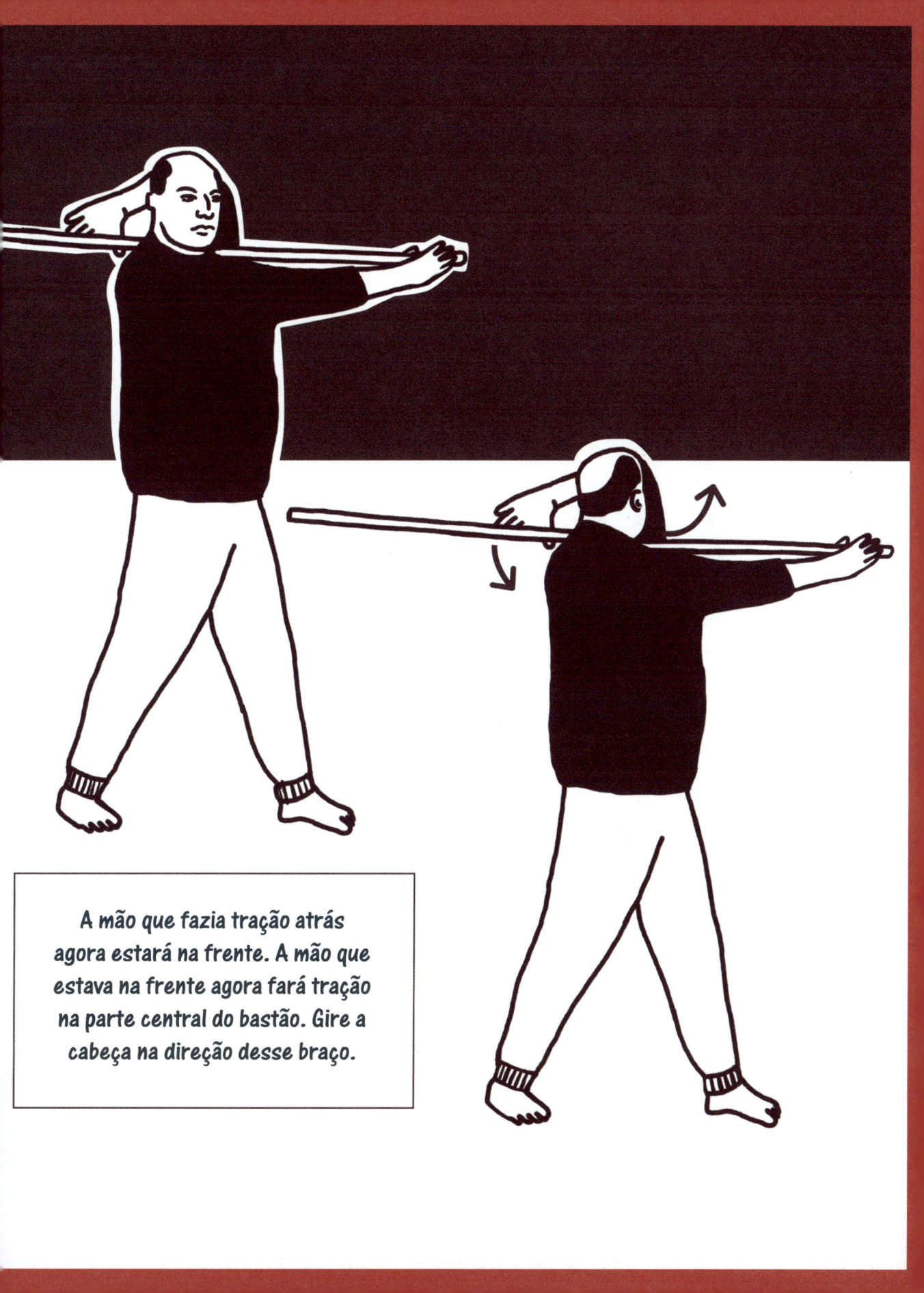

A mão que fazia tração atrás agora estará na frente. A mão que estava na frente agora fará tração na parte central do bastão. Gire a cabeça na direção desse braço.

7 VÍDEO
REFLET
AGIR

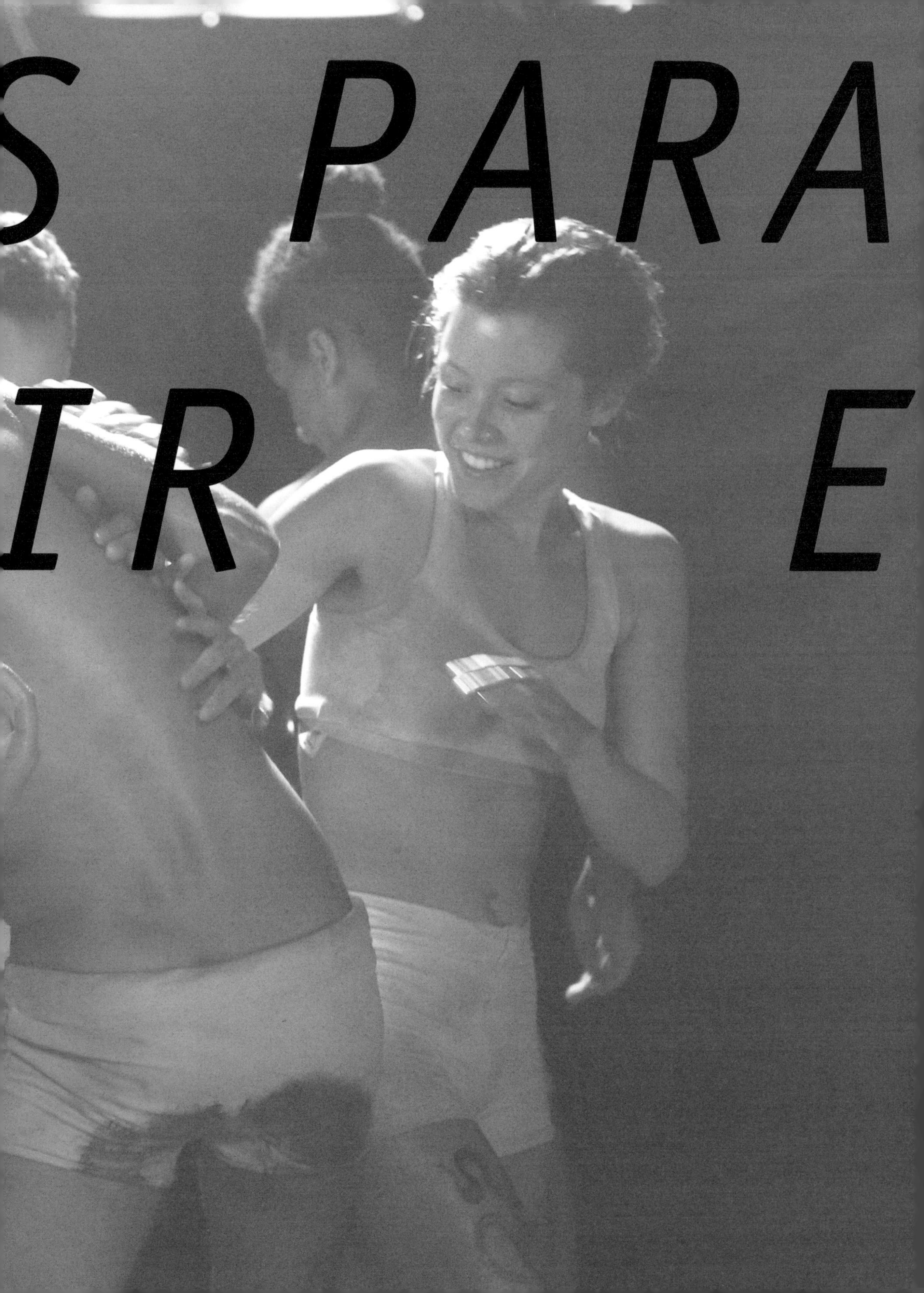

EPISÓDIO 1 | PASSAGEM PELA JUVENTUDE

Entre a infância e a vida adulta, há mudanças e transformações profundas. Como atravessar a adolescência?

EPISÓDIO 2 | ADOLESCENTE E SOCIEDADE

É preciso superar de uma vez por todas a ideia de "aborrescência". Crises e alterações estão presentes em todas as fases da vida.

EPISÓDIO 3 | VISÕES DA ADOLESCÊNCIA

O século XX foi marcado pela busca da compreensão do período que denominamos *adolescência*. Quais foram, até aqui, as etapas desse percurso?

EPISÓDIO 4 | ANGÚSTIA DO TEMPO

A percepção do tempo, de que temos início e fim, é o que nos faz humanos, o que nos faz transcender e criar.

EPISÓDIO 5 | ENFRENTAMENTO E ADAPTAÇÕES FAMILIARES

O jovem não amadurece sozinho. Toda a família precisa amadurecer com ele.

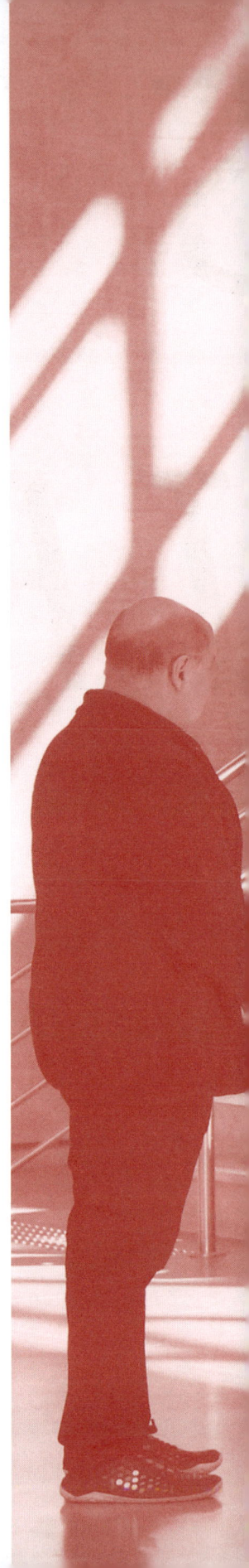

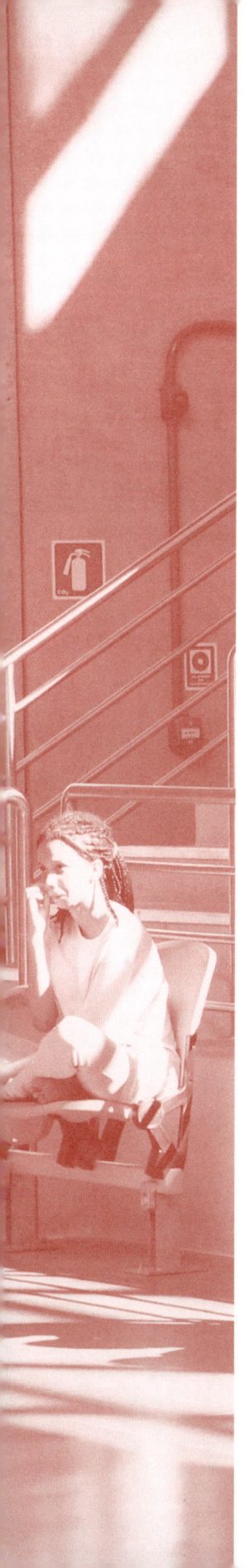

EPISÓDIO 6 | MARCAS DE IDENTIDADE

O jovem começa a encontrar seu próprio caminho e a se fortalecer nas experiências sociais, afetivas e sensoriais.

EPISÓDIO 7 | ALTERIDADE DO DESEJO

Nessa fase da vida, começa um longo processo de maturação sensorial. A escovação na pele é uma oportunidade de diferenciar as sensações.

EPISÓDIO 8 | SEXUALIDADE E AFETO

Como fazer a descoberta de si e também do outro? É preciso exercitar um aspecto mais simbólico da sexualidade, e se abrir para ele.

EPISÓDIO 9 | ESPERA E INDEFINIÇÕES

Por que hesitamos em entrar na vida adulta? Para amadurecer, é preciso uma rede de acompanhamento.

EPISÓDIO 10 | RITOS DE PASSAGEM

Em diferentes culturas, do passado e atuais, o rito de passagem para a entrada na vida adulta é um evento fundamental.

EPISÓDIO 11 | AUSÊNCIA DE RITOS

A ausência de ritos de passagem pode ter efeito sobre a formação da identidade do jovem, dificultando sua integração em novos papéis.

EPISÓDIO 12 | RECONHECER-SE E SER RECONHECIDO 1

Como a nossa sociedade pode oferecer marcos que facilitem ao jovem se reconhecer como adulto? Quais são os ritos de passagem contemporâneos?

EPISÓDIO 13 | RECONHECER-SE E SER RECONHECIDO 2

As alternativas e vivências necessárias para que o jovem vivencie a separação do núcleo familiar, percebendo seu próprio poder de realização.

EPISÓDIO 14 | RECONHECER-SE E SER RECONHECIDO 3

Como amadurecer e enfrentar o mundo? A resposta começa por ampliar o leque de experiências em distintas relações com a sociedade.

EPISÓDIO 15 | FISIOLOGIA DA SENSIBILIDADE

Vamos compreender de que modo o jovem, no processo de se tornar adulto, convive com o próprio corpo.

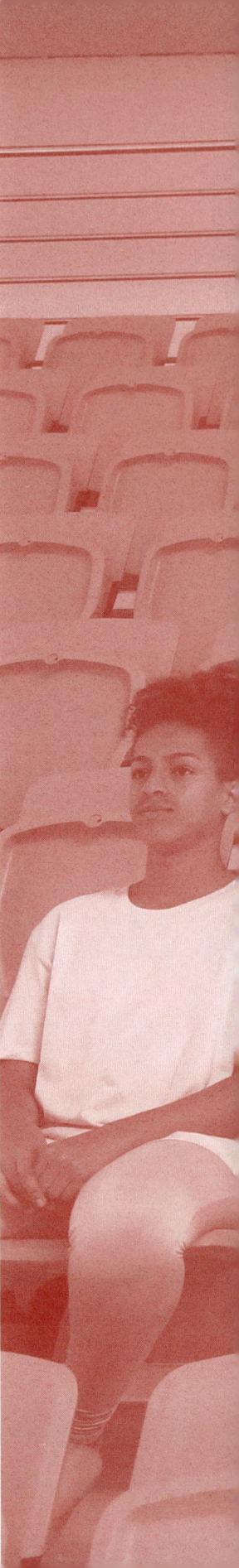

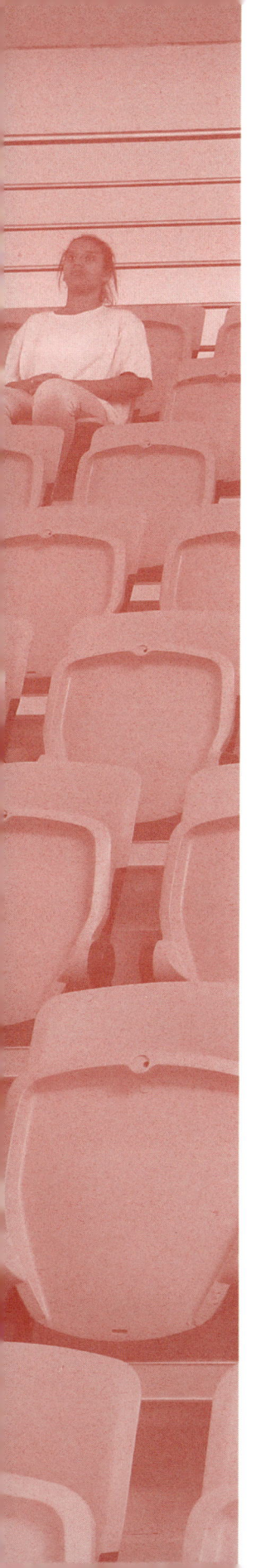

EPISÓDIO 16 | MEMÓRIA E ATENÇÃO

Nessa fase da vida, que vai até 24 anos aproximadamente, os jovens estão completando o amadurecimento cerebral. Experiências sensoriais são fundamentais.

EPISÓDIO 17 | LINGUAGEM E PENSAMENTO

Falar, ouvir e ler o corpo. A linguagem sensibiliza e movimenta a corporeidade.

EPISÓDIO 18 | ATELIÊ DOS SENTIDOS

Oferecer ao jovem experiências sensoriais é essencial para ampliar sua percepção psicomotora e não o aprisionar em uma ausência corporal, afetiva e social.

EPISÓDIO 19 | LINGUAGENS DOS SENTIDOS

O trabalho corporal é um caminho e um modo de sensibilização e compreensão no processo de amadurecimento do ser humano.

EPISÓDIO 20 | PELE IDENTIDADE

O toque é um meio de troca, de conhecimento e de reconhecimento; do outro e de si mesmo.

EPISÓDIO 21 | PELE EMOÇÃO

Corpo continente, corpo fortaleza de defesa. A pele manifesta toda a expressão do nosso sentimento.

EPISÓDIO 22 | TÔNUS DAS EMOÇÕES

Tônus é o que sustenta, no corpo, cada gesto. Gesto afetivo, gesto motor e gesto cognitivo.

EPISÓDIO 23 | TÔNUS RESISTÊNCIA

Enrolar-se no elástico gera a sensação de resistência física e emocional. Dentro dessa espécie de casulo, o jovem percebe as formas do seu próprio corpo.

EPISÓDIO 24 | FLUTUAR E INTERIORIZAR

A incapacidade de escuta e de contemplação promove um estado de irritabilidade nos jovens. Descubra como melhorar isso no meio aquático.

EPISÓDIO 25 | EM PÉ, GANHAMOS DIMENSÕES

O jovem vive um mundo de múltiplas dimensões virtuais em distintas tecnologias. Embora seu cérebro perceba tempo e espaço, muitas vezes o corpo realiza exercícios de apenas duas dimensões.

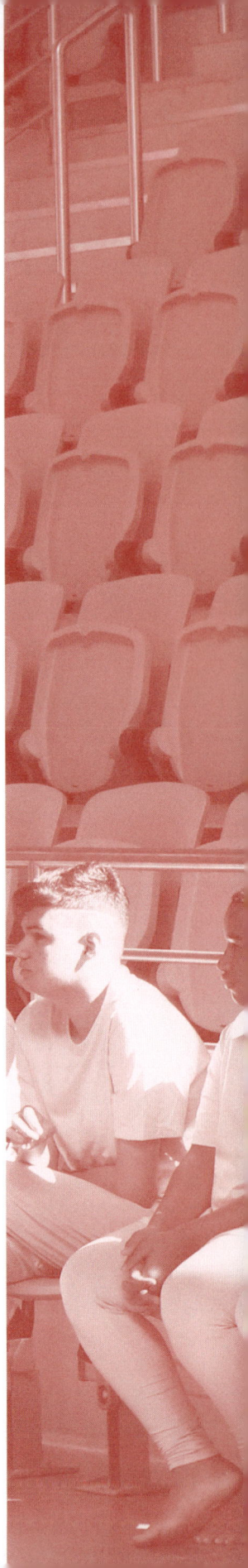

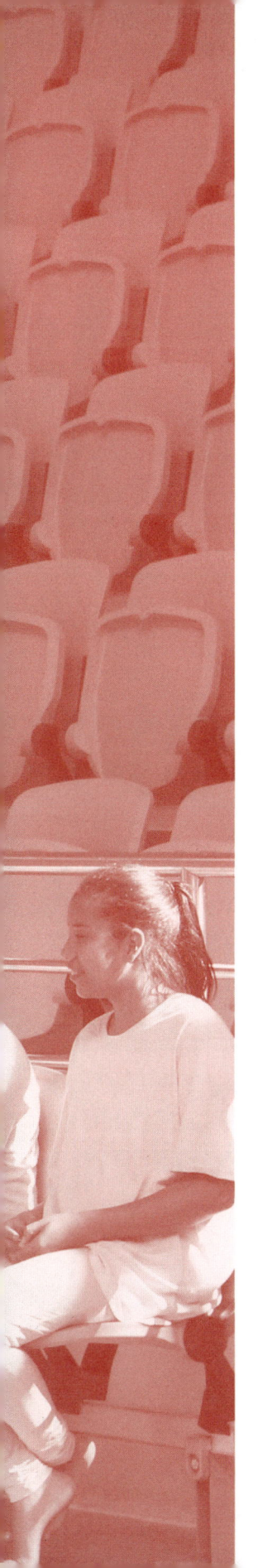

EPISÓDIO 26 | ADAPTAÇÕES EVOLUTIVAS

Como a juventude atual vivencia as mudanças tecnológicas e as transformações do presente em seu corpo?

EPISÓDIO 27 | CORPO E MEIO

Corpo é inteligência, criatividade e meio de comunicação. É preciso atentar para tudo que possa deteriorar a percepção dos sentidos, prejudicando sua seleção sensorial.

EPISÓDIO 28 | TRANSFORMAÇÃO DO VÍNCULO

Não há receita para garantir a independência dos filhos, mas experiências sociais, afetivas e psicomotoras ajudam o jovem a não ficar à deriva.

EPISÓDIO 29 | A VIDA É TRANSIÇÃO

O corpo e o gesto nunca param de se modificar. As fases da vida são, na verdade, uma permanente transição.

EPISÓDIO 30 | E AGORA?

Ao redescobrir a adolescência, podemos descobrir um novo modo de ser adulto e um novo caminho para envelhecer.

Produção da série: Castanheira (INIT Arte Visual)

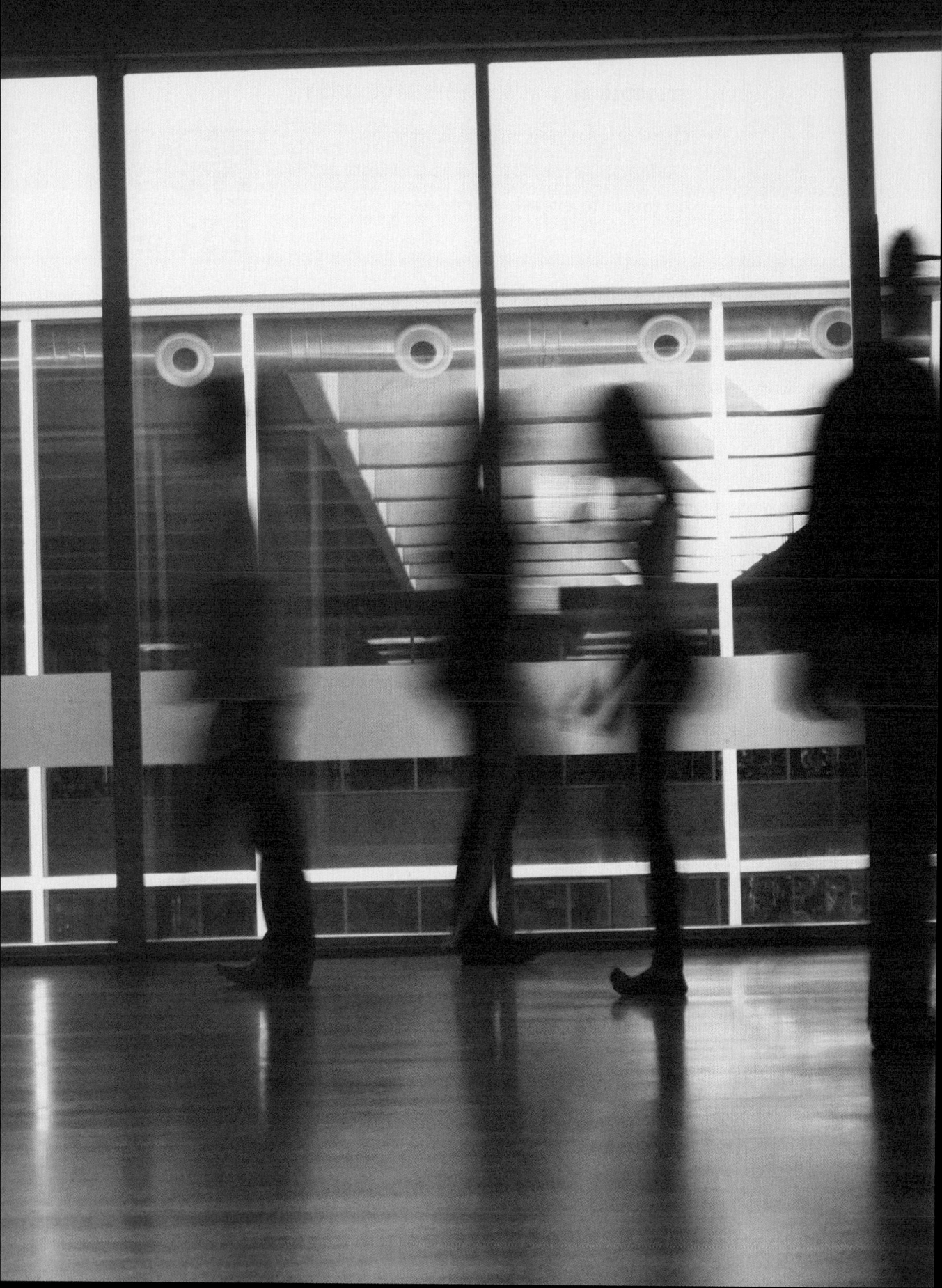

POSFÁCIO

RUBENS KIGNEL

PhD em Comunicação e Semiótica pela Universidade de Bolonha

Aprende-se a viver por meio das próprias experiências, primeiro com a ajuda dos pais, depois dos educadores, mas também por meio de livros, de poesia, dos encontros.
Edgar Morin

"Mente sã em corpo são." Esse provérbio grego nasce derivado da citação latina do poeta romano Juvenal, presumidamente entre 509 e 27 a.C. Serve para chamar a atenção para a união, complementaridade e dinâmica existente entre o corpo e a mente. Na Grécia antiga, uma mente saudável depende de um corpo saudável e vice-versa: fazem parte exercício físico, arte, descanso, boa alimentação, higiene física, oral e psíquica, entre outras coisas. Hoje em dia, com o advento da neurociência – que é o estudo científico do sistema nervoso –, mais do que nunca estamos aprofundando as relações entre o funcionamento cerebral e o organismo, provando o intenso diálogo entre um e outro e sua codependência. O trabalho de psicomotricidade, além de outras coisas, claramente visa melhorar a relação psicodinâmica entre o corpo e a mente. Como o próprio nome diz: *psicomotricidade*, ou seja, integração dinâmica das funções motoras, em consequência da dinâmica com o sistema nervoso autônomo e central – a psique e o corpo motor.

A psicomotricidade significa, como vemos no texto de Ivaldo Bertazzo, a relação entre psique (alma) e motricidade (corpo), o que nos leva à transdisciplinaridade e à interdisciplinaridade no contexto da psicoterapia; isto é, quando se fala em "psico", está se relacionando transdisciplinarmente com outras áreas e abordagens da psique, portanto, faz-se também referência aos eixos centrais da psicanálise, que se aplicam como construção do sujeito, direção de cura e princípio do prazer e desprazer.

O sistema nervoso autônomo é aquele que funciona independentemente de nosso controle, por exemplo, o sistema vegetativo; já o sistema nervoso central é ligado ao córtex frontal, responsável pela formação da consciência e do sistema voluntário do corpo. Os dois se relacionam através do sistema límbico, ponte pela qual passam as emoções. Os sistemas involuntário e voluntário dialogam o tempo inteiro. Portanto, não é possível separar corpo e mente. Os dois trabalham juntos, às vezes bem e, muitas vezes, com várias interferências, dependendo de nossa educação familiar, social e política.

Muito bem, essa introdução busca mostrar o quanto nossa formação psíquica é baseada nesse relacionamento profundo e delicado. Em suas pesquisas sobre o aparelho psíquico, Freud já pensava nesse assunto na segunda tópica, que compreende ego, id e superego. É importante notar que o id (isso) é relativo ao funcionamento autônomo do organismo e sobre ele não há controle. Um exemplo é o funcionamento peristáltico, que funciona o tempo todo, não pode parar; e é a partir dele que, primordialmente, conhecemos o que é bom e o que é ruim. Funciona segundo o princípio do prazer, ou seja, busca o que produz prazer e evita o que é aversivo, sem muito contato com a realidade. Já o ego (eu) é sempre corporal, muscular, tem a ver com postura na relação com a vida. Segundo Freud, o eu é aquela parte do id que foi modificada pela influência direta do mundo externo e que visa aplicar a influência da realidade externa sobre o id, é o mediador. Enquanto o superego (eu) é relativo a tudo aquilo que vem do exterior para influenciar nossa forma, é responsável por normas, padrões e juízo, e parte da educação que vem dos pais e da sociedade para reforçar o *eu* e dar limites ao id.

A psicomotricidade, ainda que de modo não intencional, passa por esses três estágios na sua prática e, portanto, está sempre movimentando e modificando essas três instâncias.

O que move este livro é um longo processo, de pelo menos 50 anos, em que Ivaldo Bertazzo vem se dedicando profundamente e com afinco à construção de uma arte e uma sabedoria que passam pela criatividade e pelo conhecimento do corpo humano, tanto de forma objetiva como subjetiva.

Seria possível destacar muitos aspectos do seu texto que surgiram a partir de sua larga experiência como dançarino, professor, diretor e psicomotricista.

É importante observar que o psicomotricista é o profissional que age na interface entre saúde, educação e cultura, cuidando e pesquisando, seja a pessoa, seja o grupo, em sua relação com o meio ambiente e em seus processos de desenvolvimento nos âmbitos de movimento, afetividade e cognição.

Nesse caso, é muito difícil separar o autor da obra e vice-versa, já que Ivaldo dedicou sua vida inteira a esse trabalho.

Contando um pouco da história sobre a relação entre psique e corpo em associação à psicomotricidade: foi com Wilhelm Reich que o corpo e o organismo entraram em evidência no trabalho psicoterapêutico ou psicocorporal, não só no indivíduo, mas também no mundo sociopolítico. No início de uma sessão, Reich dizia aos pacientes para deitarem e respirarem. Já Freud dizia para eles deitarem e associarem. São dois caminhos diferentes para acessar a psique humana. Reich usava a respiração como veículo de comunicação entre corpo e mente.

O diafragma é um órgão simultaneamente voluntário e involuntário, isto é, funciona como uma ponte entre dois sistemas. A couraça muscular de Reich nada mais é que a contenção de vida reprimida, frustrada, na enervação e na musculatura do corpo. Quando a tensão se transforma em movimento, aquela vida contida passa a desabrochar, trazendo novas sensações e consciências. O diafragma é voluntário no sentido de poder ser controlado tanto conscientemente quanto inconscientemente. Por exemplo: se você toma um grande susto, automaticamente você para de respirar; e se os sustos são uma constante na sua vida, automaticamente a sua respiração passa a funcionar desordenadamente. Um dos momentos mais marcantes da respiração é justamente na hora do nascimento, tanto a respiração da mãe quanto a futura respiração do bebê. A passagem de dentro para fora, dependendo de como ocorre, é de importância fundamental – inclusive no sentido de definir como será a respiração do bebê, que pode vir a desenvolver sintomas capazes de se tornar padrão no seu desenvolvimento. O diafragma é involuntário porque o sistema nervoso autônomo está constantemente trabalhando, independentemente do nosso comando. Por exemplo: o coração e a circulação sanguínea, a respiração, o movimento peristáltico e todo o organismo, incluindo pensamentos, imagens, fantasias e sonhos, também ocorrem de modo involuntário.

Hoje em dia, em diferentes lugares do mundo, várias parteiras e doulas praticam alguma atividade de movimento corporal muito sutil com o recém-nascido para que ele recupere o ritmo natural da respiração. Eva Reich, a filha de W. Reich, era pediatra e chamava isso de "toque borboleta", devido à delicadeza do contato feito para reparar a psicomotricidade do sistema muscular e respiratório, pois os dois caminham juntos, alimentando a mente.

Na fase da pandemia, em que temos sido afetados por diversos vetores pessoais, sociais e políticos – como é muito bem colocado e experienciado por Ivaldo, ao demonstrar seu trabalho com a respiração –, é essencial que todos tenhamos condições de recuperar o melhor de nosso ritmo respiratório. Vemos que essa condição foi afetada tanto para quem não pegou a covid-19 como para quem pegou e passou pela crise respiratória profunda da doença. A crise da covid-19 e as crises do cotidiano constantemente afetam nosso ritmo respiratório, provocando constrições que afetam nosso humor, nossa motricidade e a qualidade de nosso pensamento.

No desenvolvimento humano temos duas fases fundamentais: a primeira infância, de 0 a 5 anos de idade; e a adolescência, de 12, possivelmente, até os 18 anos, quando entramos na pré-adultez.

Na psicologia somática biossíntese, criada por David Boadella, dá-se os nomes de "nascimento horizontal", quando o bebê nasce, e "nascimento vertical", quando o bebê fica em pé. Mas podemos estender o nascimento vertical para a fase da adolescência, em que se pode unir a verticalidade física à verticalidade de entrar na vida adulta e se preparar para assumir uma vida independente e dinâmica.

No capítulo sobre a criação do espetáculo *Samwaad*, Ivaldo conta que escolheu uma coreografia de inspiração indiana, pois nela havia a gestualidade das mãos, as diferentes organizações do rosto e dos pés durante a dança, elementos que favorecem a aplicação do trabalho psicomotor, integrando movimento e cérebro para que ocorra uma abertura ao novo aprendizado de prontidão motora.

O trabalho de "posturas da alma" do psicoterapeuta Boadella mostra a relação entre os sistemas nervosos autônomo e central, revelando que as repressões que recebemos durante a vida vão primeiramente se instalar nas enervações que se espalham pela musculatura, impedindo que funcionem com desenvoltura e dinâmica.

A ação de uma nova gestualidade proposta no trabalho de coreografia vai movimentar as enervações nas zonas da musculatura que estavam em estado de prontidão para serem liberadas. Essa ação liberatória vai provocar o que é chamado de novas posturas da alma, conectadas às mudanças musculares e respiratória.

"[...] a cada estrutura rítmica conquistada, a cada movimento reproduzido com presença e significado, eles foram ganhando domínio do seu corpo em ação. As sucessivas vitórias contribuíram para a construção de sua autoestima [...]. O resultado se viu no palco." O movimento vai dando sentido e criando consciência. Novas posturas da alma vão nascendo; o processo terapêutico acontece. Hoje em dia, a velocidade de estar em contato é muito grande, só falta chegar ao "teletransporte". Mas essa velocidade pode trazer malefícios, por exemplo, levar à perda do tempo de estar consigo mesmo, com o outro ou no meio ambiente. A psicomotricidade nos aproxima de nós mesmos através do corpo e do organismo.

O trabalho de Ivaldo se presentifica no tempo da eternidade.

Vale relembrar que a psicomotricidade é a relação entre psique (alma) e motricidade (corpo); e essa relação me leva a questões da transdisciplinaridade, isto é, a associações e ressonâncias com outras disciplinas nas quais se encontram conceitos e experiências similares. Por exemplo, eu, como psicoterapeuta, compreendo o que esse trabalho pode provocar na construção do sujeito, na direção da cura e no princípio do prazer e desprazer.

Transformar atitudes reprimidas em tendências de movimento certamente promoverá novas formações psíquicas, possíveis graças à capacidade do professor e diretor ao propor novas formas que estruturam os dançarinos no espetáculo.

Portanto, existe uma interdisciplinaridade que habita em todos nós, expressa através de uma linguagem orgânica e corporal conhecida e que nos remete a novas conscientizações na vida.

Uma primeira dificuldade está logo lançada na formação de uma complicada coreografia, que faz parte do espetáculo *Samwaad*, do projeto Dança Comunidade.

O próprio texto já constitui uma chamada à relação entre objetivo e subjetivo, que vai do desconhecimento ao conhecimento, construindo pontes. Por meio da dança e das práticas, o indivíduo é levado ao conhecimento, com foco no caminho da inclusão social.

É muito atual a percepção de que o corpo humano é um capital que pertence a qualquer classe social, um capital humano; e quando se investe nele, ele tende a dar lucros.

O lucro principal é o de estar no mundo, com os "pés no chão".

Outro aspecto terapeuticamente importante são as vivências de enraizamento (*grounding*), a relação com o meio ambiente a partir de si mesmo (*facing*) e o centramento (um equilíbrio emocional respiratório sustentável). Cada uma dessas experiências se localiza em partes diferentes do corpo, o "enraizamento" é justamente a parte do equilíbrio dinâmico do sistema muscular com o solo, o "*facing*" seria a qualidade da inter-relação com o que temos em volta e o si mesmo, enquanto o "centramento" consiste na qualidade emocional necessária para que tenhamos uma vida com mais bem-estar. O centramento tem uma ligação direta com a respiração, por meio do diafragma.

A relação entre esses três lugares localizados na cabeça (os cinco sentidos do *facing*), no corpo muscular (*grounding*) e no sistema visceral (centramento) proporciona uma relação dinâmica para o autoconhecimento e a presença. O trabalho da psicomotricidade nos leva a essa experiência; portanto, é por si só uma experiência psicoterapêutica, sem a necessidade da presença do psicoterapeuta; é a experiência pura de estar vivo.

Dessa forma, a vida se transforma numa vida terapêutica, isto é, cuidamos de nós mesmos no cotidiano.

A psicomotricidade contém um fluxo que permite o desenvolvimento da criatividade, ou seja, nos prepara para criar o novo e, sendo assim, o universo corporal é revelador. Sempre de uma forma sensível, movimentamos o corpo em novas direções e com novos estímulos; portanto, ele automaticamente pode revelar memórias de outras épocas que ficaram embaixo de adaptações e compensações psíquicas de momentos de estresse emocional.

A mãe sensível entende seu bebê sem palavras, por pelo menos três anos, desde o nascimento, e vice-versa. A relação se estabelece por todo esse tempo e continuará mesmo depois das primeiras palavras; pais entendem seus filhos pelos gestos e pelas expressões, talvez por toda a vida.

Em um segundo momento, abrem-se as portas para a adolescência, período de desenvolvimento muitas vezes complexo e delicado. A adolescência pode ser considerada um novo nascimento, que podemos chamar de nascimento vertical. O adolescente está conhecendo um corpo novo, e o corpo novo está conhecendo uma mente nova; um relacionamento por vezes se atrapalha. É um período no qual checamos tudo o que aprendemos em casa e passamos a nos relacionar com o social de maneira mais autônoma. Alcançamos um novo momento de aprendizado. Conhecer nosso corpo em diálogo com nossa mente é de fundamental importância para amadurecermos e enfrentarmos as novidades. O desenvolvimento das subjetividades e da sexualidade ganha uma tremenda força nesse momento, desafiando o aprendizado da primeira infância e buscando novos sentidos.

Na proposta do autor, a psicomotricidade é uma forma de conhecimento e de flexibilidade do corpo que ativa a mente; é um aprendizado que ajuda os adolescentes e os adultos a encontrarem confiança e solidariedade em si mesmos. O projeto busca reunir pais, educadores e sociedade para, assim, atravessarem *"o oceano de suas incertezas rumo à conquista da autonomia"*.

Confiança tem a ver com coerência interna e coerência emocional. A psicomotricidade proporciona uma experiência de transformação e conscientização naturalmente conectada com a experiência psíquica, portanto, é psicoterapêutica sem necessariamente ter como foco a psique, mas sim o autoconhecimento. A leitura deste livro e a sua prática me preencheu de conhecimento e proporcionou a alegria da busca pela precisão e atenção necessárias para o desenvolvimento de todo ser humano.

Mesmo em nosso cotidiano podemos estar atentos a gestos e ações que estruturarão o "si mesmo" (*self*), proporcionando saúde, bem-estar, consciência interna e emocional.

O bom professor leva seus alunos ao desejo de aprender, experimentar e se conhecer. Ivaldo tem isso de sobra há muito anos.

ADOLES
EM

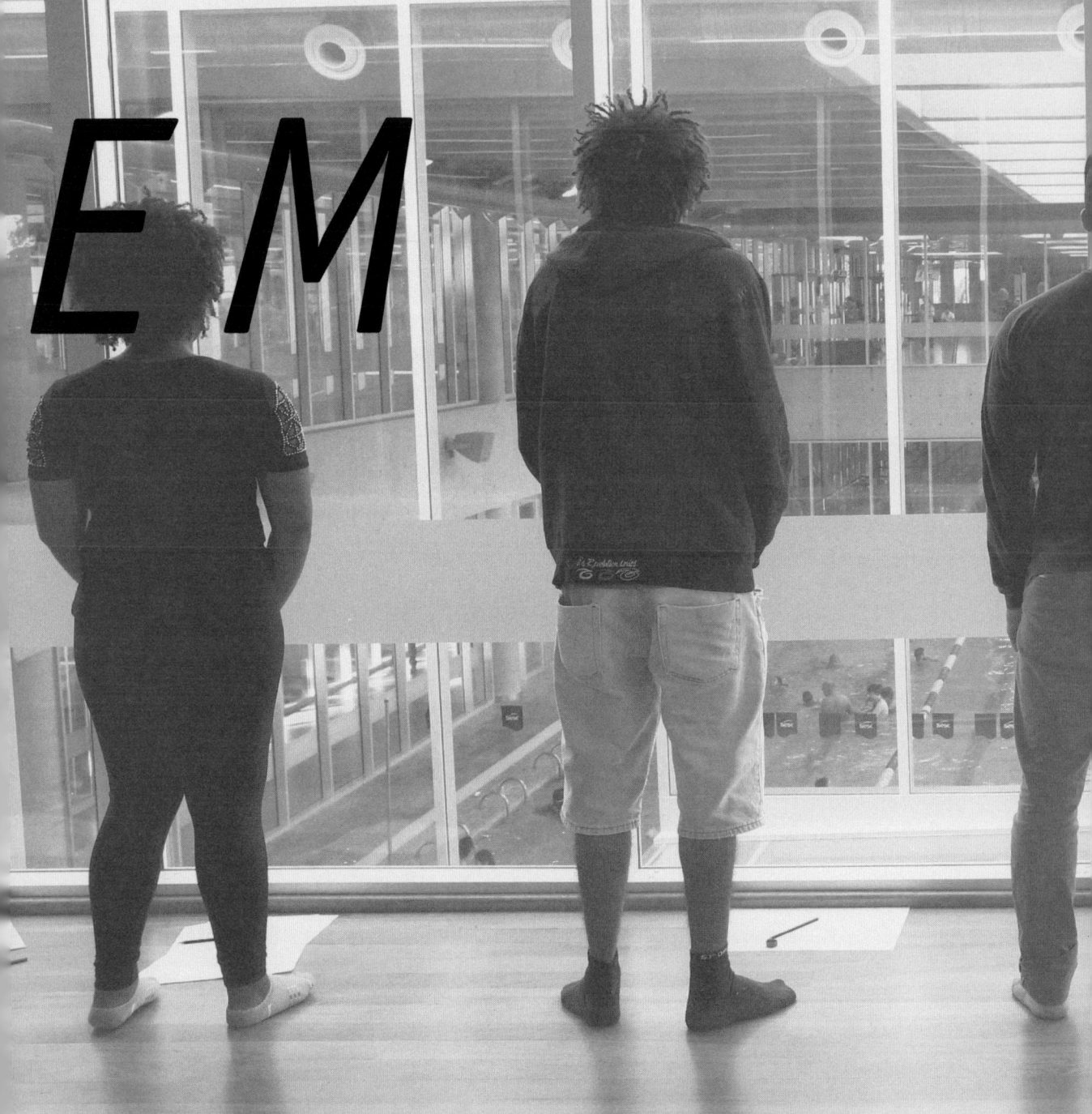

CENTES
AÇÃO

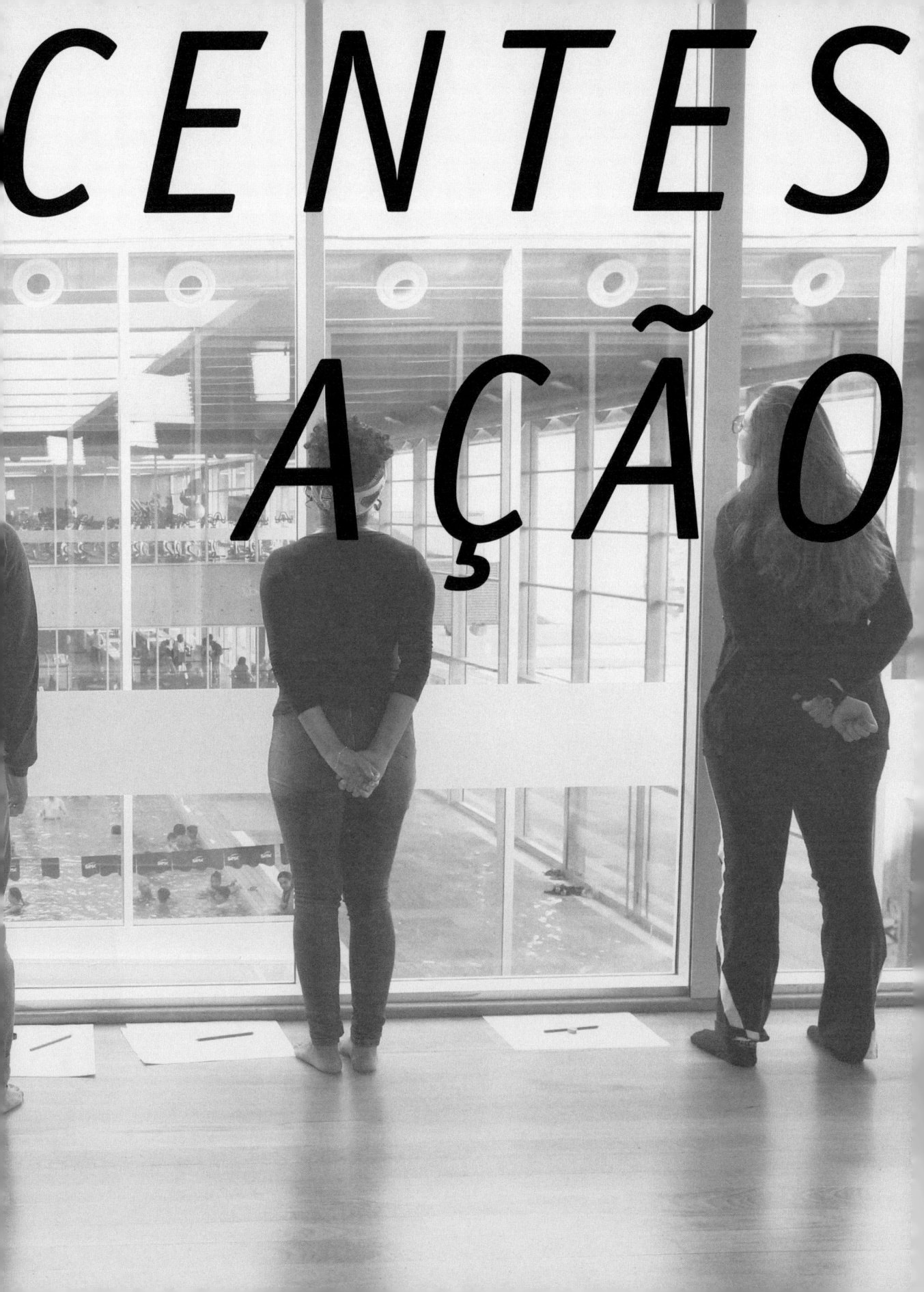

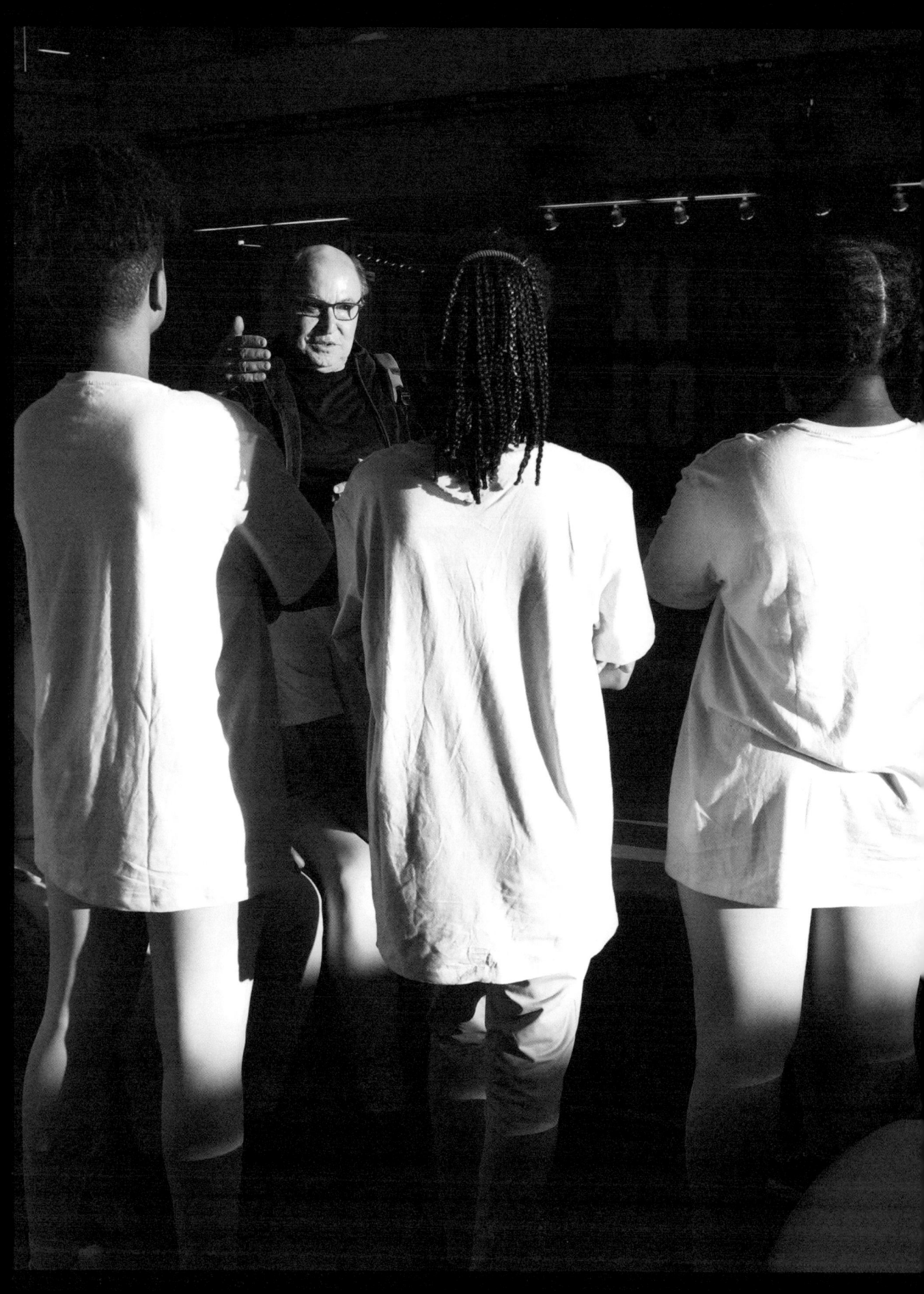

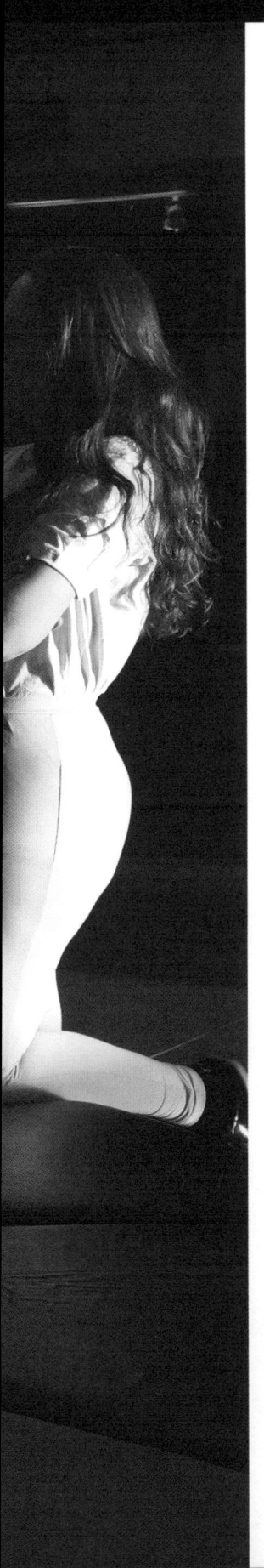

As imagens a seguir foram captadas durante os sete ateliês abaixo, ministrados por Ivaldo Bertazzo no Sesc Guarulhos, e que também compõem a websérie *Fases da vida*, disponível por meio dos *QR codes* (pp. 148-53).

• Encontro inicial

• Discurso poético e escrita, com participação de Monique Martins (Slam do Prego)

• Percussão corporal, com participação de Lu Horta (Barbatuques)

• Artes plásticas, com participação de Conceição Queiroz

• Pele

• Silhueta, com participações de Juliana Storto, Liza Ostermayer e Cynthia Louzada Garcia (Escola de Reeducação do Movimento)

• Extensor e flexor

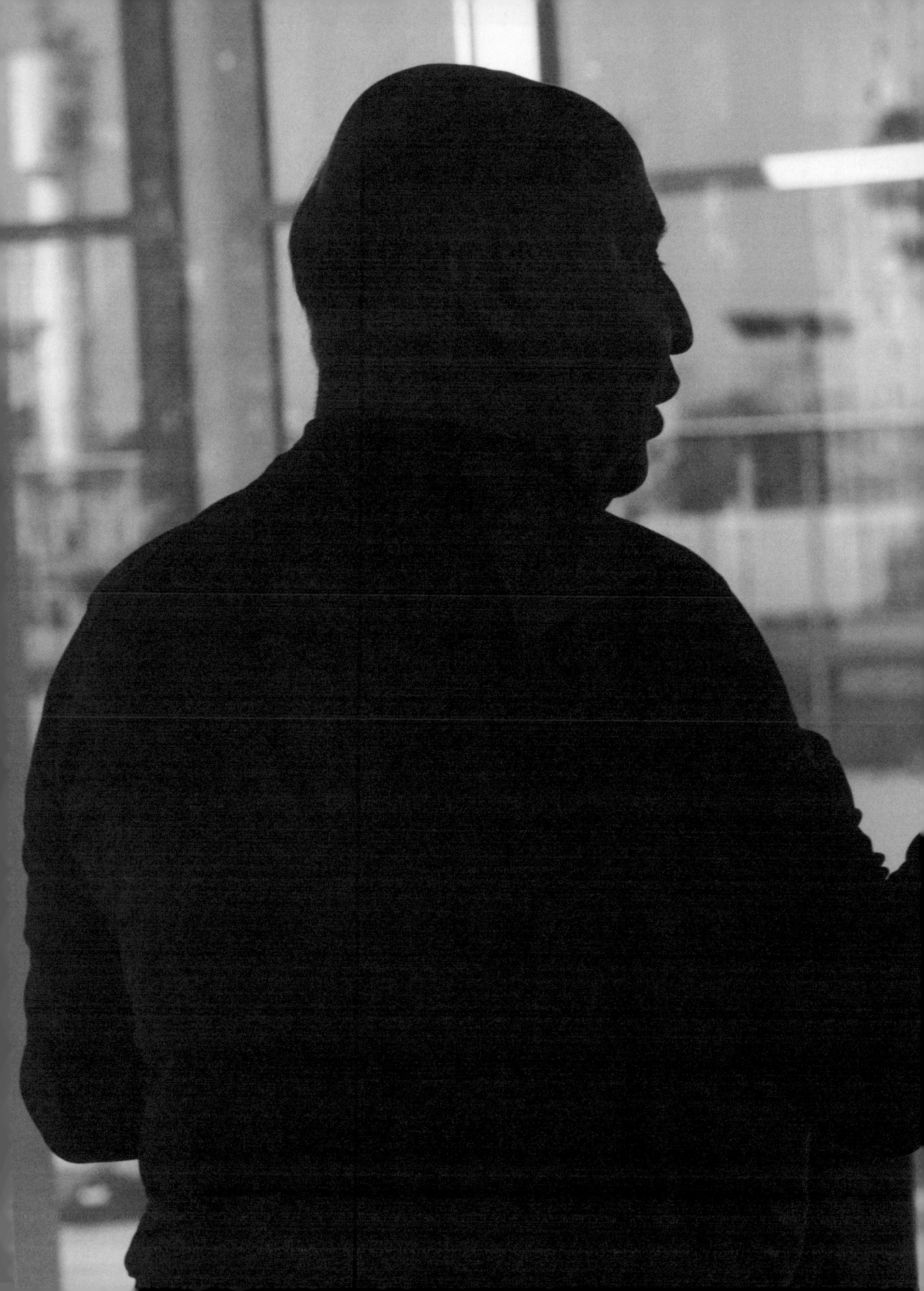

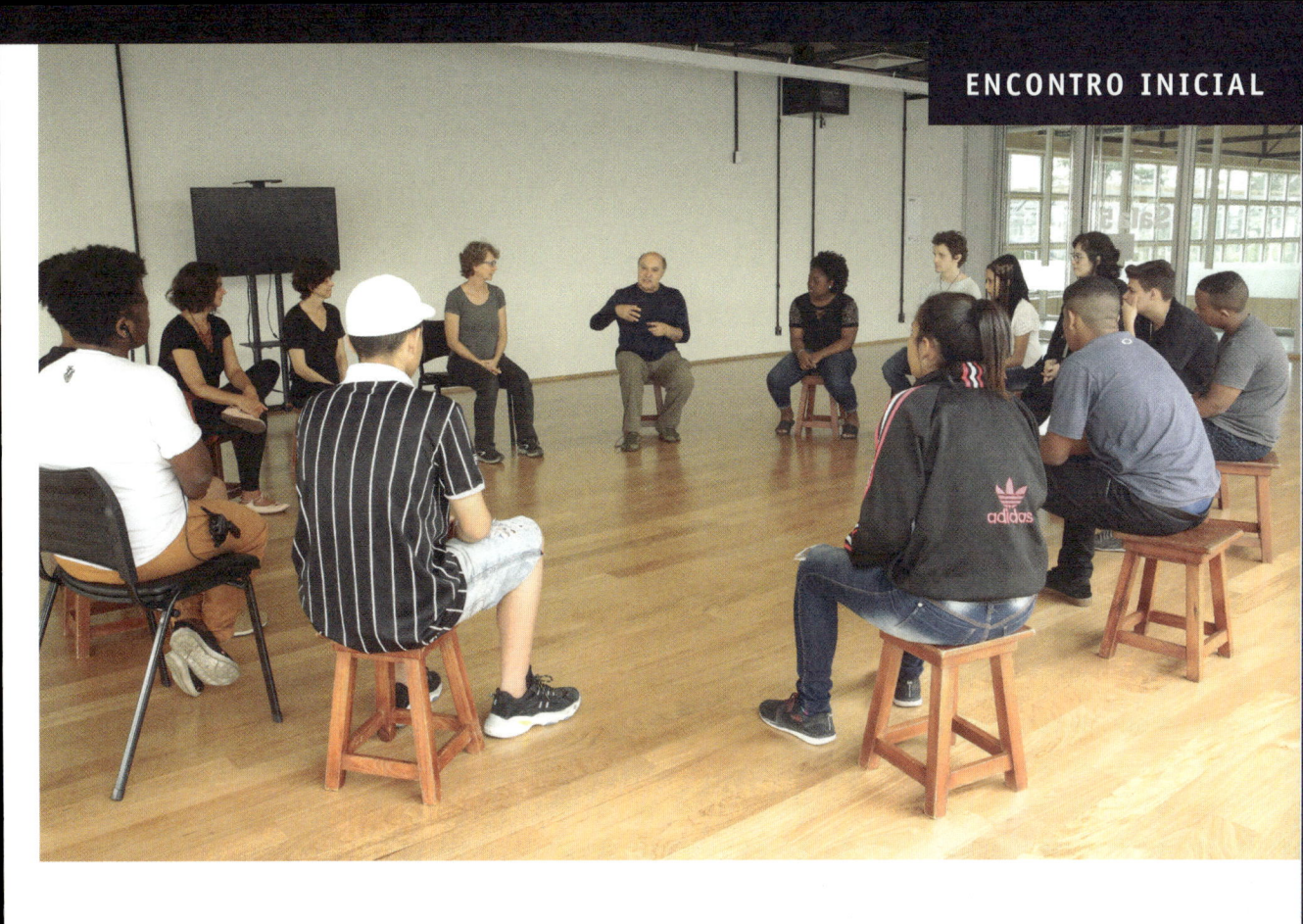

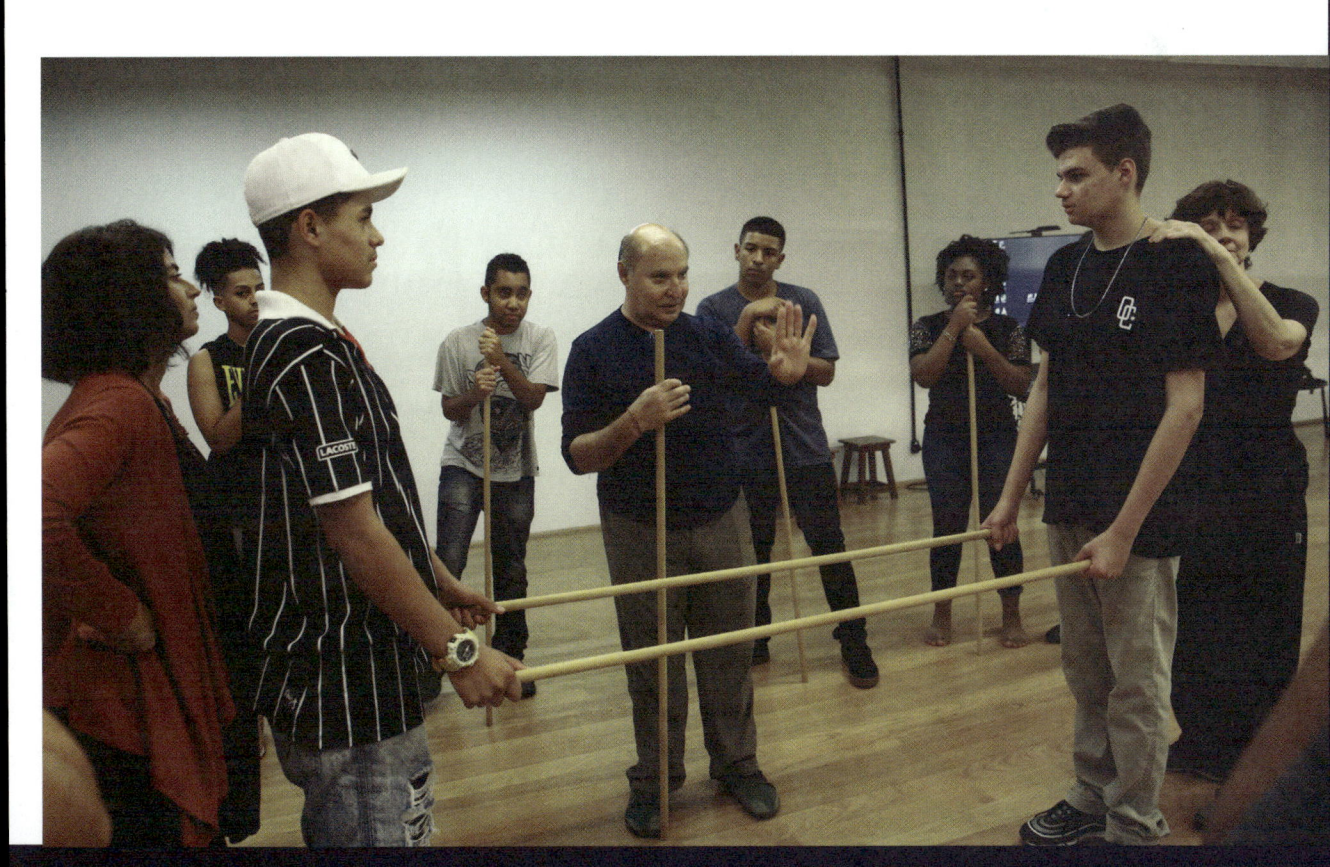

ENCONTRO INICIAL

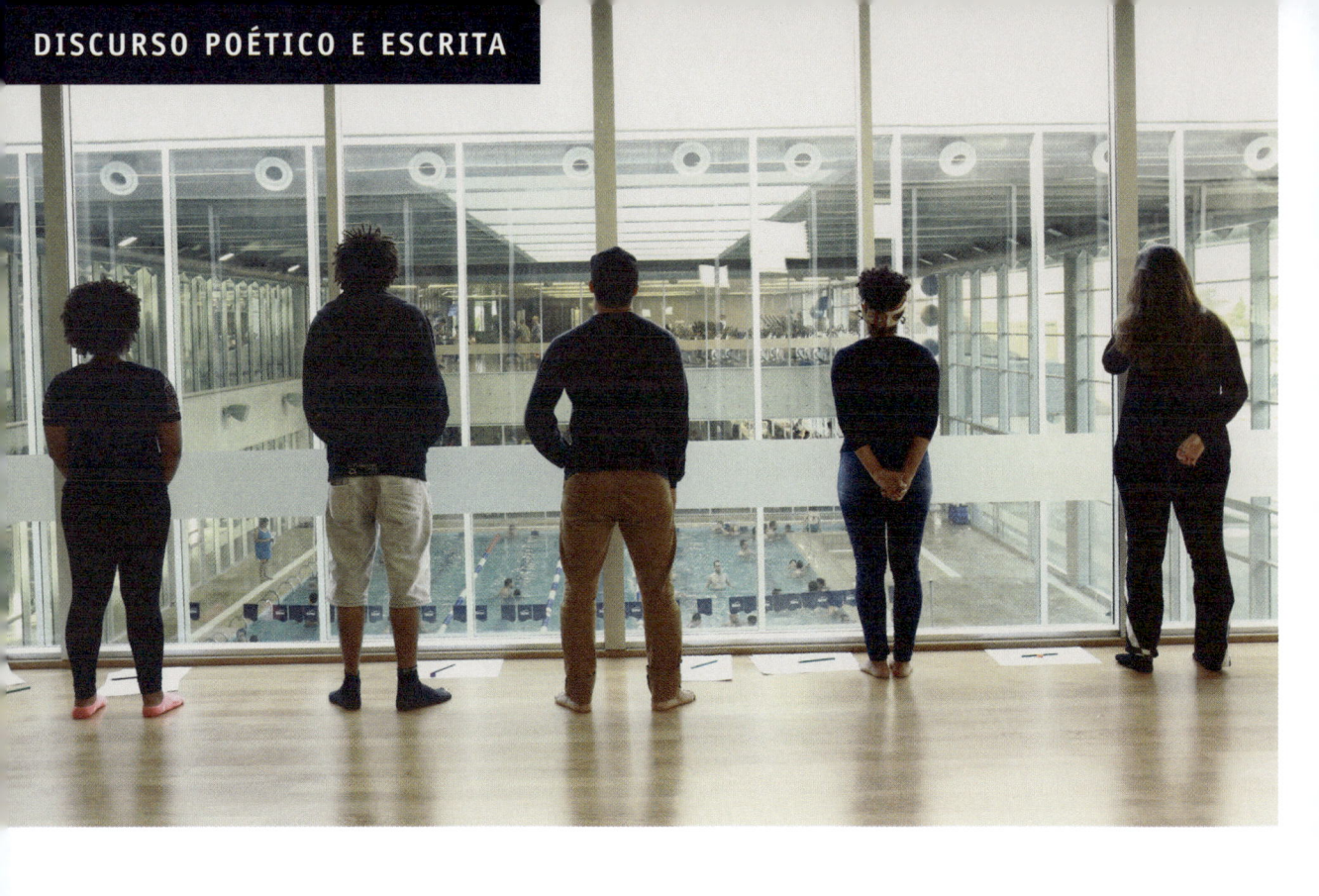

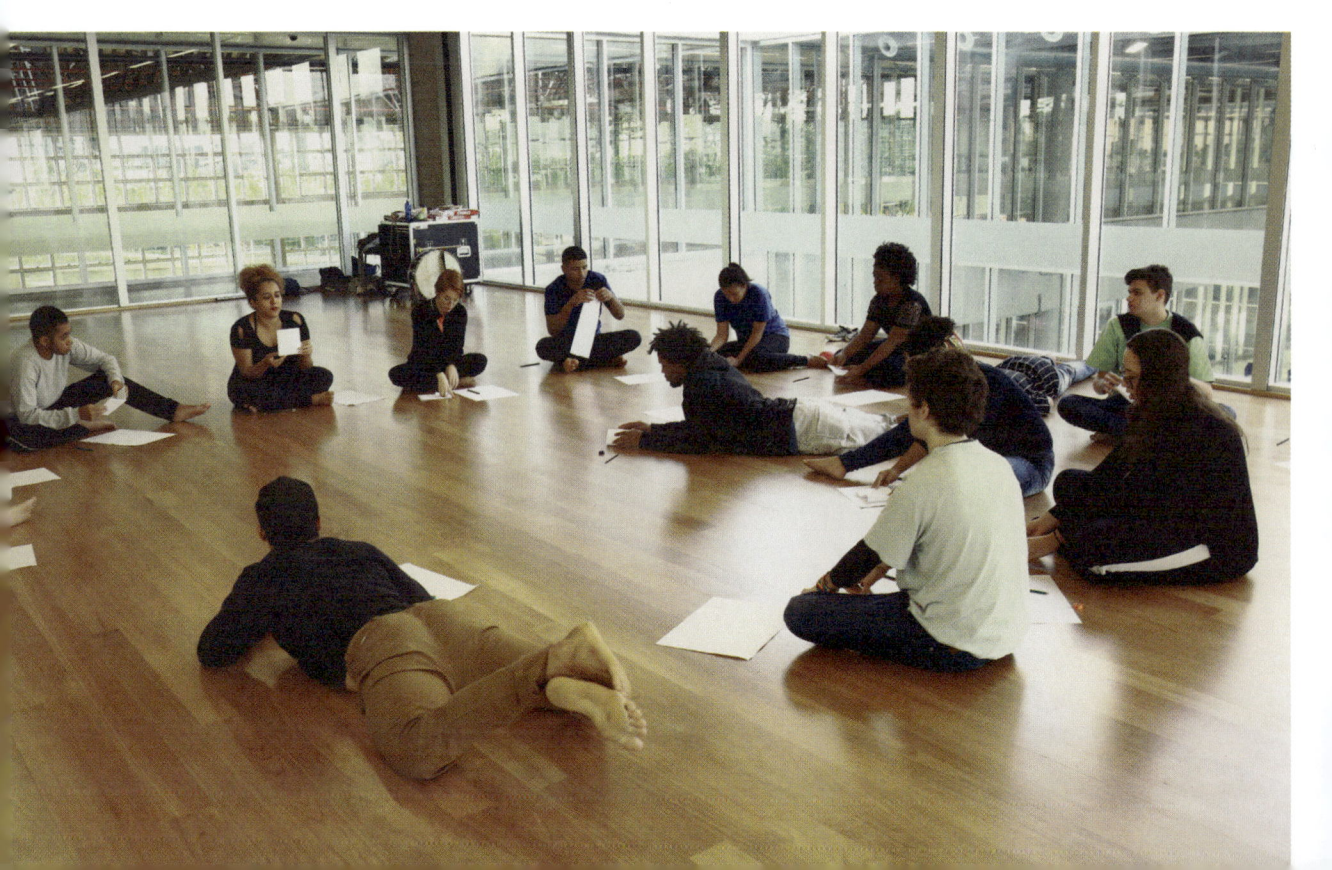

DISCURSO POÉTICO E ESCRITA

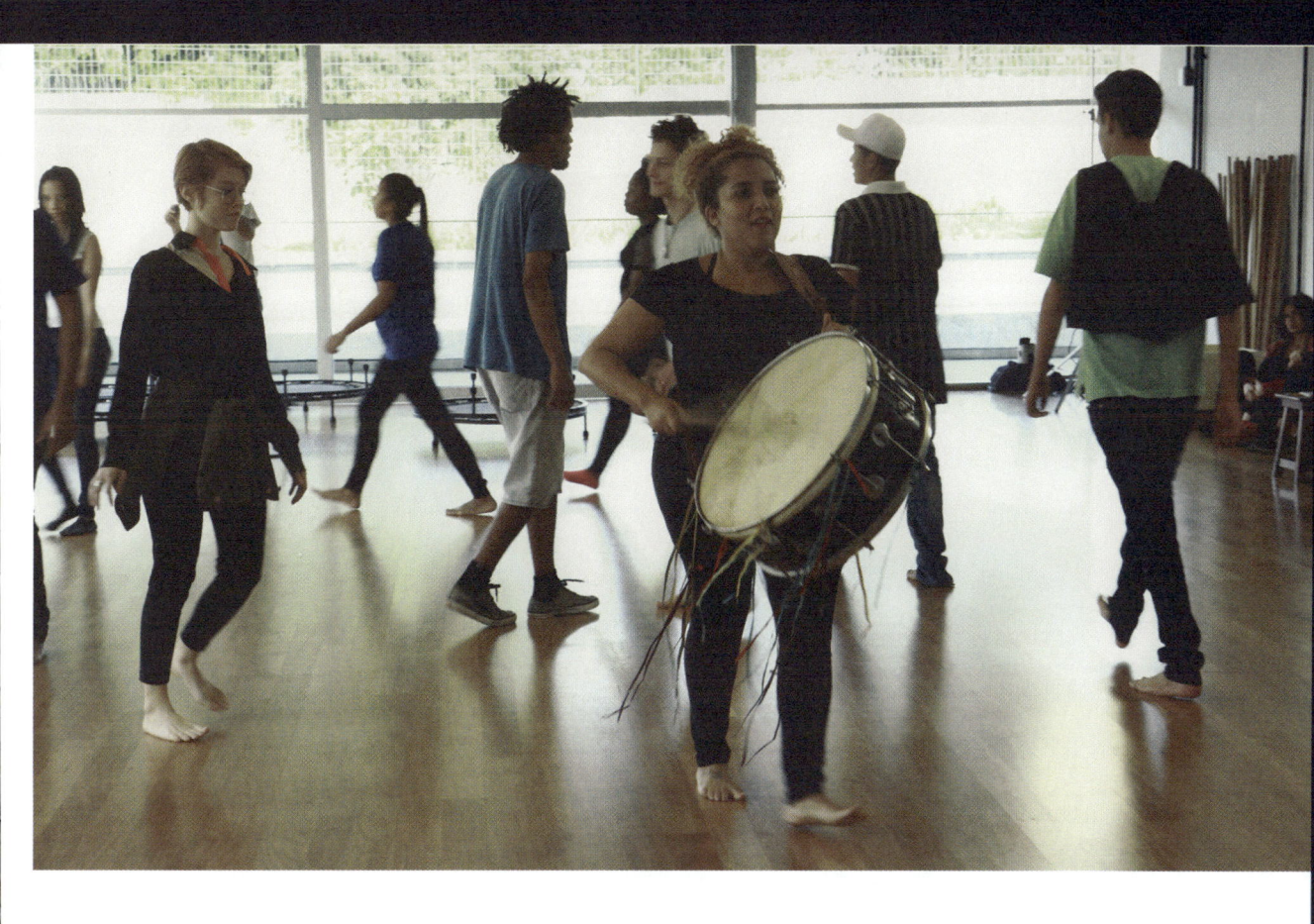

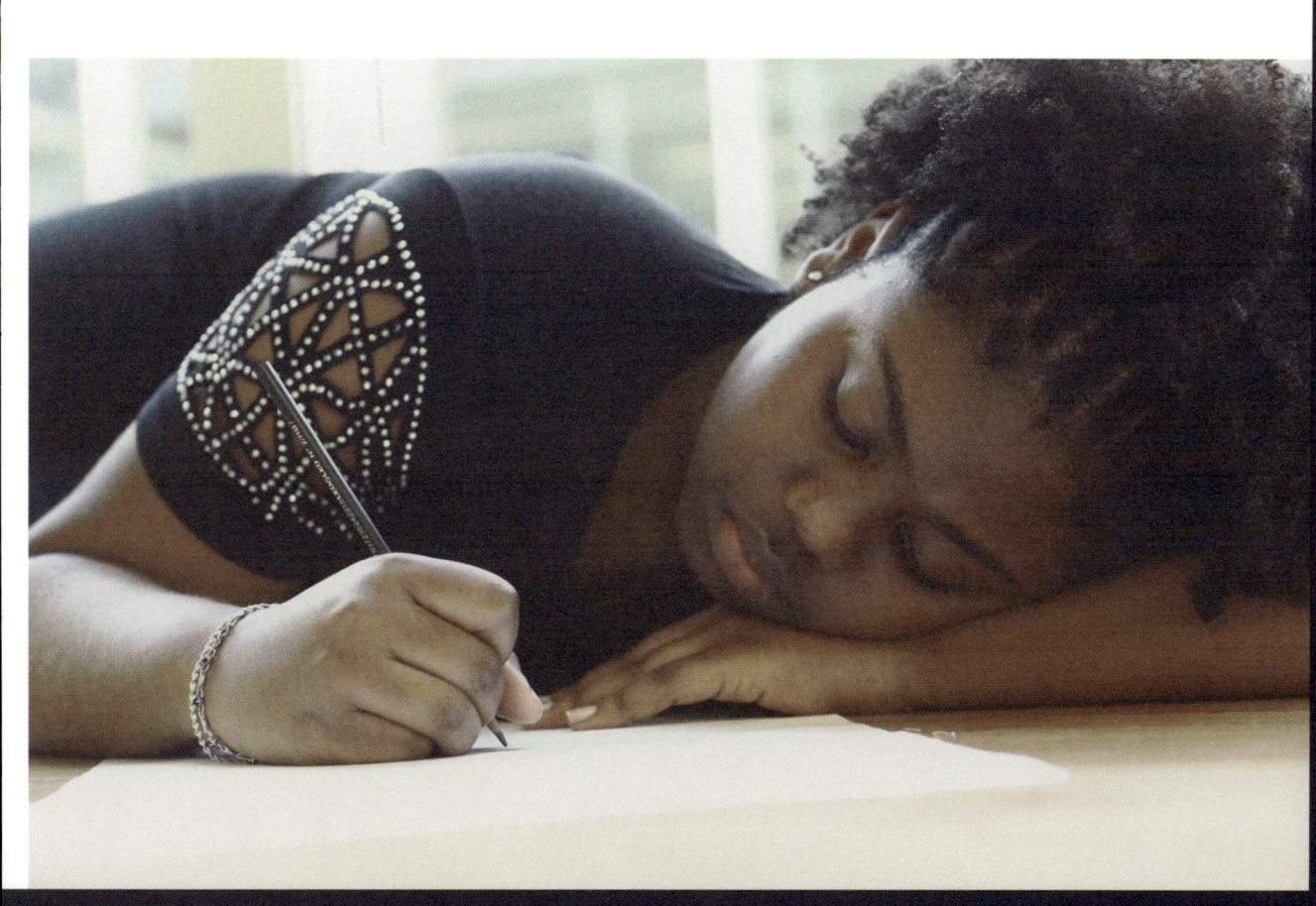

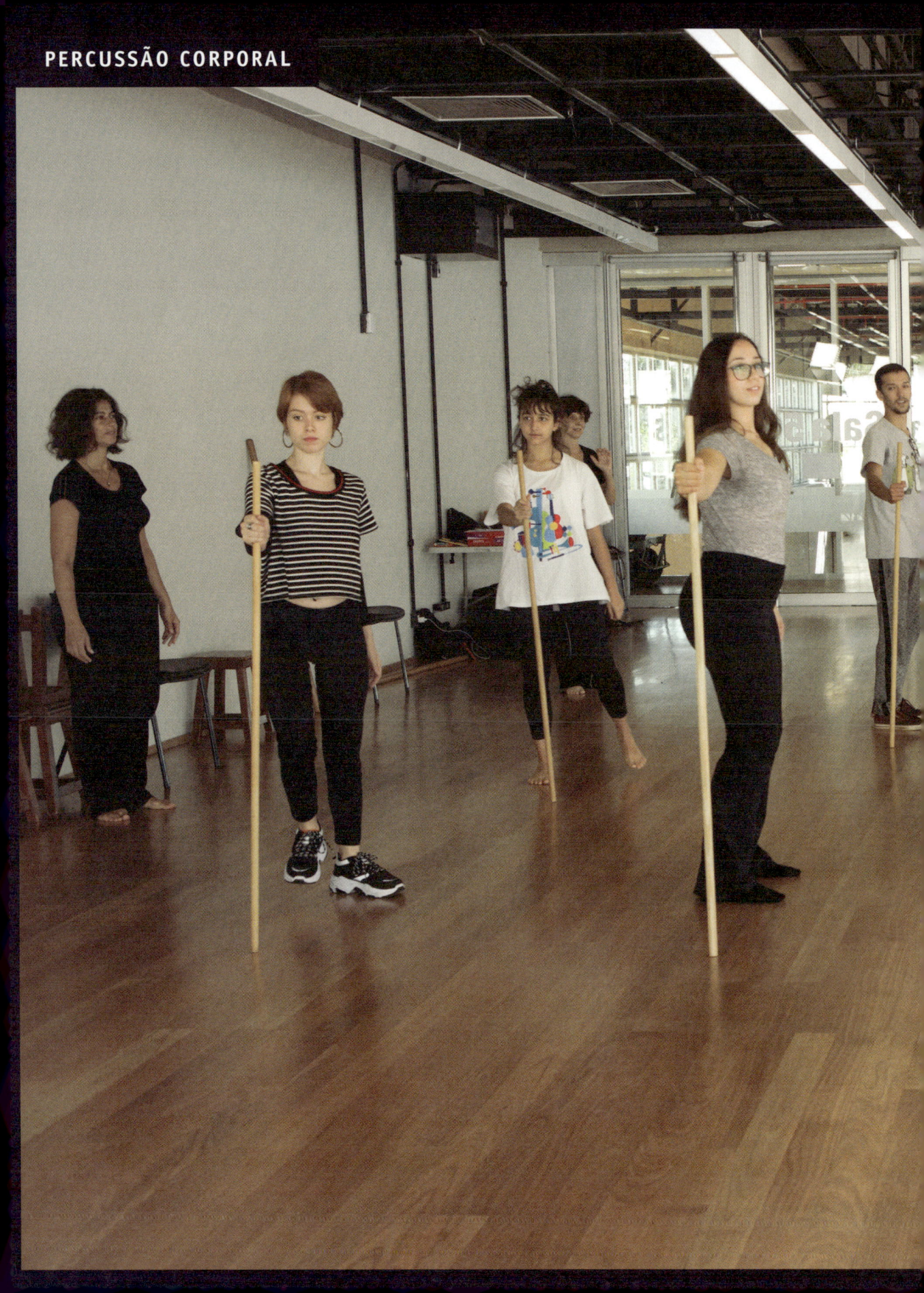

PERCUSSÃO CORPORAL

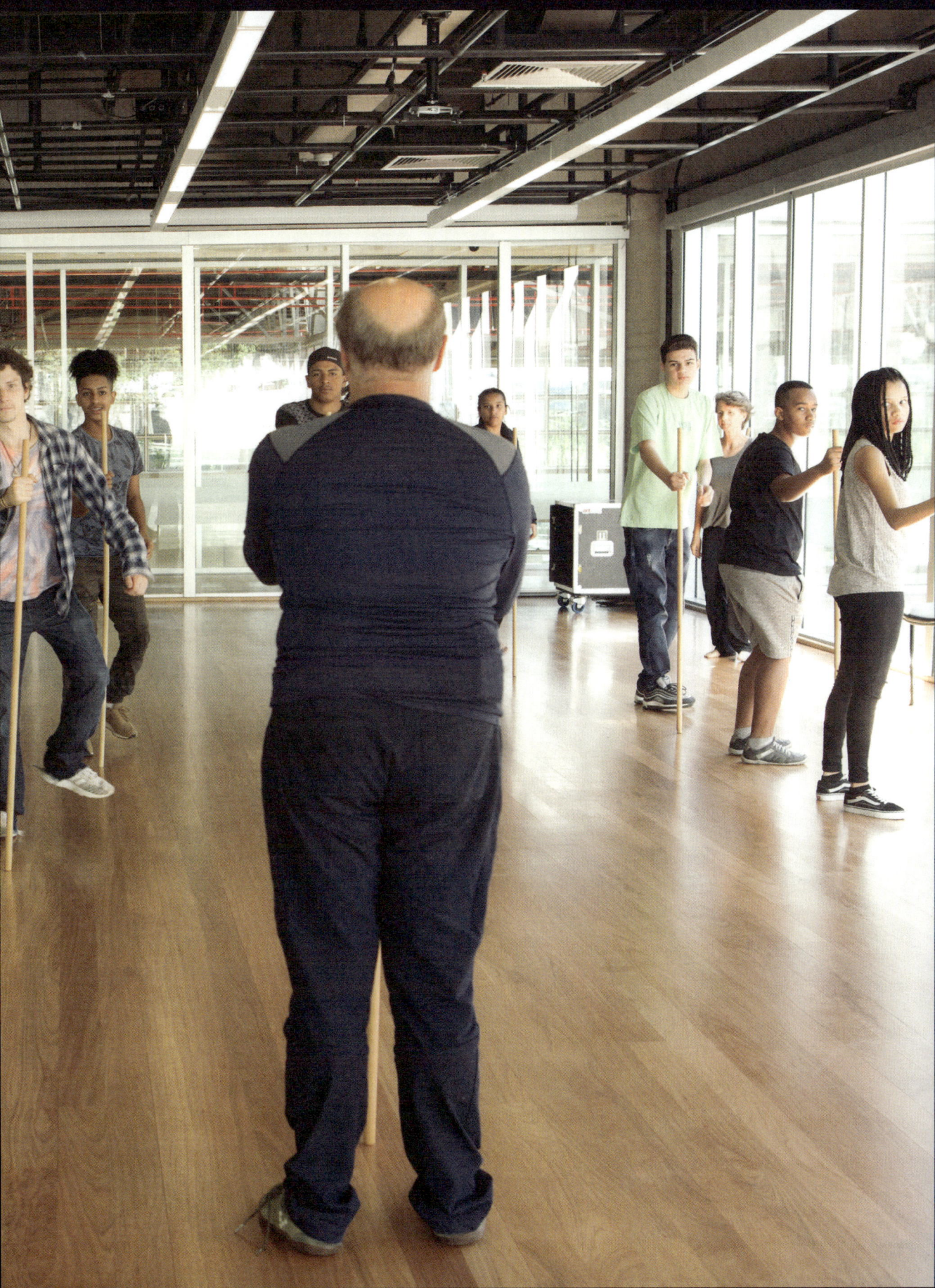

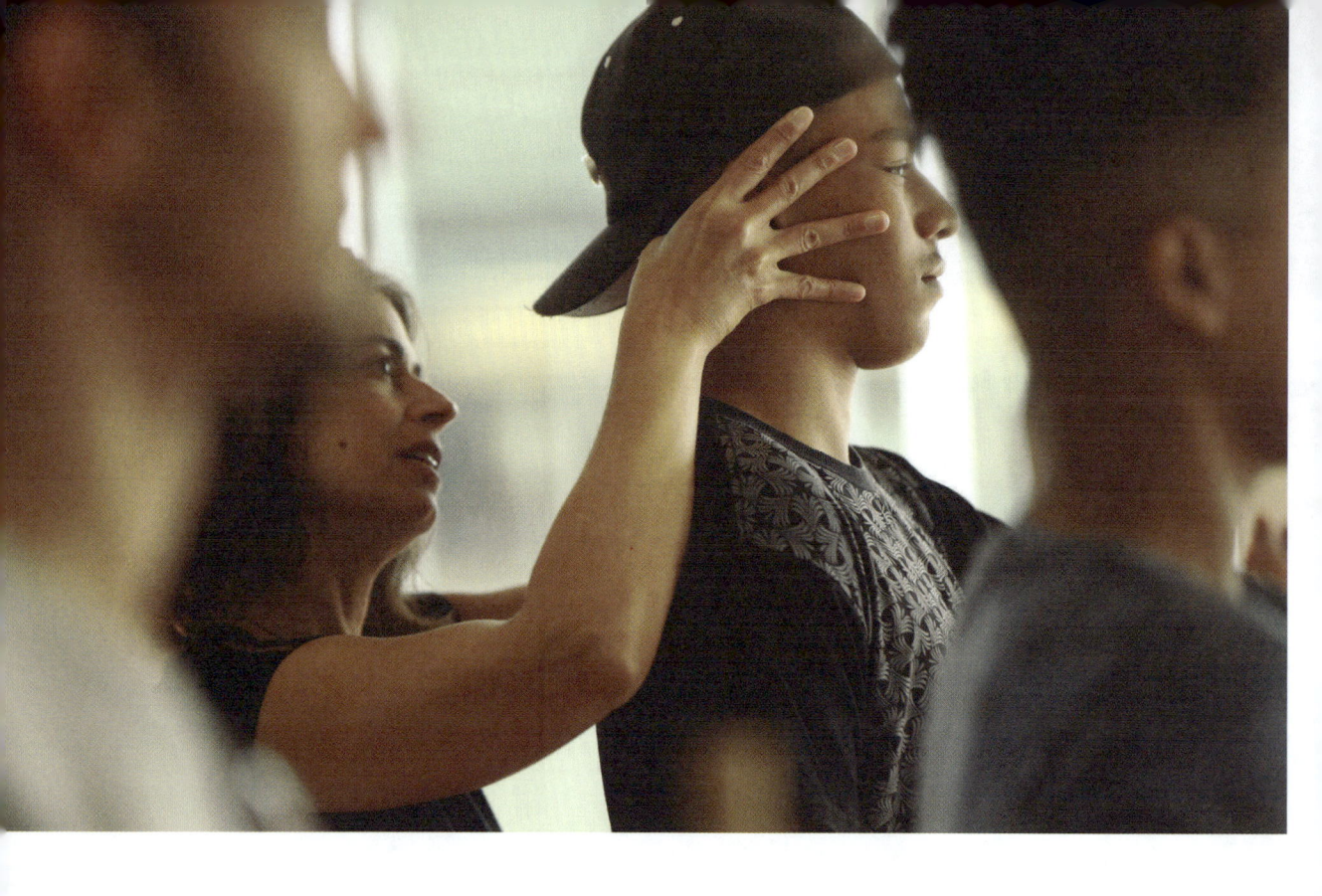

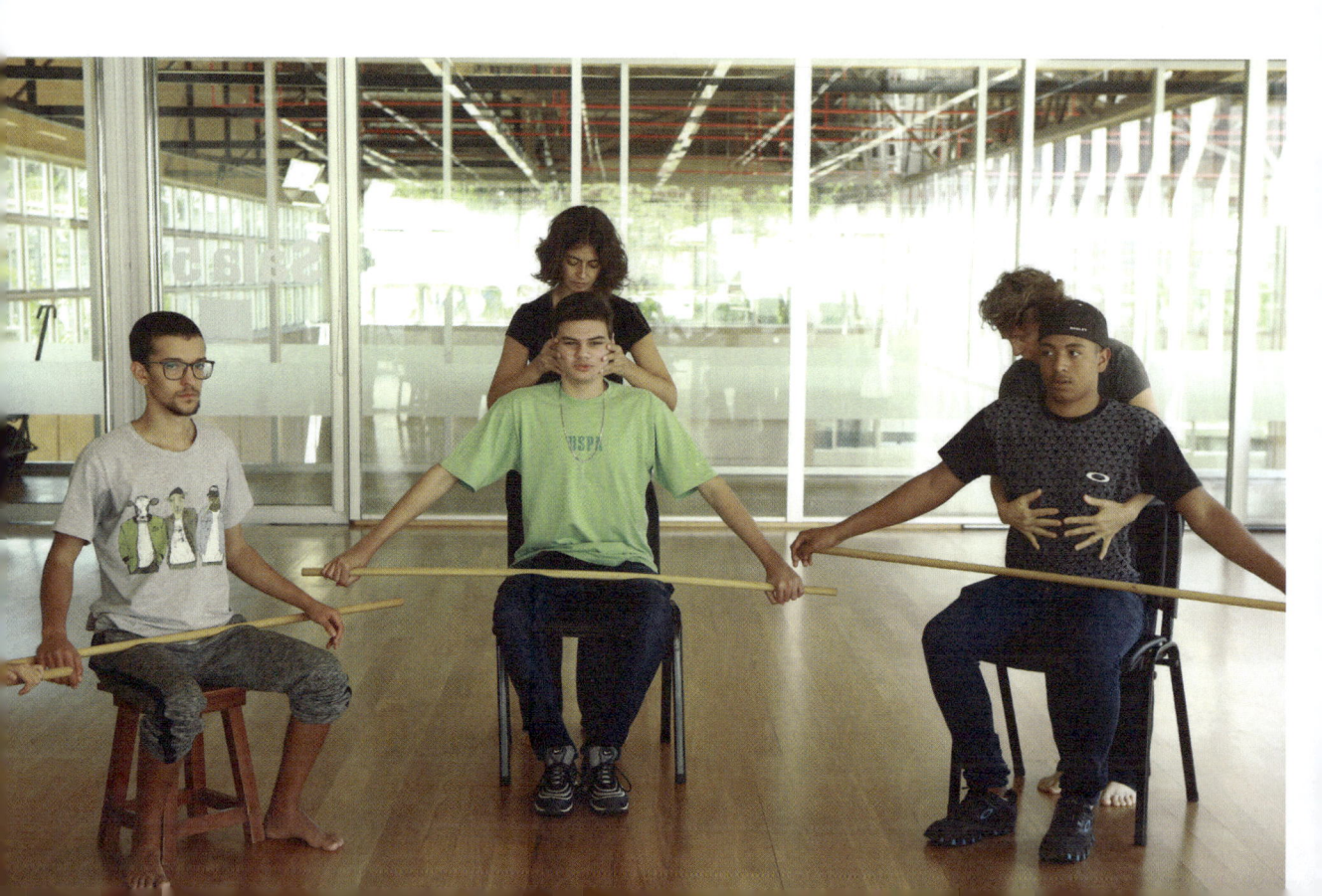

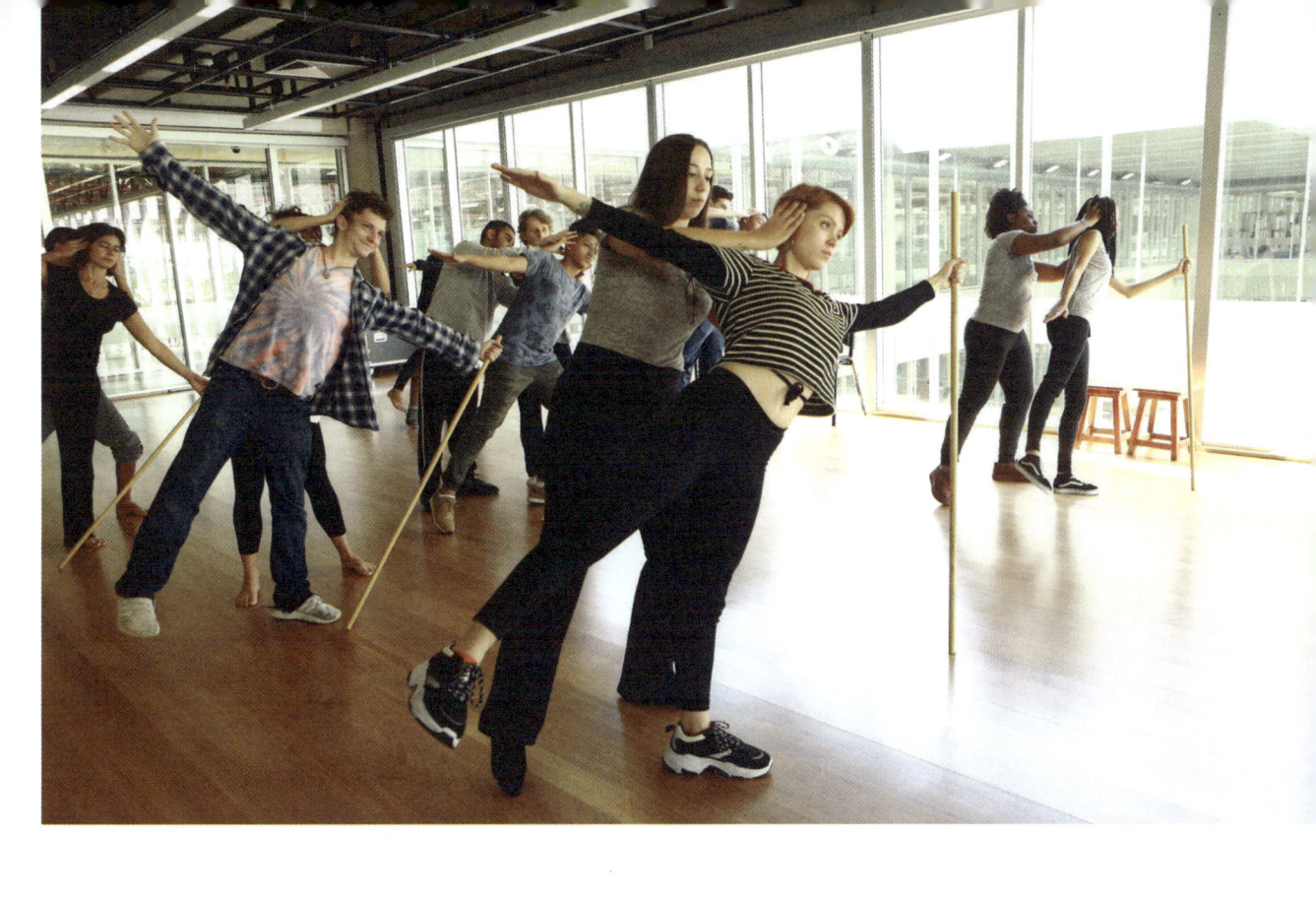

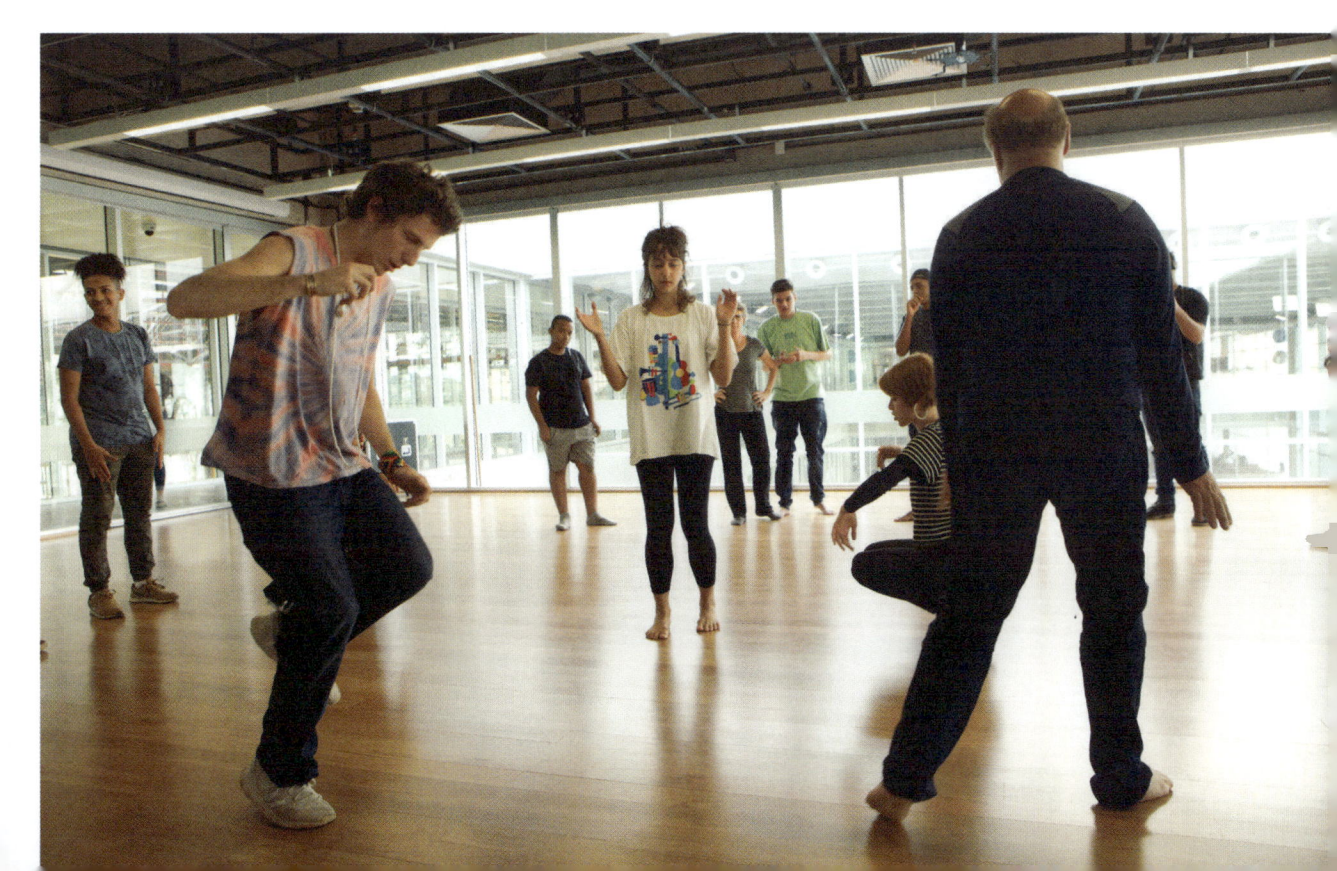

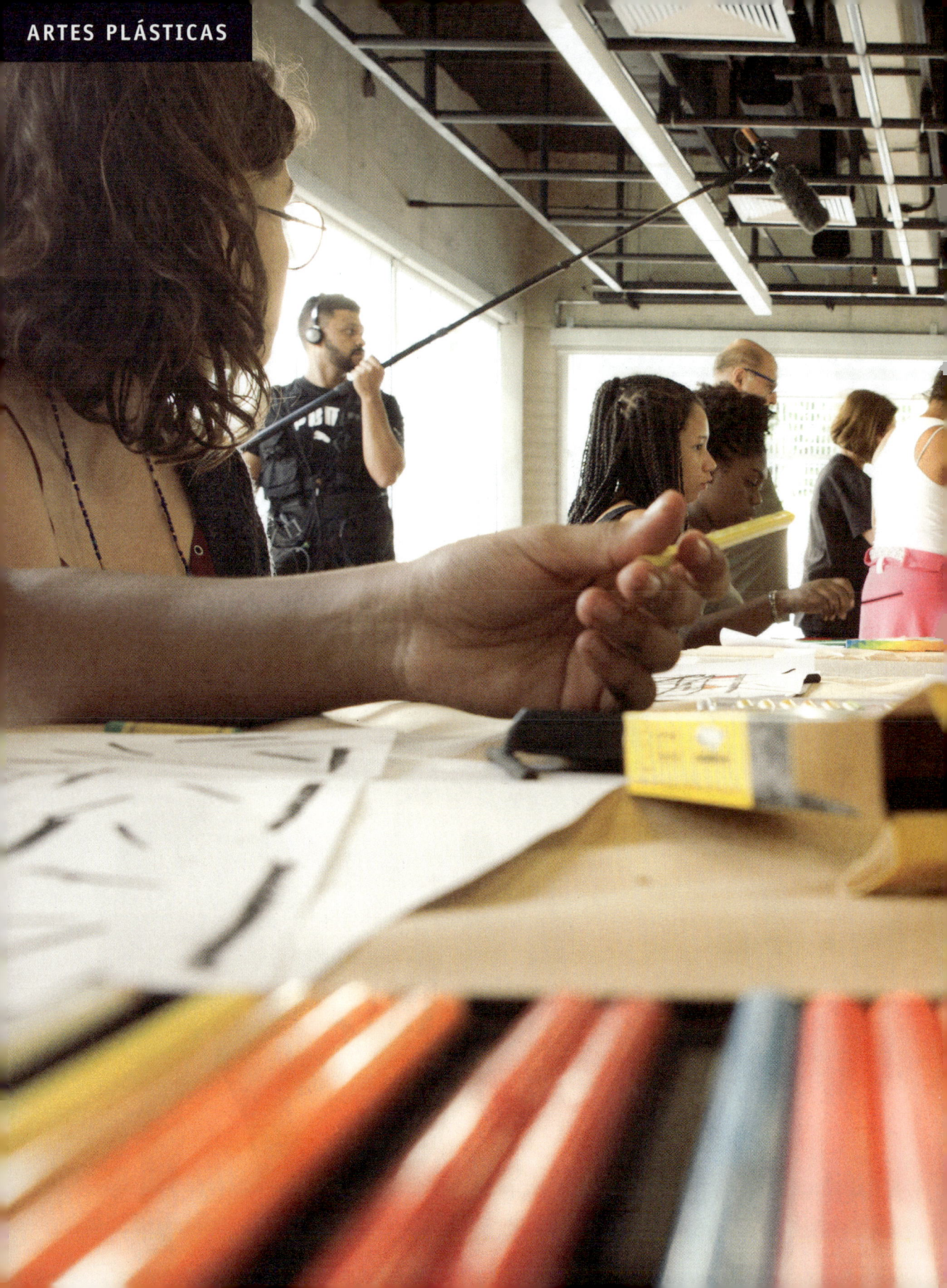

ARTES PLÁSTICAS

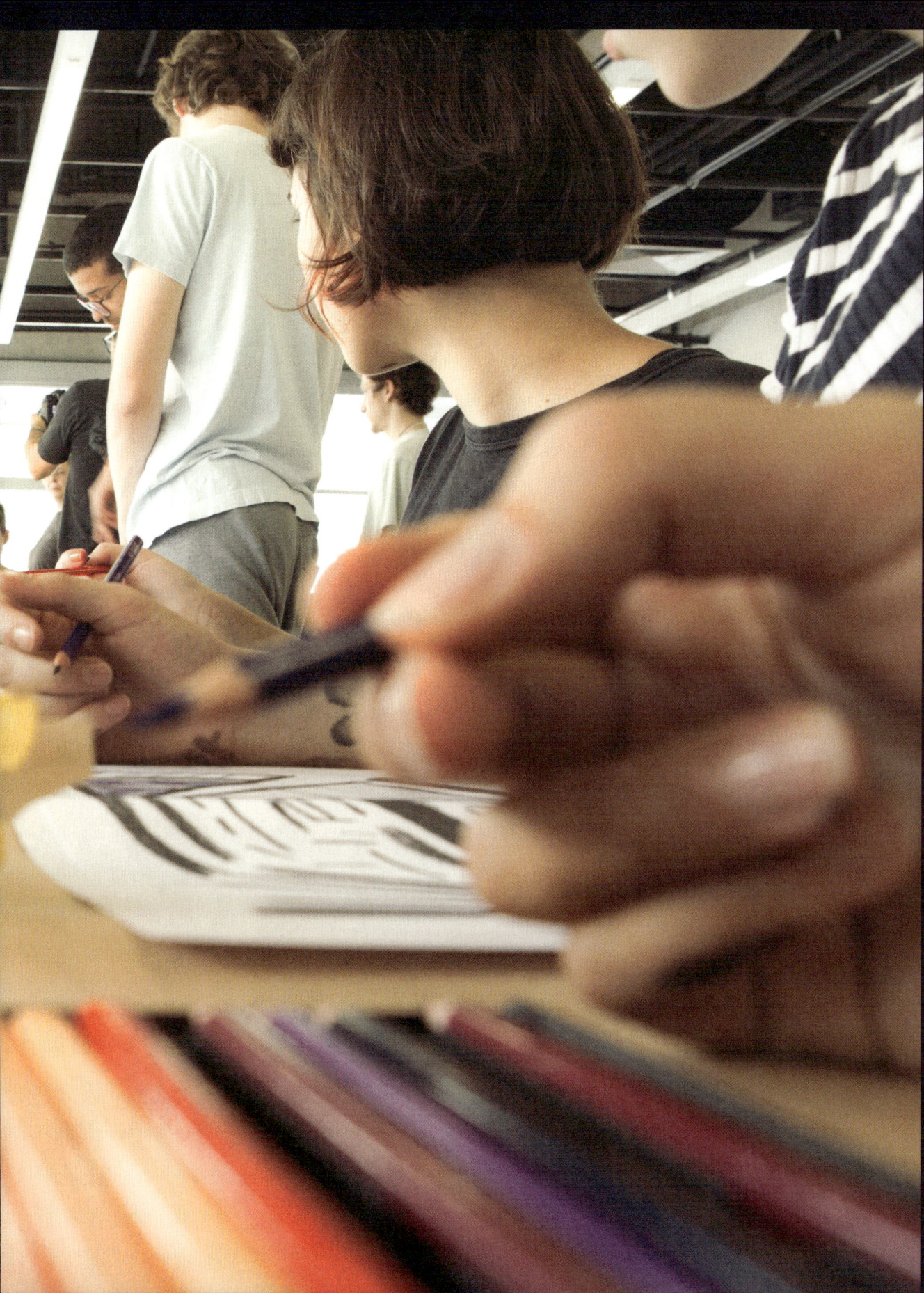

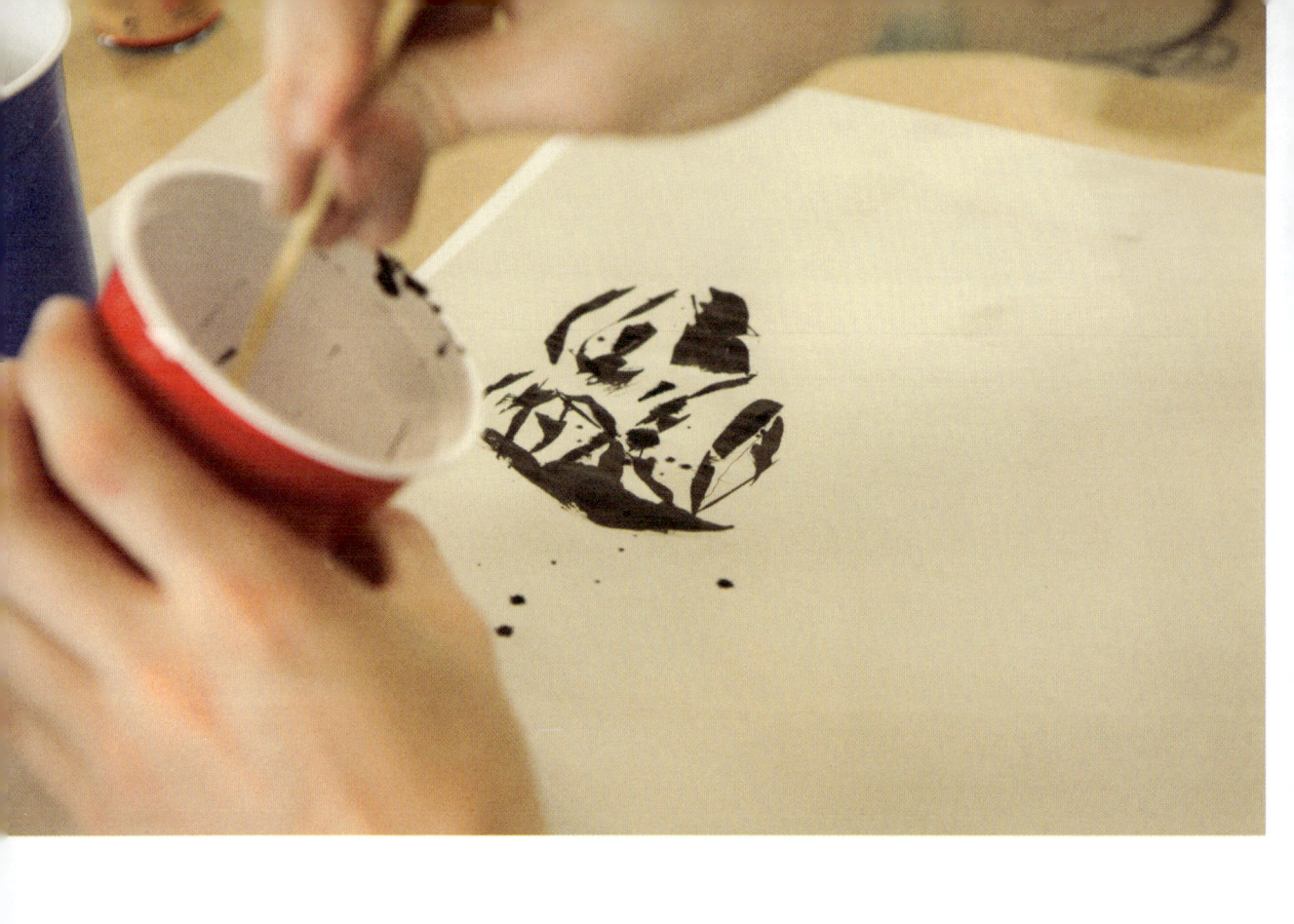

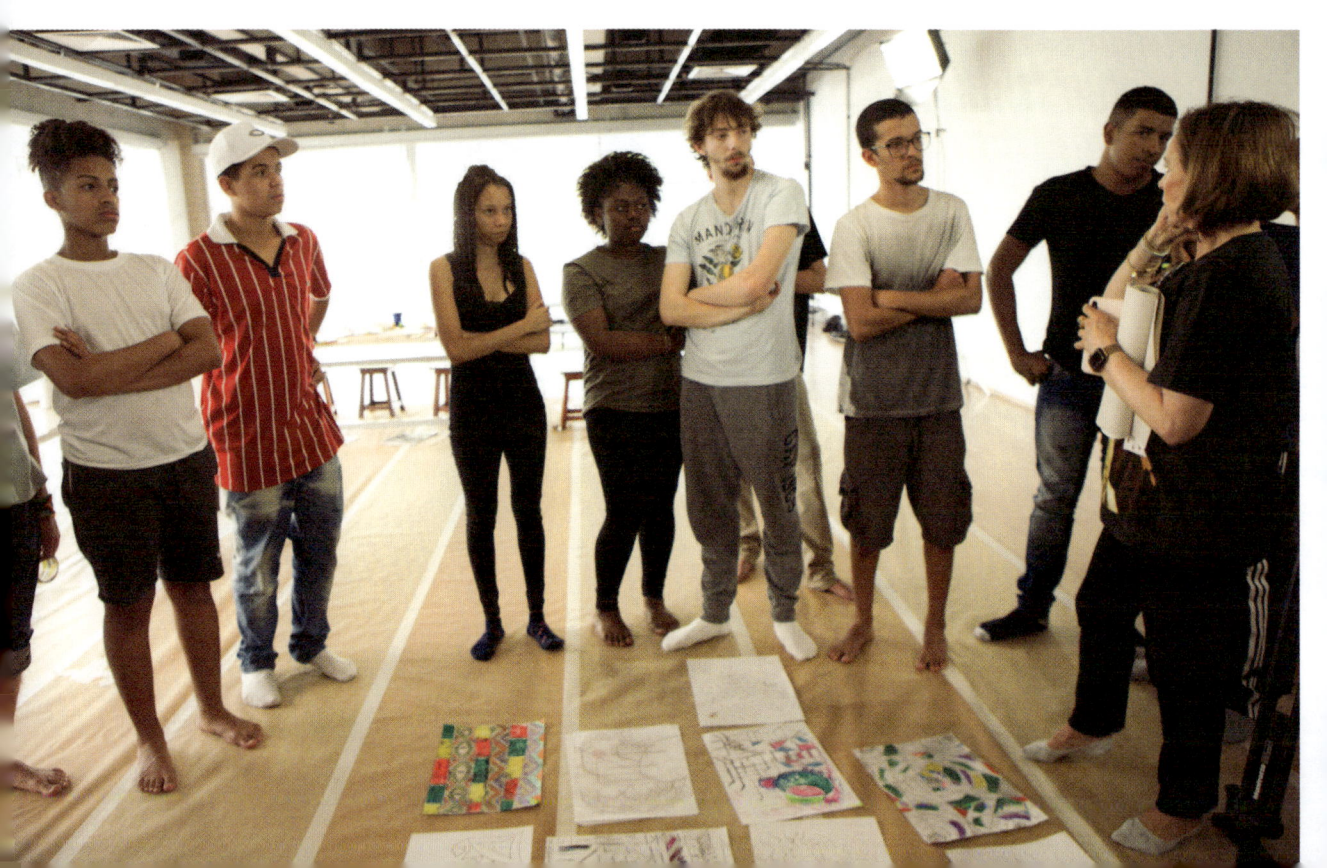

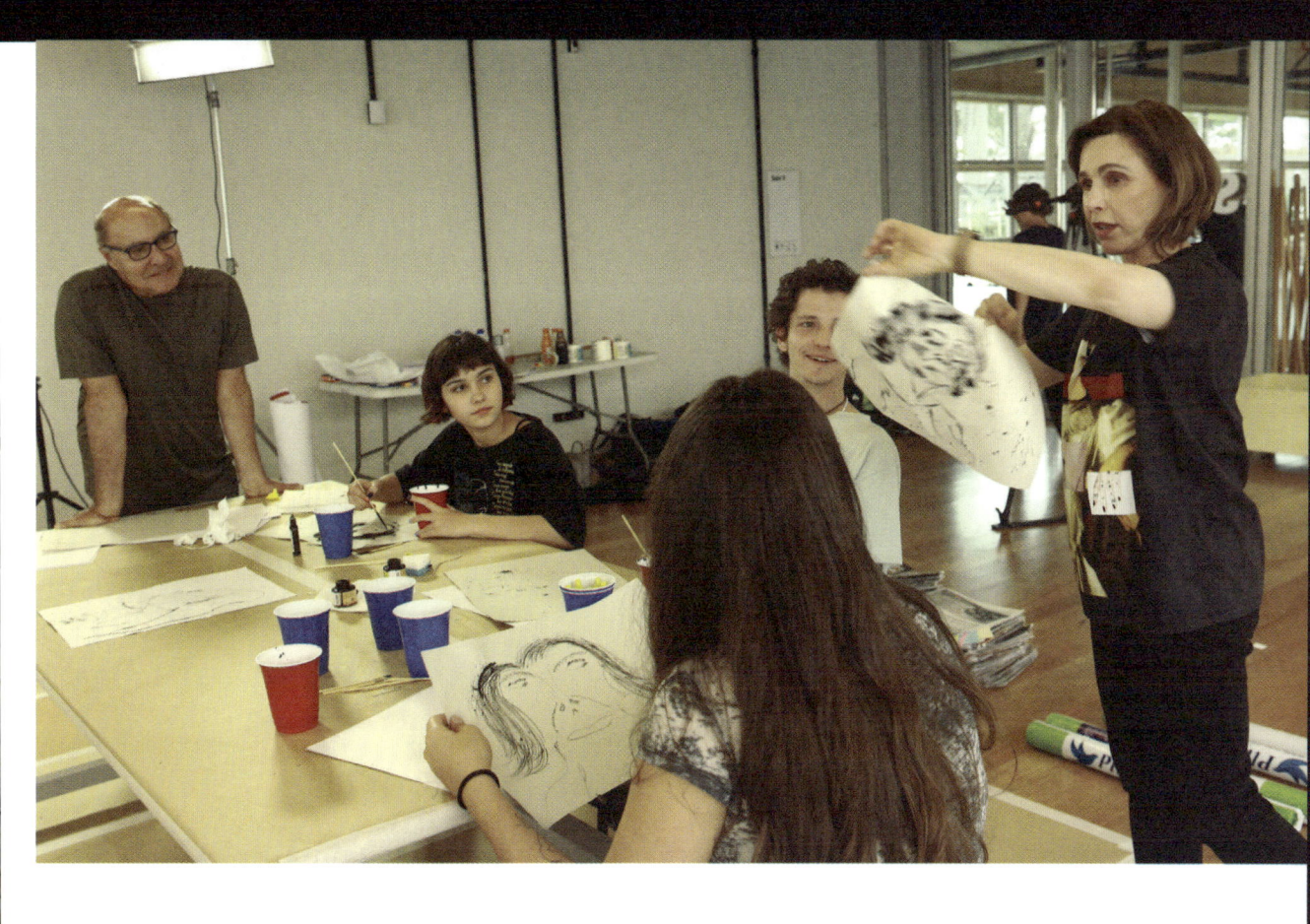

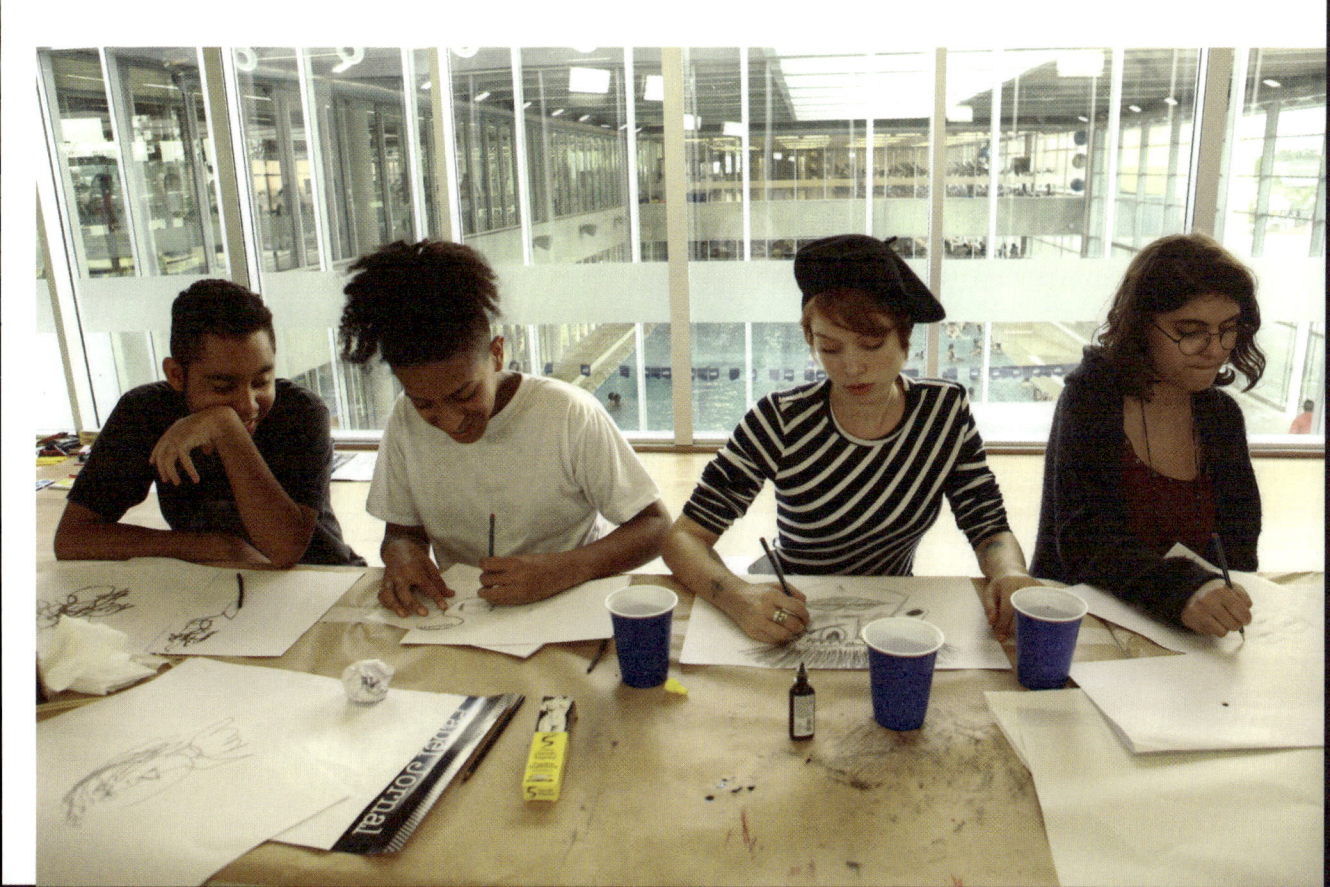

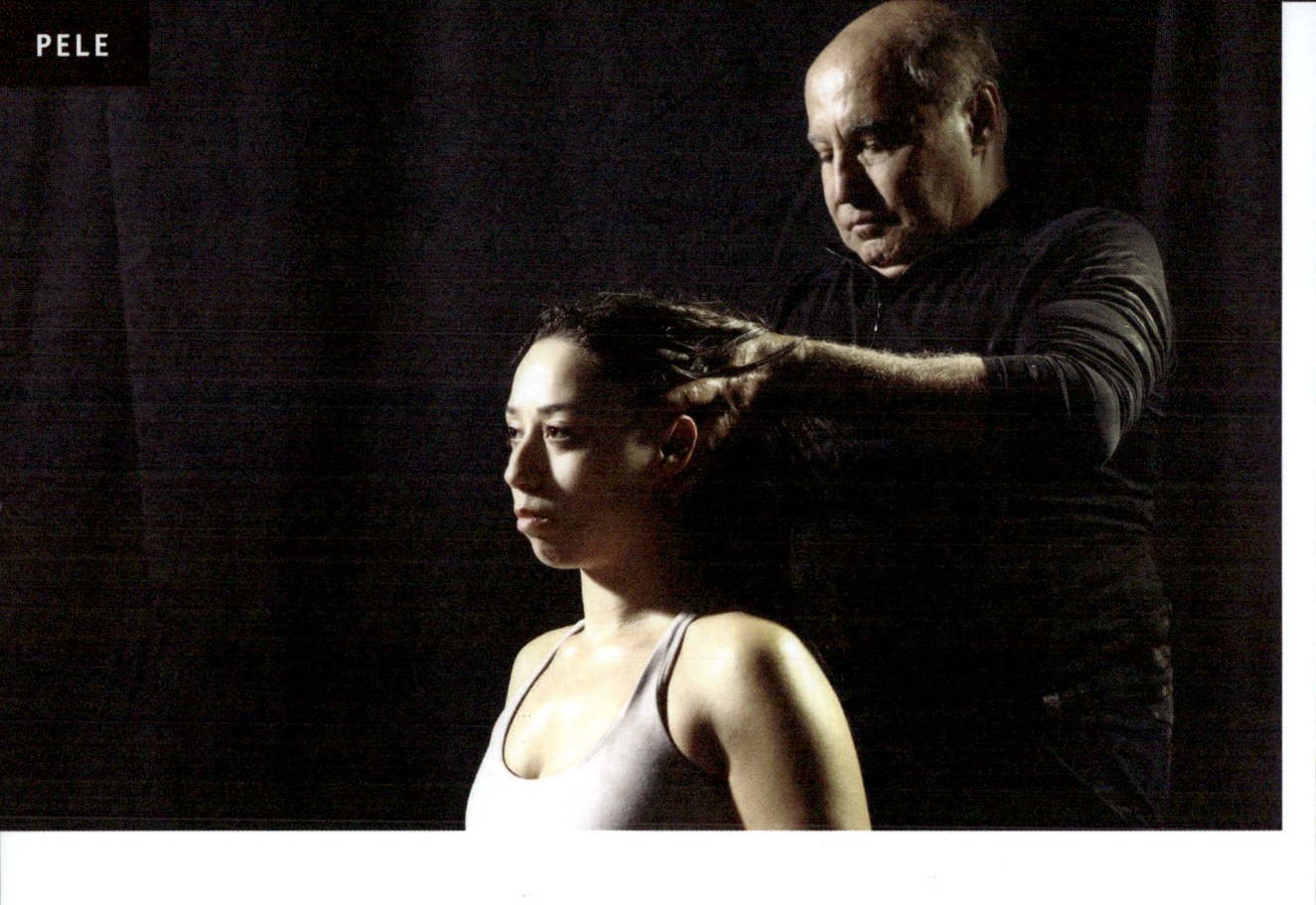

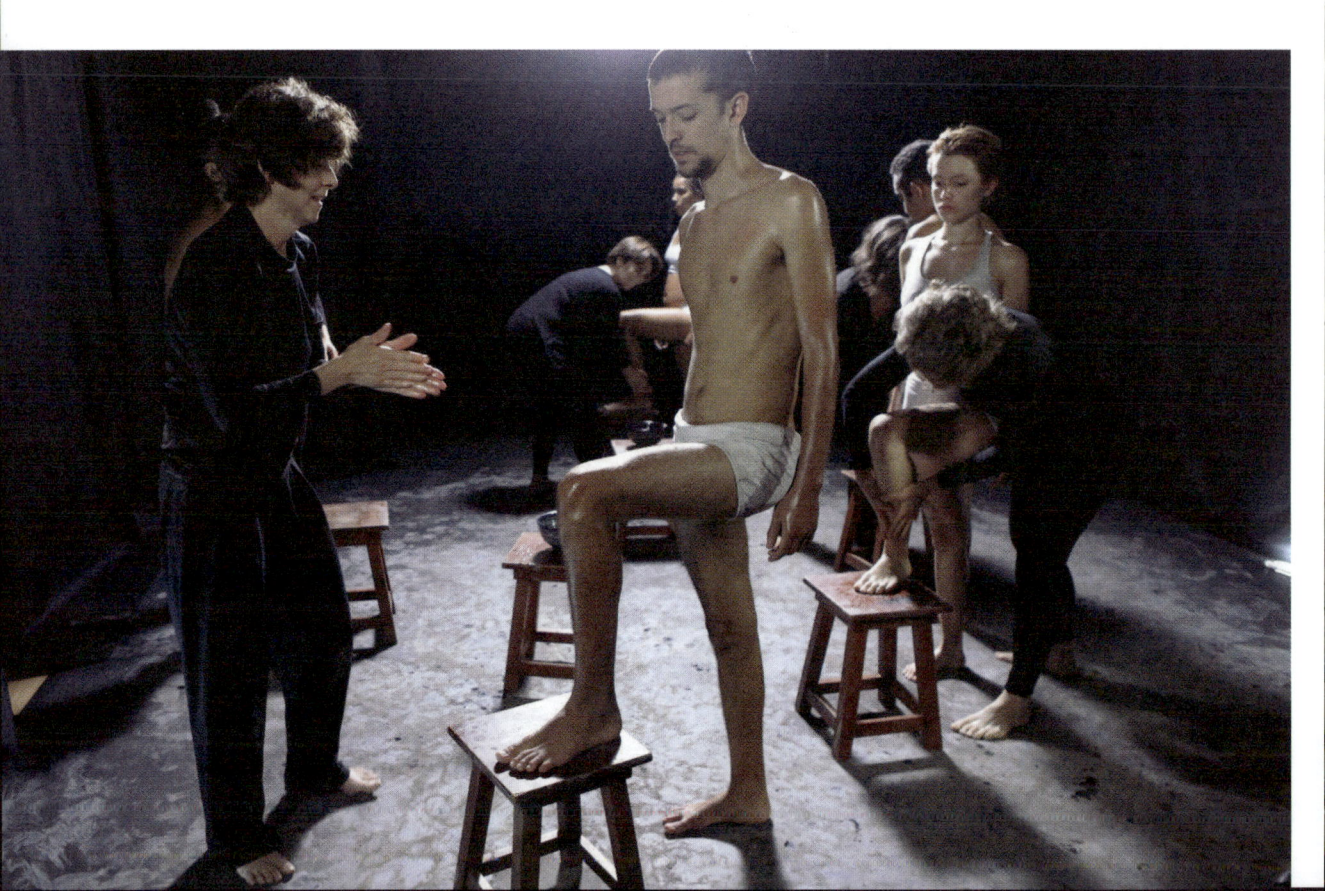

PELE

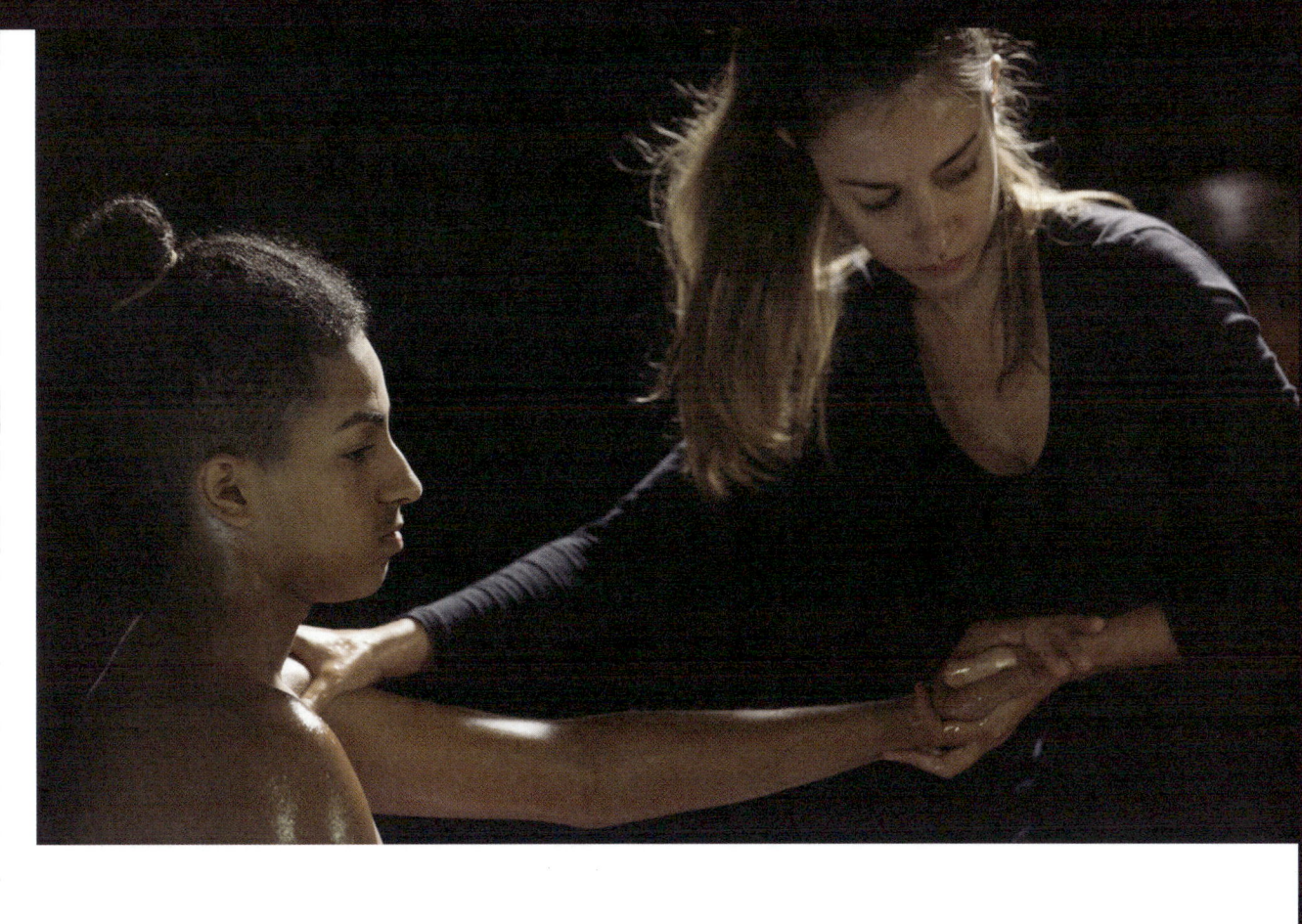

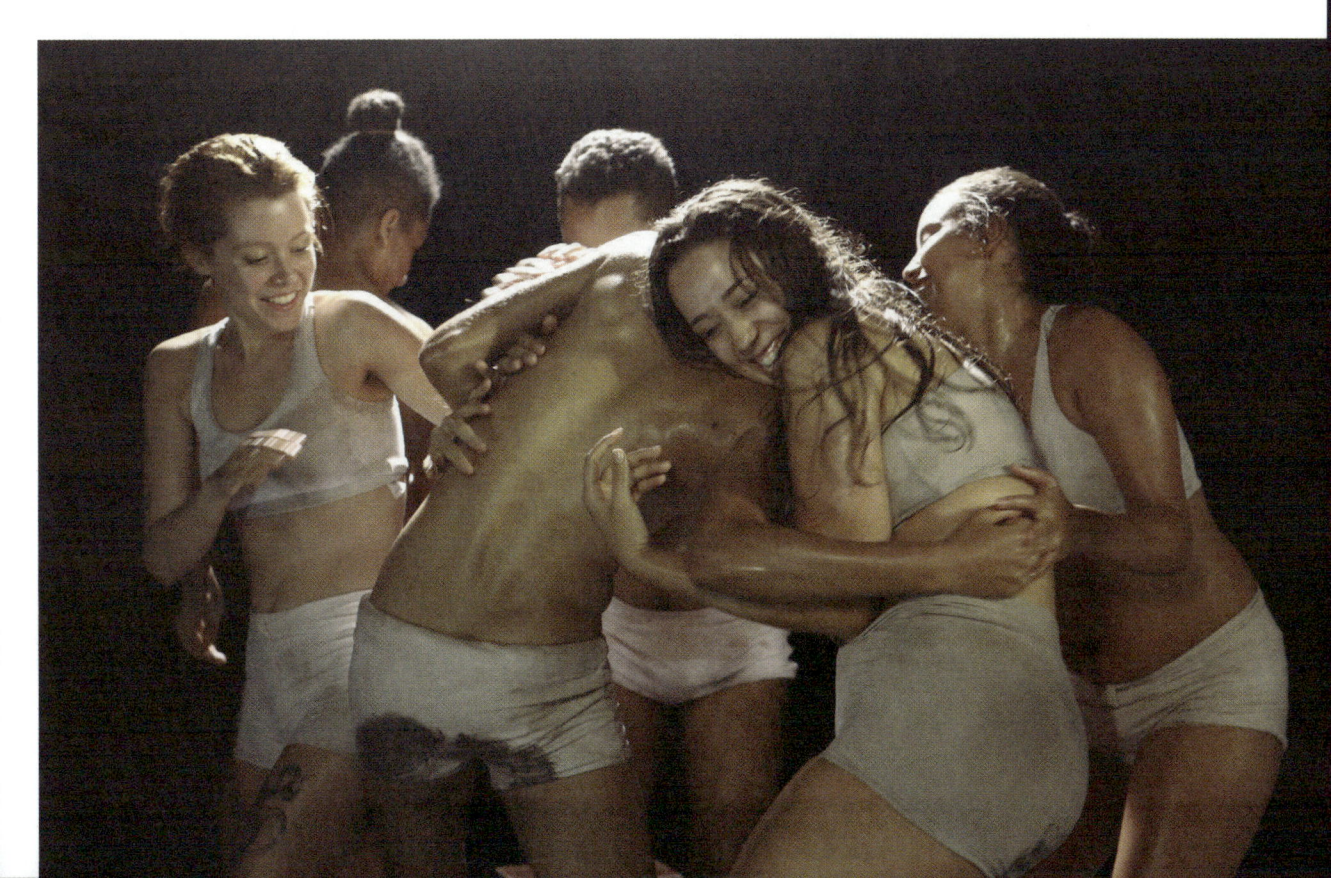

SILHUETA

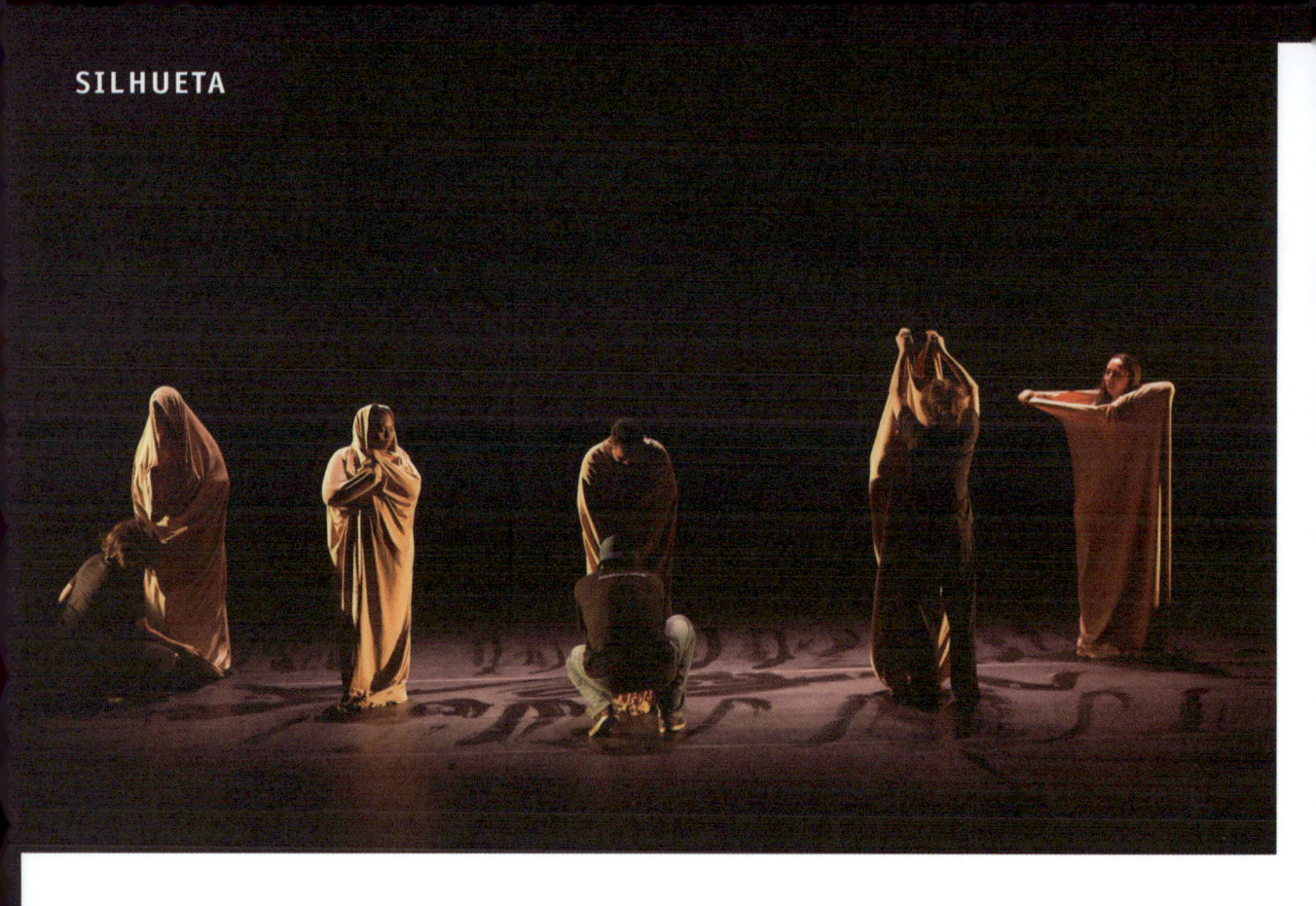

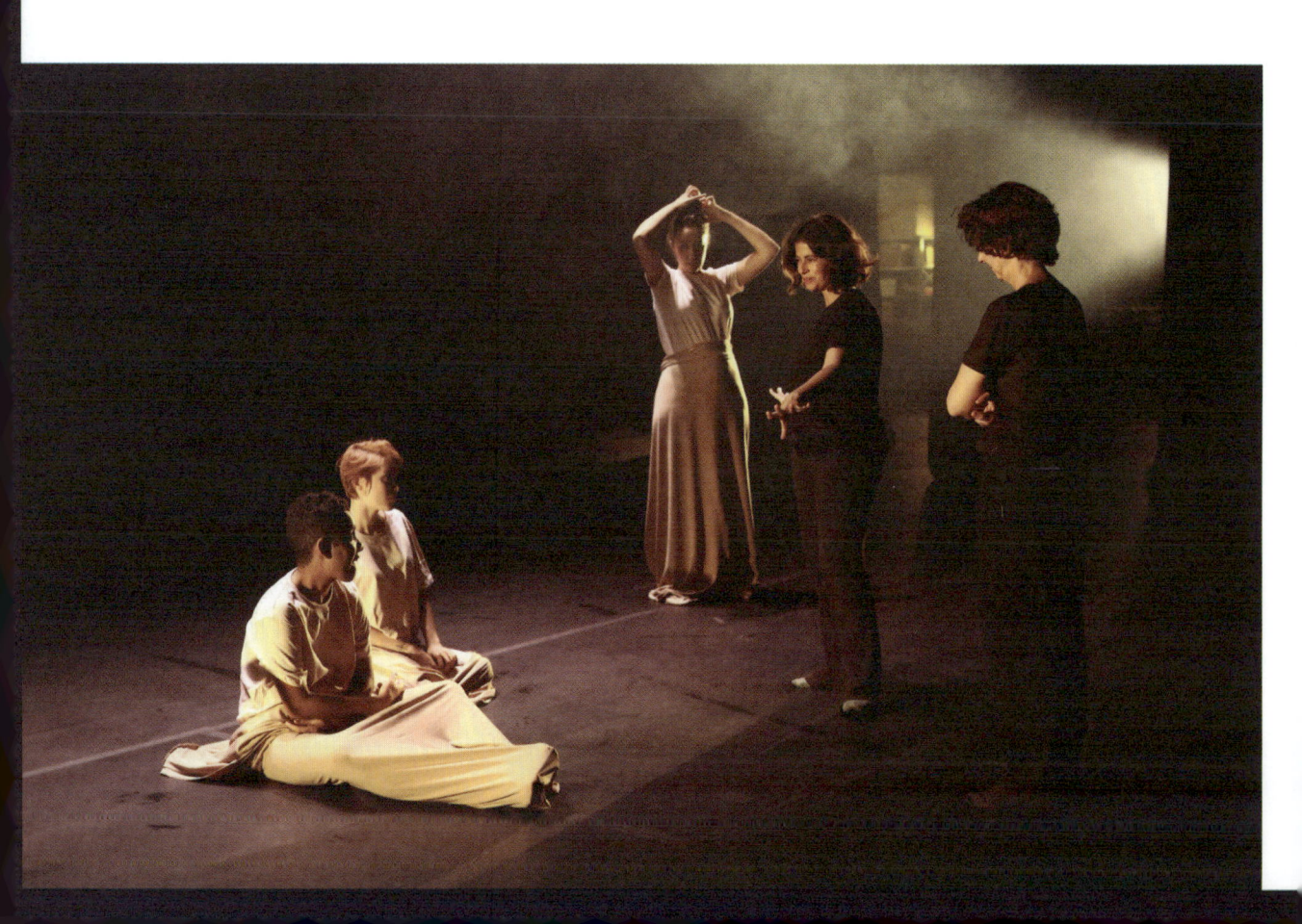

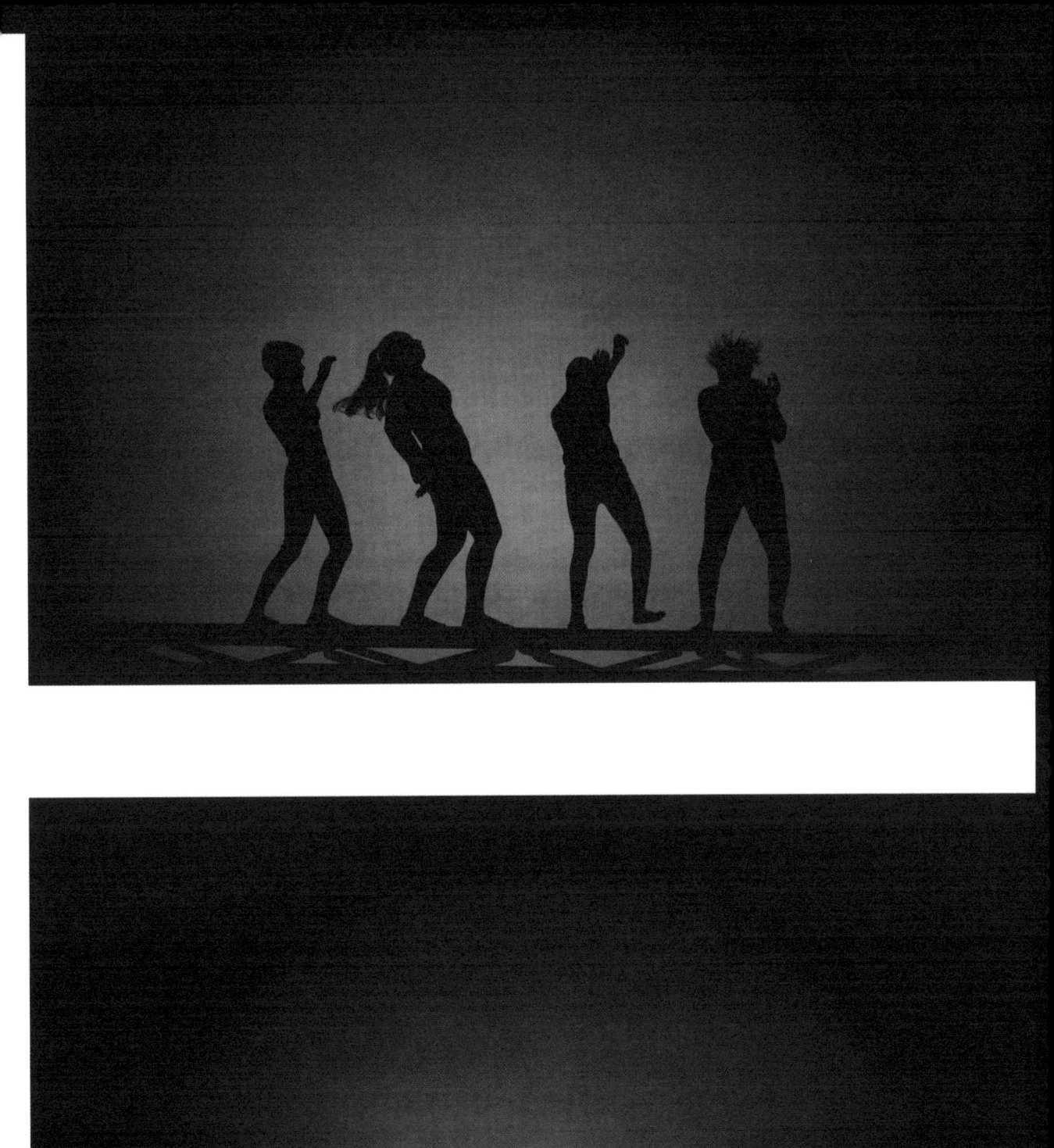

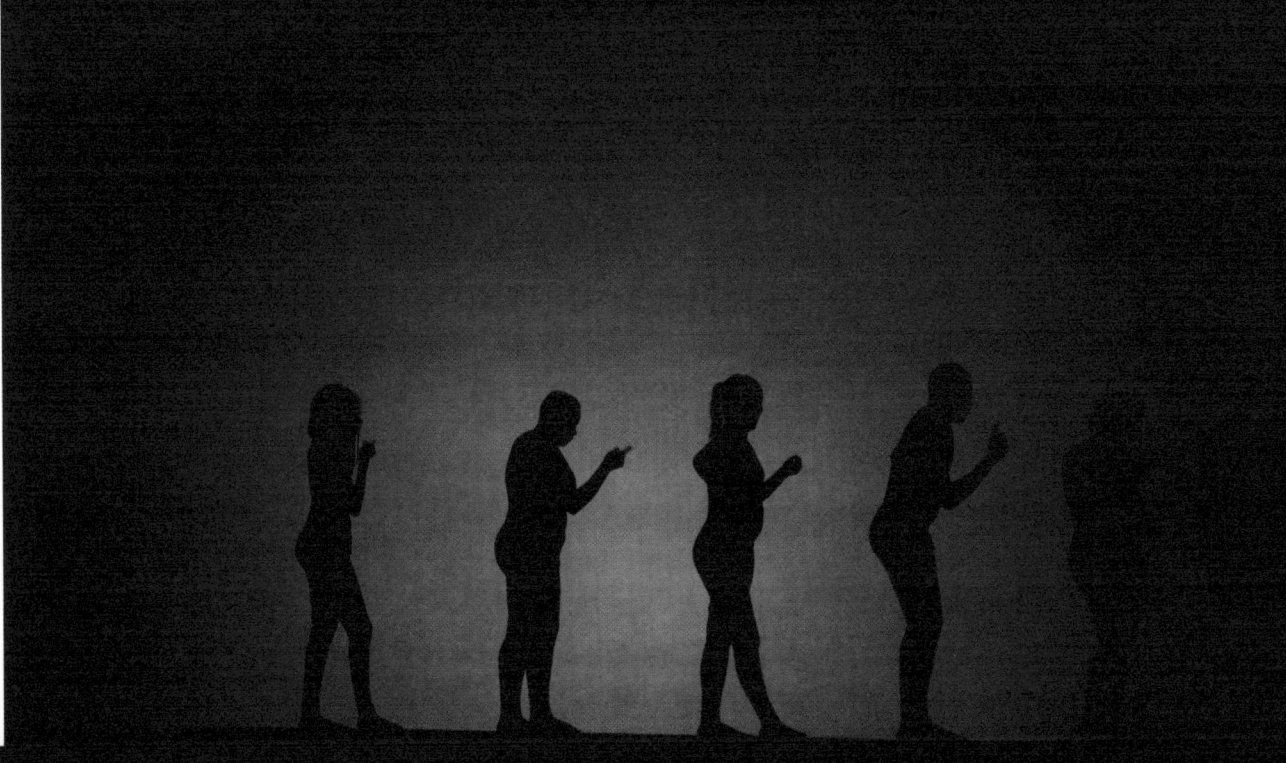

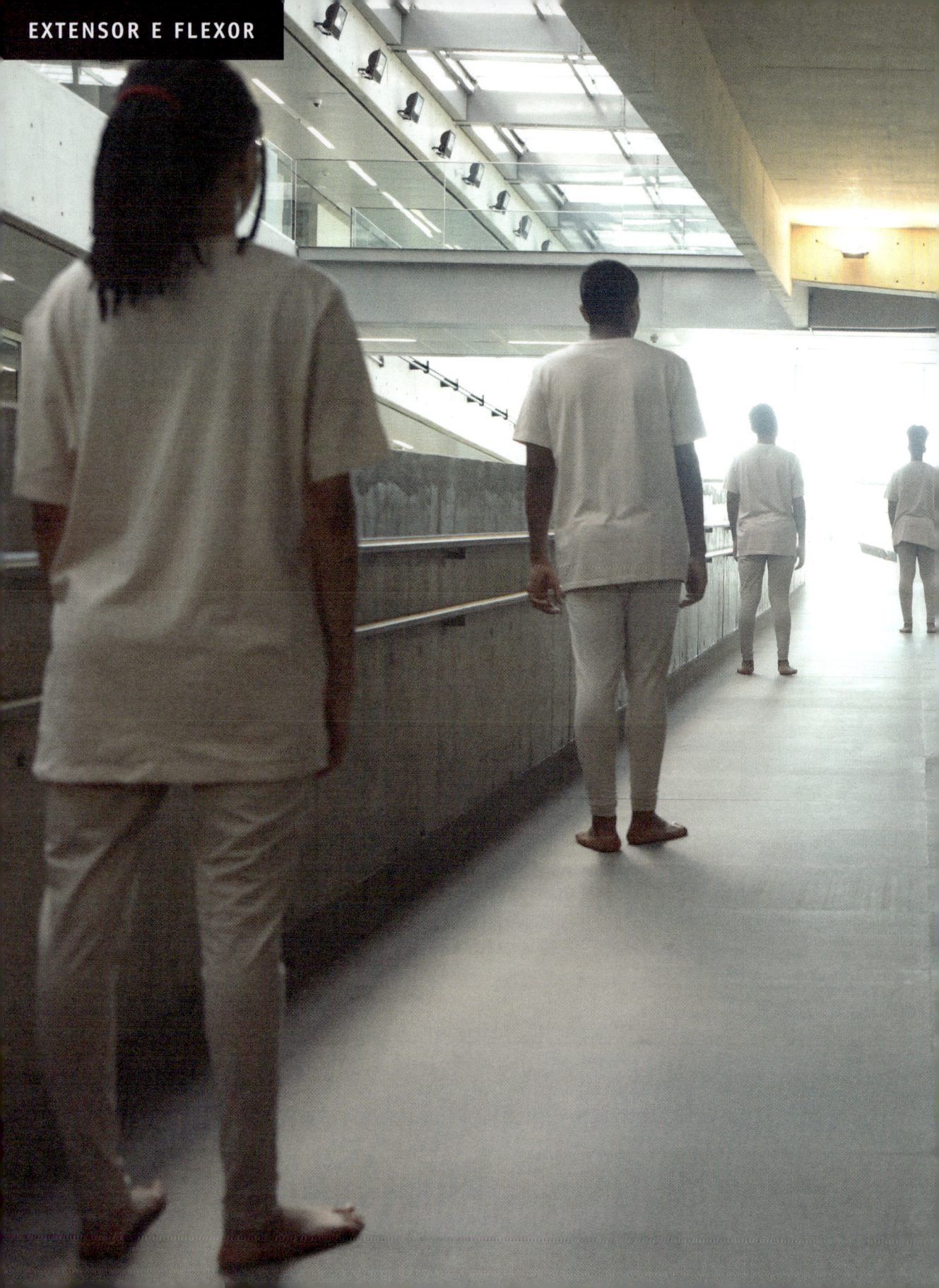

EXTENSOR E FLEXOR

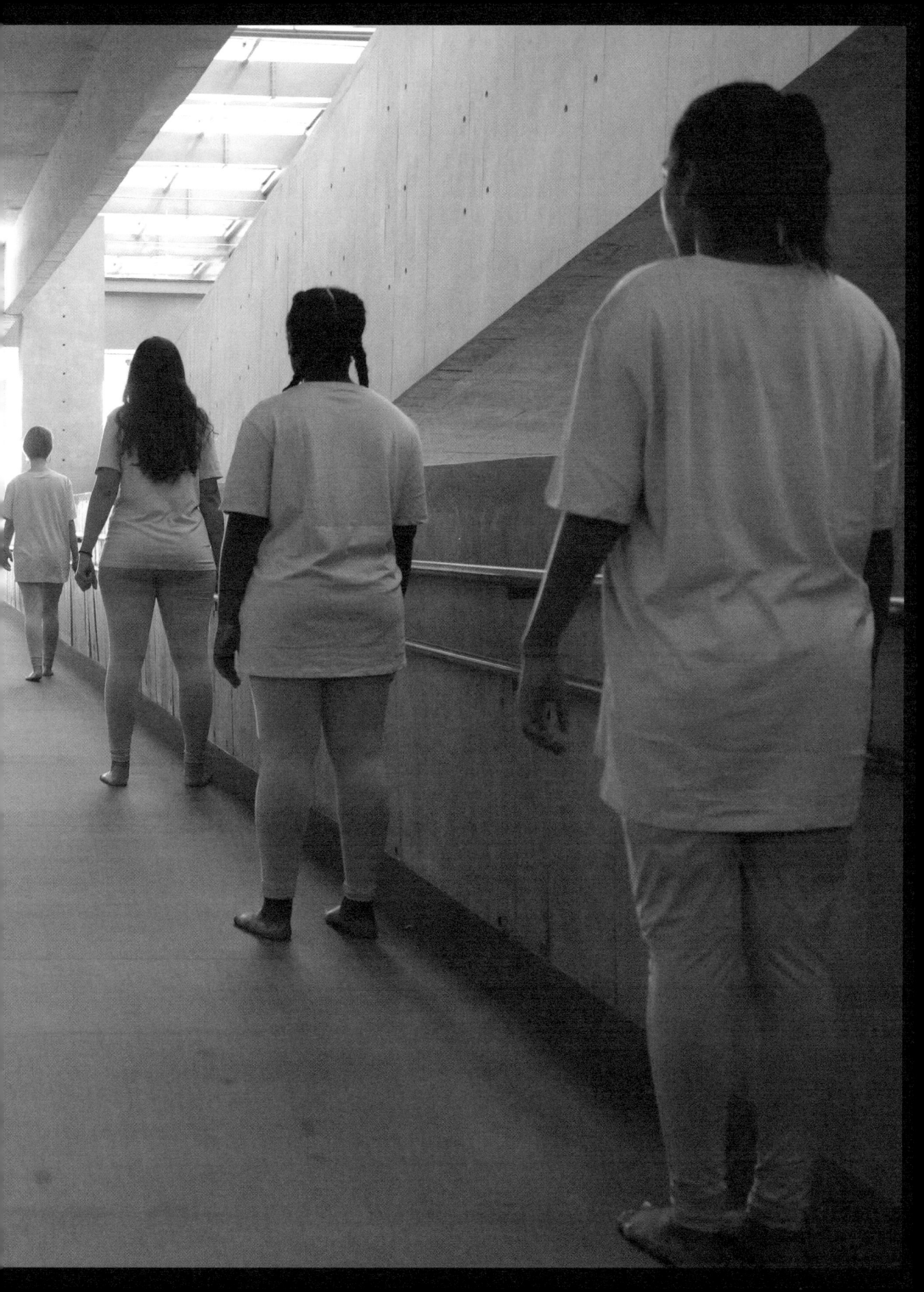

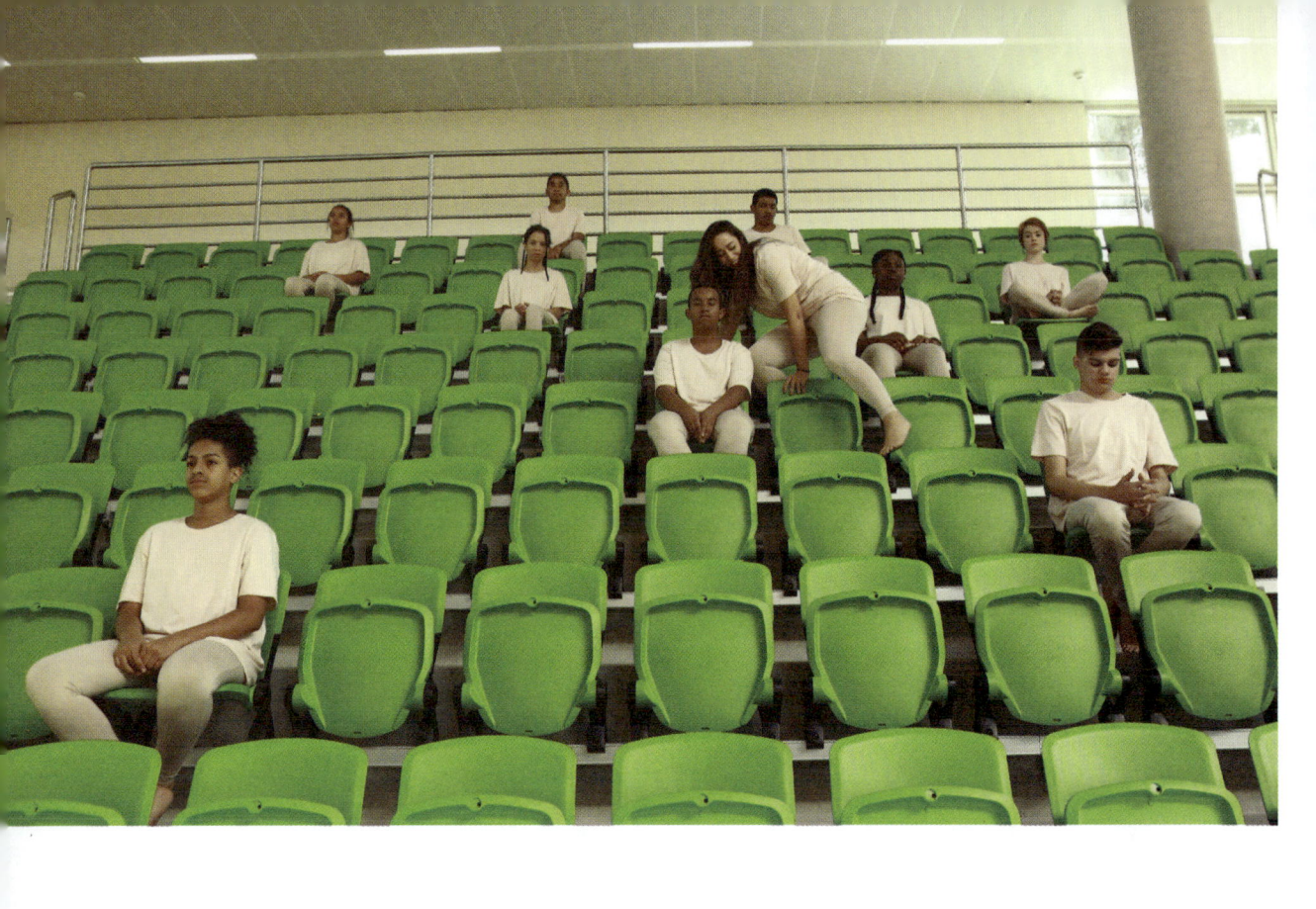

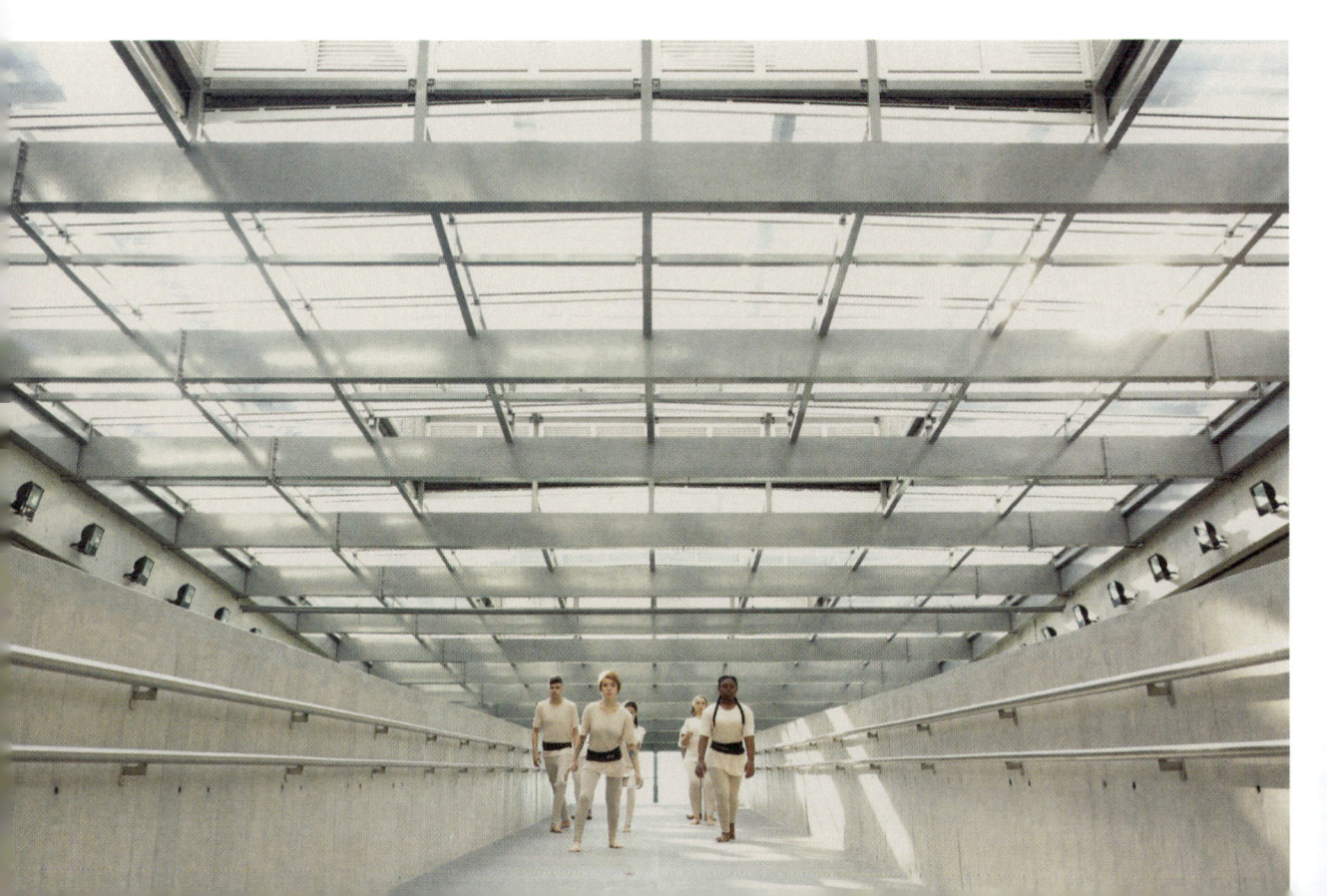

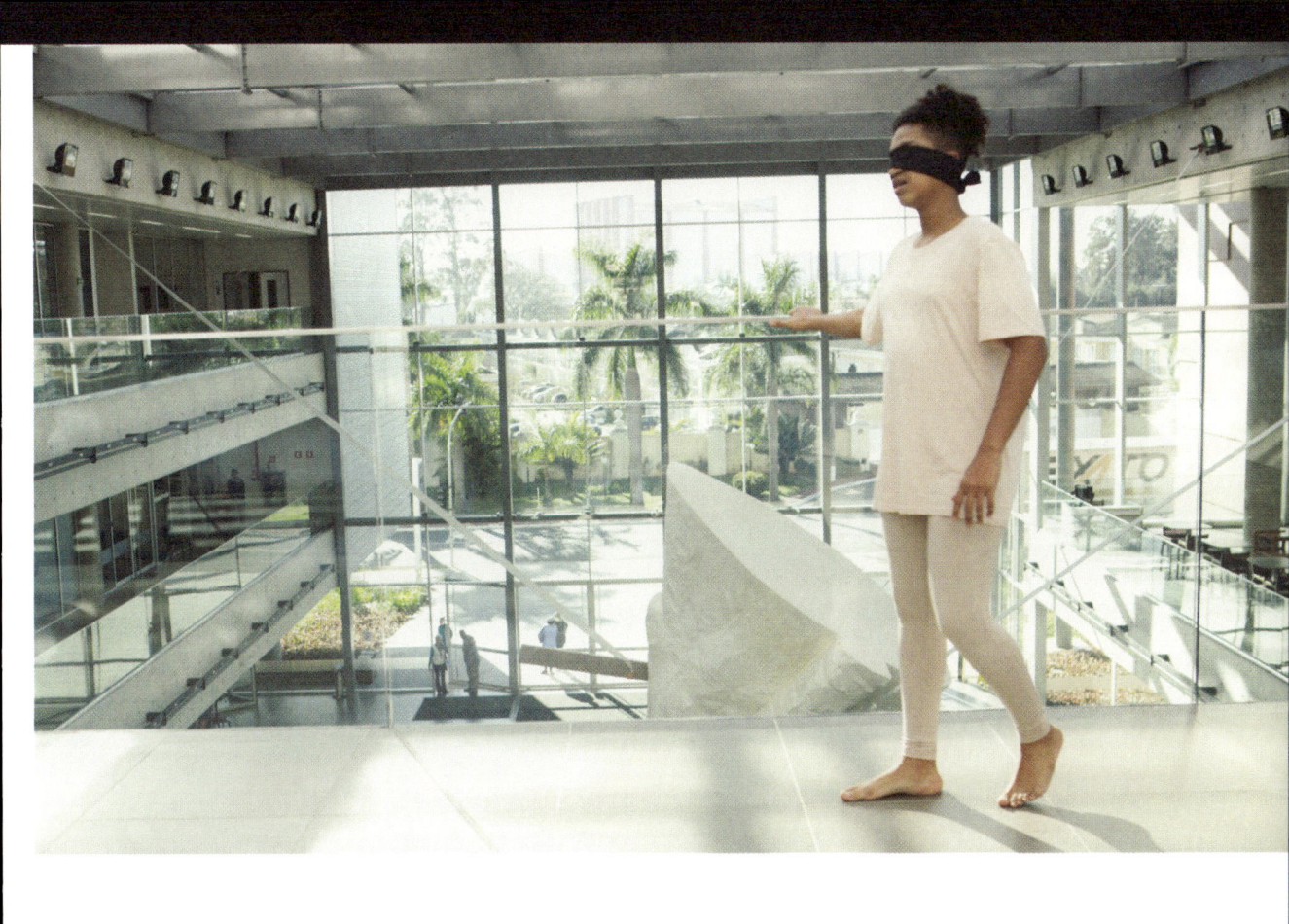

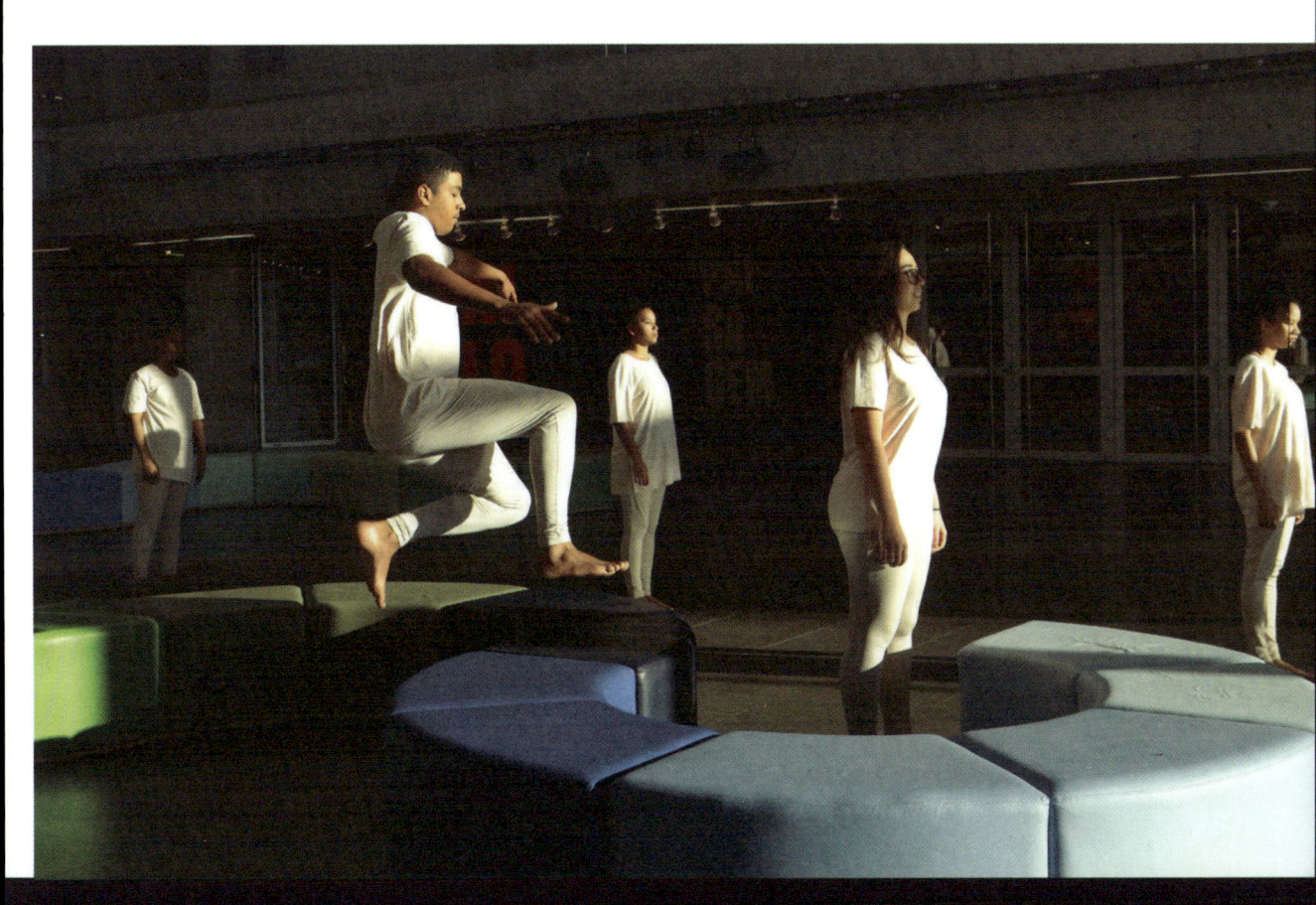

BIBLIOGRAFIA

BERNSTEIN, Nikolai. *The Co-Ordination and the Regulation of Movements*. Oxford/London: Pergamon Press, 1967.

BERTAZZO, Ivaldo. *Fases da vida: da gestação à puberdade*. São Paulo: Edições Sesc, 2018.

DANTAS, Heloysa; OLIVEIRA, Marta Kohl de; DE LA TAILLE, Yves. *Piaget, Vigotski, Wallon: teorias psicogenéticas em discussão*. São Paulo: Summus, 2019.

DONNARS, Olivier. "Le Pied humain, véritable merveille de la biomécanique". *Science & Vie*, 4 out. 2020. Disponível em: <https://www.science-et-vie.com/science-et-culture/bipedie-sa-cle-etait-cachee-sous-notre-pied-58844>. Acesso em: 6 ago. 2021.

DUNHAM, Will. "Canadian Bacteria-Like Fossils Called Oldest Evidence of Life". *Reuters*, 1º mar. 2017. Disponível em: <https://www.reuters.com/article/topNews/idCAKBN16858B?edition-redirect=ca>. Acesso em: 6 ago. 2021.

FONSECA, Vitor da. *Desenvolvimento psicomotor e aprendizagem*. Porto Alegre: Artmed, 2008.

GALVÃO, Izabel. *Henri Wallon: uma concepção dialética do desenvolvimento infantil*. Rio de Janeiro: Vozes, 2014.

GARLINGHOUSE, Tom. "Unraveling the Mystery of Human Bipedality". *Sapiens*, 29 maio 2019. Disponível em: <https://www.sapiens.org/archaeology/human-bipedality/>. Acesso em: 6 ago. 2021.

HALL, Granville Stanley. "Preface". *Adolescence: Its Psychology and Its Relations to Physiology, Anthropology, Sociology, Sex, Crime, Religion and Education* (v. 1). New York/London: D. Appleton, 1931.

HARARI, Yuval N. *Sapiens: uma breve história da humanidade*, trad. Janaína Marcoantonio. Porto Alegre: LP&M, 2015.

KESTEMBERG, Évelyne. *L'Adolescence à vif*. Paris: PUF, 1999.

KHAITOVICH, Philipp. "Metabolome signature of autism in the human prefrontal cortex". *Communications Biology*, 21 jun. 2019.

LEROI-GOURHAN, André. *Evolução e técnicas I: o homem e a matéria*. Lisboa: Edições 70, 1984.

MAHONEY, Abigail Alvarenga; ALMEIDA, Laurinda Ramalho de [org.]. *Henry Wallon: psicologia e educação*. São Paulo: Loyola, 2000.

MATTOS, Hercules Moraes; SILVA, Rodolfo Biazi Xavier; OLIVEIRA, Claudia Santos. "Análise do equilíbrio em indivíduos com a base de sustentação livre e preestabelecida". Disponível em: <http://www.inicepg.univap.br/cd/INIC_2005/epg/EPG4/EPG4-19_a.pdf>. Acesso em: 6 ago. 2021.

MENDES, Daniela Barros. *Memórias afetivas: a constituição do professor na perspectiva de Henri Wallon*. São Paulo: Loyola, 2017.

NASHNER, Lewis M.; MCCOLLUM, Gin. "The Organization of Human Postural Movements, a Formal Basis and Experimental Synthesis". *Behavioral and Brain Sciences*, 1985.

ROBERT-OUVRAY, Suzanne. *Intégration motrice et développement psychique: une théorie de la psychomotricité*. Paris: Desclée de Brouwer, 2010.

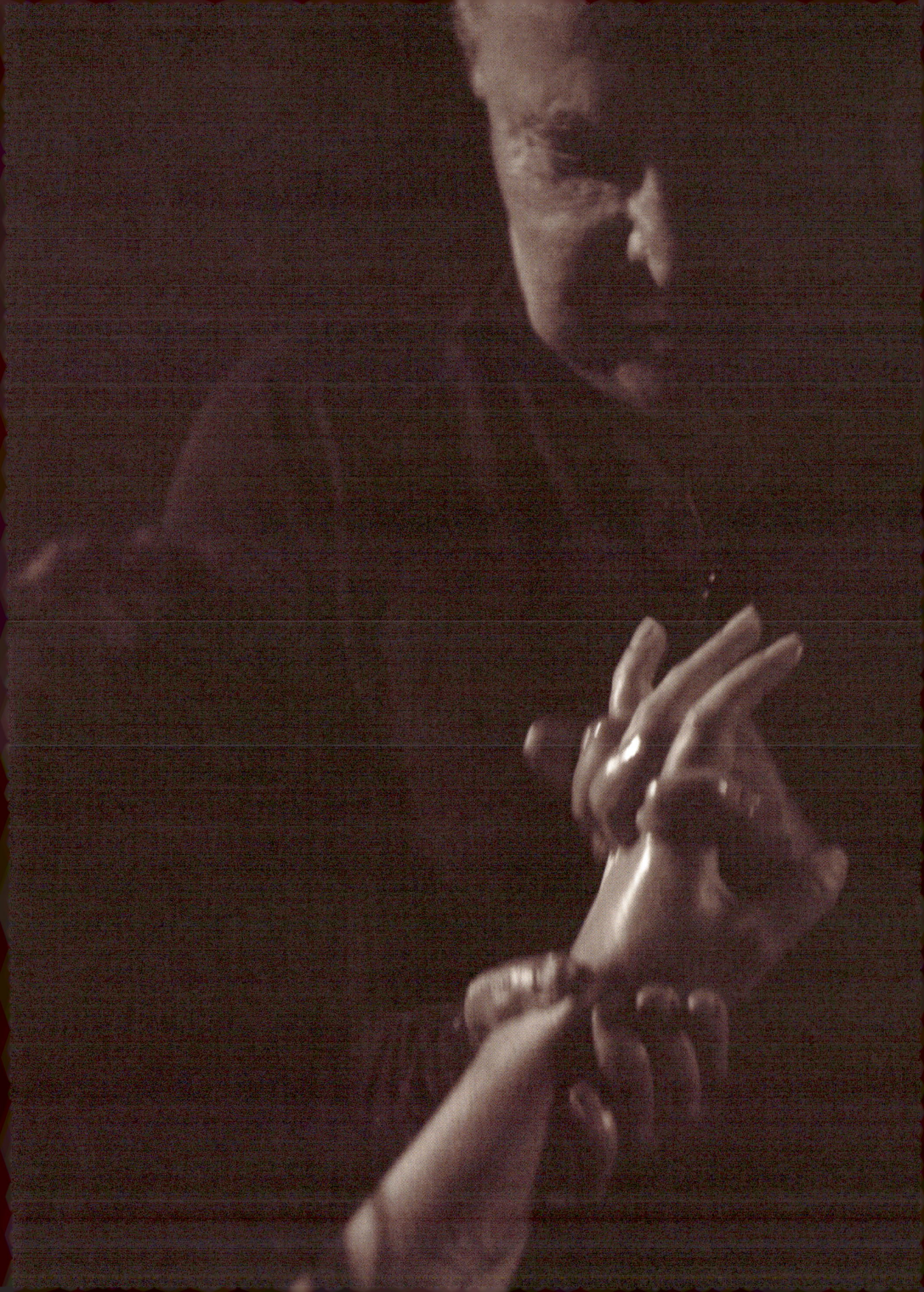

SOBRE O AUTOR

Ivaldo Bertazzo revela uma compreensão da estrutura corporal que permite alcançarmos o movimento como um todo, seja na dança e em suas coreografias, seja no esporte ou em nossas inúmeras atividades cotidianas. Seu trabalho mergulha no processo de formação da individualidade e no desenvolvimento da psicomotricidade para a construção do pensamento e da personalidade humana.

Bertazzo viajou o mundo incorporando a cultura gestual de diversos lugares, até criar, em 1975, a Escola de Reeducação do Movimento – Método Bertazzo.

Hoje, ele ministra cursos presenciais e on-line, oficinas e *workshops*, no Brasil e em outros países, para profissionais das áreas de saúde, educação, arte e esporte, com o objetivo de capacitá-los para a aplicação de seu método.

Paralelamente, vem exercendo atuação importante em periferias de grandes centros urbanos, trabalhando com adolescentes em situação de risco. Em 2002, recrutou jovens de ONGs de várias regiões e deu origem ao projeto Dança Comunidade, em parceria com o Sesc São Paulo. Desse projeto, nasceram os espetáculos *Samwaad – Rua do Encontro* e *Milágrimas*, apresentados no Brasil, na França e na Holanda.

Fonte	Officina Serif 12/18 pt
Papel	Offset 120 g/m²
	Duo Design 300 g/m²
Impressão	Gráfica Maistype
Data	outubro de 2021

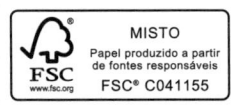